透析通路并发症超声介入处置策略
——案例解析

编著 吴 限 叶 红

科 学 出 版 社

北 京

内 容 简 介

超声介入技术在治疗透析患者血管通路并发症方面有突出优势。本书主要介绍透析内瘘外周血管通路并发症的超声介入手术，也包含介入结合开放的杂交手术。本书通过案例解析的形式，不仅详细阐述了每一个具体病例的处置全过程，而且着重分析手术方案设计的前因后果，总结了手术的心得体会与经验教训，并系统性归纳出内瘘通路各类并发症的超声介入手术处置策略。

全书配有超声影像图片、手术图片、DSA图片、策略导图类图片等共400余幅，超声介入手术视频300余条，每一案例中的图片、视频均统一剪裁、剪辑为相同的内瘘手术视野，以方便读者对图、文、视频的理解。

本书适合从事透析通路构建与维护工作的肾内科医师、血管外科医师、介入科医师阅读参考。

图书在版编目 (CIP) 数据

透析通路并发症超声介入处置策略：案例解析 / 吴限，叶红编著 . —北京：科学出版社，2022.8
ISBN 978-7-03-072865-4

Ⅰ．①透… Ⅱ．①吴… ②叶… Ⅲ．①超声波诊断－血液透析－并发症－介入性治疗 Ⅳ．① R459.5

中国版本图书馆 CIP 数据核字（2022）第 145574 号

责任编辑：程晓红 / 责任校对：张 娟
责任印制：赵 博 / 封面设计：吴朝洪

科 学 出 版 社 出版
北京东黄城根北街 16 号
邮政编码：100717
http://www.sciencep.com
北京建宏印刷有限公司印刷
科学出版社发行 各地新华书店经销
*
2022 年 8 月第 一 版 开本：787×1092 1/16
2024 年 10 月第三次印刷 印张：19 1/2
字数：462 000
定价：180.00 元
（如有印装质量问题，我社负责调换）

前　言

　　血液透析是尿毒症患者最主要的肾替代治疗方式，而内瘘血管通路，包括自体动静脉内瘘和移植血管动静脉内瘘是维持性血液透析患者最主要、最方便，也是最可靠的通路形式。功能良好的内瘘血管通路在透析时可以为患者提供充足的血流，是保障患者充分透析的前提，更是提高患者生活质量的根本，但是内瘘一旦建立以后，血管内固有血流动力学的改变及内瘘血管的反复穿刺止血不可避免地导致各种狭窄病变，以及与狭窄直接相关的通路并发症，给患者透析治疗带来严重困扰。超声介入技术具有手术的微创性、治疗的根本性、术后透析的即时性等特点，在治疗通路各类并发症方面有着突出的优势，对透析患者通路方案的选择和内瘘维护理念的完善有着积极的影响。

　　本书根据透析内瘘通路类型，病变好发部位，以及超声介入处置技巧、器械等，具体划分为"自体动静脉内瘘篇""人工血管动静脉内瘘篇""头静脉弓病变篇""内瘘供血动脉篇""特殊技巧篇""透析通路用球囊篇"六章。每一章根据病变类型、处置方案和操作技巧等，细化出各类病变的处置策略、超声介入操作策略及球囊应用策略等方面。在各策略目录下以案例解析的形式呈现内瘘通路各种并发症超声介入处置的详细过程。每一个案例包括病例介绍、超声检查、术前分析、手术过程及讨论与经验分享，详细解析了手术理念、处置方案与操作技巧等，内容翔实，图文并茂，并配有视频，不仅强调完整的手术过程，而且分享了手术方案设计的思路，以及术后的思考与经验总结，书中所有案例的处置方案、操作细节均在临床中经过反复验证。本书涵盖内瘘外周通路各类并发症的超声介入治疗，以及腔内操作中的各种技巧，并在每一篇的最后以策略导图的形式总览该篇主题的处置方案或操作精要，通过策略导图把每篇零散的案例解析、连贯成完整的处置流程，以系统化内瘘通路并发症超声介入手术的处置策略。

　　本书编写过程中，编者以大量手术积累经验，并将图文、视频制作剪辑，详细记录，反复思考，不断总结，手术方案与时俱进。然而，还是难免存在缺点和不足，希望业内同道不吝赐教，以不断完善内瘘通路并发症的超声介入处置策略。

　　感谢南京医科大学第二附属医院肾脏病中心杨俊伟主任对本书撰写的鼓励与支持。

　　感谢南京医科大学第二附属医院肾脏病中心卞雪芹医师、雒溇医师、顾春峰医师、丁昊医师在透析患者通路构建与维护手术中的辛勤工作。

吴　限

南京医科大学第二附属医院肾脏病中心

目　　录

第一章　自体动静脉内瘘篇 ·························· 1

第一节　自体动静脉内瘘促成熟治疗策略 ····················· 1

一、远端桡动脉入路经皮置鞘——处置AVF成熟不良 ·········· 1

二、远端桡动脉入路切开置鞘——破AVF残局 ··············· 6

三、唯有肱动脉入路切开置鞘——破AVF残局 ·············· 10

四、奇葩瘘口致AVF成熟不良——如何破解 ················ 12

第二节　自体动静脉内瘘血栓闭塞介入处置策略 ··············· 16

一、内瘘长段血栓处置（1）——静脉穿刺点入路 ··········· 16

二、内瘘长段血栓处置（2）——远端桡动脉入路 ··········· 19

三、内瘘长段血栓处置（3）——置双鞘腔内开通 ··········· 22

四、内瘘瘤样膨大并血栓闭塞——动、静脉接力置鞘 ········· 26

五、单鞘双导丝处置AVF血栓闭塞——静脉残端入路 ········· 29

六、间置人工血管的AVF血栓闭塞——上臂深静脉入路 ······· 32

七、上臂AVF长段血栓闭塞的处置——腔内或开放如何抉择 ···· 35

第三节　自体动静脉内瘘血栓闭塞介入联合开放处置策略 ········· 40

一、AVF血栓闭塞的杂合处置——置单鞘腔内结合开放取栓 ···· 40

二、AVF血栓闭塞的杂合处置——置双鞘腔内结合开放取栓 ···· 43

三、AVF血栓闭塞的杂合处置——单鞘双导丝腔内结合开放取栓 ·· 47

四、AVF血栓闭塞的综合处置——人工血管间置转位回流 ····· 51

五、AVF血栓闭塞的综合处置——瘘管合理取舍（1） ······· 55

六、AVF血栓闭塞的综合处置——瘘管合理取舍（2） ······· 60

第四节　内瘘血管闭锁开通策略 ························· 67

一、内瘘血管长段闭锁的腔内开通——泥鳅导丝柔性钻通 ····· 67

二、内瘘血管短段闭锁的腔内开通——锐性穿刺强迫开通 ····· 73

三、内瘘血管极端闭锁的腔内开通——腔内技巧综合应用 ····· 76

四、内瘘修复术——重建瘘口的思考与闭锁开通方案探讨 ····· 81

第五节 策略导图 ·· 86

第二章 人工血管动静脉内瘘篇 ·· 89

第一节 AVG人工血管静脉吻合口构建策略 ····································· 89

AVG静脉吻合口的构建——端侧与端端吻合的优劣 ····················· 89

第二节 AVG血栓闭塞置单鞘介入处置策略 ···································· 92

一、AVG血栓闭塞腔内处置（1）——人工血管入路 ················· 92

二、AVG血栓闭塞腔内处置（2）——流出道下游入路 ·············· 95

三、AVG血栓闭塞腔内处置（3）——远端动脉入路 ················· 98

四、AVG血栓闭塞腔内处置（4）——置双鞘人工血管入路 ········ 101

五、即时穿人工血管＋裸支架置入——一例值得思考的病例 ········· 104

第三节 AVG血栓闭塞介入联合开放处置策略 ································ 110

一、AVG血栓闭塞杂合处置——切开取栓辅助腔内碎栓 ············· 110

二、AVG陈旧血栓闭塞再开通——鞘管的合理利用 ·················· 114

第四节 AVG静脉吻合口近端流出道闭锁开通策略 ························· 118

一、AVG静脉吻合口近心角闭锁开通——上穿下扩，无锁（所）不破 ······ 118

二、AVG静脉流出道闭锁的介入开通——超声、DSA序贯引导腔内治疗 ····· 121

第五节 策略导图 ·· 127

第三章 头静脉弓病变篇 ··· 129

第一节 头静脉弓病变处置策略 ··· 129

一、上臂AVF头静脉弓长段狭窄——规律PTA维护 ················· 129

二、上臂AVF狭窄处置过程中的坑——"螳螂捕蝉，黄雀在后" ···· 136

三、头静脉弓狭窄致瘘管瘤样扩张并血栓形成——置双鞘结合开放取栓 ····· 140

四、头静脉弓狭窄致瘘管瘤样扩张并血栓形成——覆膜支架置入的思考 ···· 145

五、头静脉弓狭窄致高位AVF血栓闭塞——递进处置方案探讨 ····· 149

第二节 策略导图 ·· 158

第四章 内瘘供血动脉篇 ··· 159

第一节 近端桡动脉闭锁开通策略 ·· 159

一、近端桡动脉闭锁开通（1）——肱动脉切开入路 ················· 159

二、近端桡动脉闭锁开通（2）——远端桡动脉入路 ················· 162

三、近端桡动脉闭锁开通（3）——肱动脉穿针，远桡引线 ········ 165

四、近端桡动脉闭锁开通（4）——肱动脉穿针，静脉引线 ········ 170

五、近端桡动脉闭锁开通（5）——瘘口入路，捅穿闭锁，"P"出坦途 ····· 173

第二节 吻合口入路策略 ··· 178

一、吻合口入路（1）——手术操作自如，治疗承上启下，结果两全其美…… 178

二、吻合口入路（2）——手术操作自如，治疗承上启下，结果两全其美…… 182

第三节　策略导图 ………………………………………………………………… 188

第五章　特殊技巧篇 **189**

第一节　锐性穿刺技术的应用策略 ……………………………………………… 189

一、活瓣狭窄的打开方式——锐性贯穿，中心开花 …………………………… 189

二、钙化狭窄的处置方式——开山辟路，强迫通道 …………………………… 194

三、回流障碍的破解方式——从无到有，变曲为直 …………………………… 198

四、特殊病变的非常处置——一剑封喉，开通瘘口 …………………………… 201

五、通路狭窄的另类处置——旁敲侧击，另辟蹊径 …………………………… 205

六、锐性穿刺的进阶操作——孤注一掷，前后夹击 …………………………… 208

第二节　PTA导丝通过的特殊策略 ……………………………………………… 213

一、PTA导丝通过的特殊技巧——建隧穿线，导丝过渡 ……………………… 213

二、PTA导丝通过的特殊技巧——搭桥牵线，套管摆渡 ……………………… 216

三、PTA导丝通过的特殊技巧——穿针引线，鞘管摆渡 ……………………… 218

四、PTA导丝通过的特殊技巧——穿针引线，球囊摆渡 ……………………… 221

五、PTA导丝通过的特殊技巧——动脉穿针，静脉引线 ……………………… 223

第三节　球囊特殊使用策略 ……………………………………………………… 229

一、内瘘夹层动脉瘤修复术——球囊腔内封堵 ………………………………… 229

二、介入术中超大血肿处置——球囊腔内止血 ………………………………… 232

三、内瘘缩窄术之节源开流——球囊腔内定标 ………………………………… 235

四、AVG流出道高频次狭窄——球囊超限扩张 ………………………………… 240

五、经穿支扩张肱静脉狭窄——球囊跟踪特性 ………………………………… 243

第四节　腔内活检钳的使用策略 ………………………………………………… 249

腔内活检钳的操作技巧 …………………………………………………………… 249

第五节　策略导图 ………………………………………………………………… 251

第六章　透析通路用球囊篇 **254**

第一节　超高压球囊应用策略 …………………………………………………… 254

一、透析血管通路用各类球囊的特性——超高压球囊 ………………………… 254

二、超高压球囊在内瘘通路PTA中的应用 ……………………………………… 258

第二节　切割球囊应用策略 ……………………………………………………… 265

一、透析血管通路用各类球囊的特性——切割/刻痕球囊 …………………… 265

二、切割球囊主动出击（1）——AVG静脉吻合口狭窄 ……………………… 270

三、切割球囊主动出击（2）——8mm直径扩张AVG静脉流出道狭窄 ……… 273

四、切割球囊主动出击（3）——AVF吻合口狭窄 …………………………… 275

五、切割球囊主动出击（4）——切割重点扩张，高压全面覆盖 …………… 280

第三节　药涂球囊应用策略 ……………………………………………………… 285

一、透析血管通路用各类球囊的特性——药涂球囊 …………………………… 285

二、高压药涂球囊使用体验 ……………………………………………………… 286

三、药涂球囊优化应用 …………………………………………………………… 292

第四节　策略导图 ………………………………………………………………… 296

附　腹膜透析通路的建立——超声、透视序贯引导经腹直肌前鞘穿刺腹透
　　导管置入术 …………………………………………………………………… 298

第一章

自体动静脉内瘘篇

第一节　自体动静脉内瘘促成熟治疗策略

一、远端桡动脉入路经皮置鞘——处置AVF成熟不良

◆ 病例 1

【病例介绍】

患者，男性，65岁，因"内瘘透析流量不佳半个月"入院。患者3个月前诊断为"尿毒症"，建立左前臂自体动静脉内瘘（arteriovenous fistula，AVF），半个月前开始内瘘穿刺透析，透析流量勉强达到180ml/min。查体：透析动脉穿刺点位于瘘口近端2cm处，瘘口震颤较弱，以搏动为主，瘘口近端静脉局部震颤增强，瘘口远、近端桡动脉均可触及明显搏动，前臂加压后瘘管触诊仍充盈不显著。

【超声检查】

1.左前臂端侧吻合AVF，瘘口形态规则，远、近端桡动脉形态尚可。

2.近瘘口静脉狭窄（狭窄1），瘘口近端约5cm处静脉狭窄（狭窄2），后者考虑与局部血管分叉有关。

3.肱动脉测量血流量394ml/min（图1-1-1，图1-1-2）。

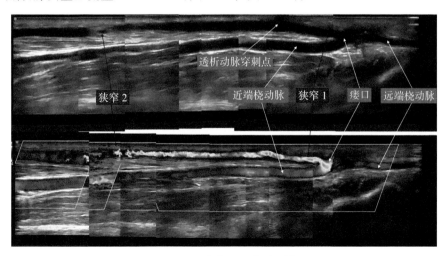

图1-1-1　术前AVF超声影像

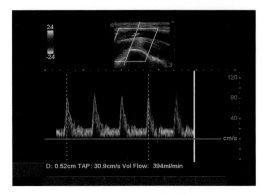

图1-1-2 术前超声测量肱动脉血流量

【术前分析】

该患者AVF功能发育不良主要与瘘口近端静脉狭窄有关，尤其是血管分叉部位存在严重狭窄，而瘘口和流入道供血动脉相对正常，因此，解除瘘口近端狭窄1、狭窄2的束缚即可。由于瘘管整体未动脉化，充盈不良，经皮穿刺腔内血管成形术（percutaneous transluminal angioplasty，PTA）治疗不适合选择静脉入路，拟选择远端桡动脉入路。

【手术过程】

1.超声引导，远端桡动脉经皮穿刺置鞘，由于不需要处理近端动脉，鞘管前端可以放置在近端静脉内，以方便球囊推送（图1-1-3）。

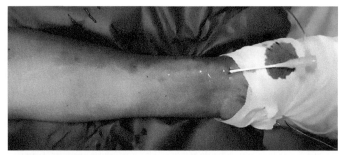

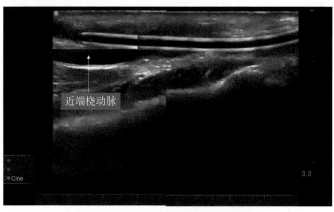

近端桡动脉

图1-1-3 远端桡动脉置入5F鞘管

2.操控导丝通过狭窄病变（视频1-1，可见血管分叉部位的严重狭窄）。

3.选择6mm×60mm高压球囊，从下游向上游，以逆血流的方向先后扩张两处狭窄（图1-1-4）。

两处狭窄打开后，瘘口及瘘体即可触及明显震颤，搏动感消失，再次测肱动脉流量达903ml/min（图1-1-5，图1-1-6）。

视频1-1

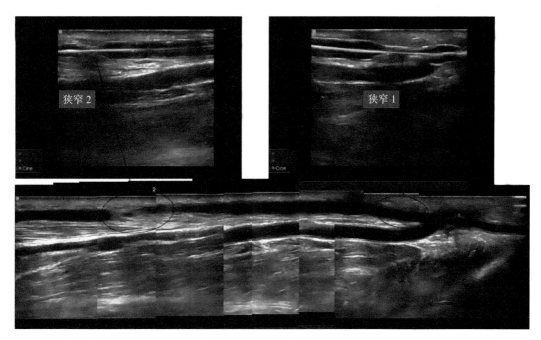

图1-1-4 球囊先后扩张两处狭窄时的超声影像，红色箭头部位为球囊扩张狭窄时的腰线

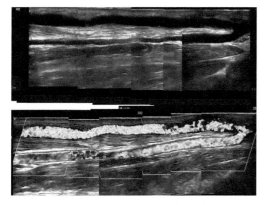

图1-1-5 术后AVF超声影像

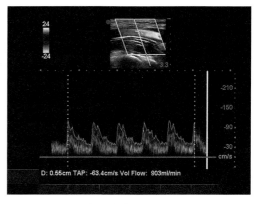

图1-1-6 术后超声测量肱动脉血流量

◆ 病例 2

【病例介绍】

患者，男性，45岁，因"AVF新建3个月无法穿刺透析"入院。既往有2型糖尿病病史20余年，进展至尿毒症，规律血液透析治疗。查体：内瘘整体充盈不明显，瘘口区域震颤、搏动均较弱，其近端4cm处静脉可触及细微震颤。

【超声检查】

1.左前臂端侧吻合AVF，瘘口区域严重狭窄，瘘口近端4cm处静脉分叉部位狭窄（狭窄2）。

2.桡动脉管壁全段钙化,瘘口远端桡动脉血流极弱,近乎闭塞。

3.肱动脉测血流量274ml/min(图1-1-7,图1-1-8)。

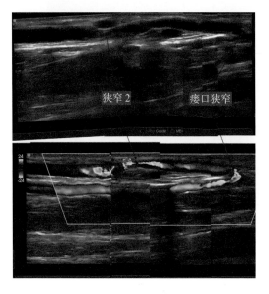 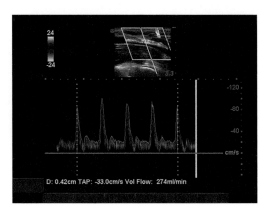

图1-1-7　术前AVF超声影像　　　　图1-1-8　术前超声测量肱动脉血流量

【术前分析】

该患者AVF功能不良不仅与瘘口近端静脉狭窄有关,更与瘘口区域狭窄有关(瘘口内径太小;瘘口近心角,俗称"足跟"部位亦狭窄)。内瘘PTA促成熟治疗仍是首选远端桡动脉入路最适合(远端桡动脉纤细,必要时可以切开置鞘)。

【手术过程】

1.远端桡动脉入路,经皮置鞘,鞘管放置在远端桡动脉内(图1-1-9)。

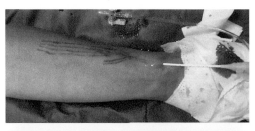

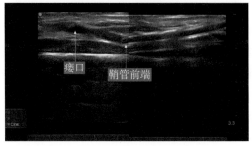

图1-1-9　远端桡动脉置入5F鞘管

2.首先，调整导丝至静脉方向，先后通过瘘口狭窄和狭窄2，放置于流出道下游（视频1-2）。

3.选择5mm×60mm高压球囊，以逆血流顺序先后扩张两处狭窄（图1-1-10，视频1-3）。

4.调整导丝至近端动脉，扩张近心角狭窄，所有狭窄都打开后，内瘘恢复通畅，肱动脉测血流量821ml/min（图1-1-11，图1-1-12）。

视频1-2　　　　视频1-3

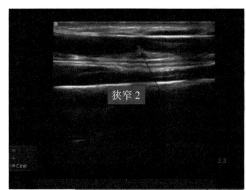
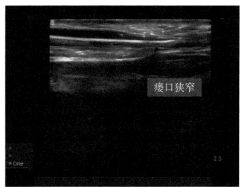
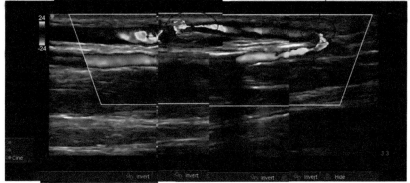

图1-1-10　球囊先后扩张两处狭窄时的超声影像，红色箭头部位为球囊扩张狭窄时的腰线

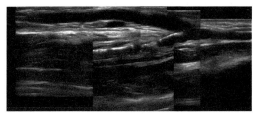
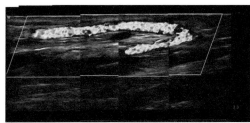
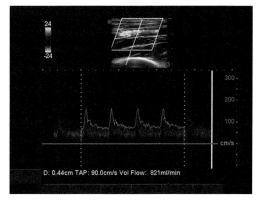

图1-1-11　术后AVF超声影像　　　　图1-1-12　术后超声测量肱动脉血流量

【讨论与经验分享】

一般来说，AVF建立3个月后，如果仍然无法穿刺透析，则考虑存在成熟不良，需要PTA促成熟干预治疗。导致AVF成熟不良的原因：①吻合口区域狭窄，这是最常见的原因，包括近瘘口静脉狭窄，瘘口狭窄，以及近瘘口动脉狭窄；②瘘口近端静脉狭窄，多与血管分叉部位瓣膜有关，如本篇的两个案例；③供血动脉功能不良，多与患者基础疾病有关；④静脉距皮太深，无法穿刺透析。最后两条因素在内瘘构建前，通过详细查体和超声检查可以有效规避，除非是有规划、有目的性的建瘘及术后促成熟序贯治疗；第一条则多与内瘘构建的手术因素有关，瘘口可以不用做太大，但局部的血流一定要顺畅。此外，对于AVF成熟不良，只要内瘘是通畅的，主干流出道存在，都可以通过PTA干预的方式解除狭窄束缚，恢复足够的血流，使静脉得以继续完成动脉化改变。

AVF促成熟治疗选择入路（参考本章"策略导图"）的方式如下：首先，如果内瘘穿刺点已经呈膨大扩张状态，则非常适合穿刺置鞘，但是未动脉化扩张的静脉应避免置鞘；其次，远端桡动脉入路是非常适合的，置鞘对内瘘回流完全没有影响（远端肢体存在缺血倾向则另当别论）；然后，肱动脉入路（肘部肱动脉切开置鞘）也是可选择的方案，尤其适合以桡动脉为主要病变的患者；最后，还可以选择上臂深静脉入路，如贵要静脉，但是置鞘部位距离瘘口较远，操控导丝及推送球囊过瘘口可能会存在困难，有时需要一些特殊技巧辅助导丝和球囊通过。总之，只要瘘口和主干流出道回流通畅，静脉距皮深浅合适，存在可穿刺段血管，功能不良的AVF都可以通过PTA促成熟治疗以获得穿刺条件。

二、远端桡动脉入路切开置鞘——破AVF残局

【病例介绍】

急诊收治外院女性瘘闭患者一例，50岁，左前臂AVF建立3个月，血栓闭塞2天，患者AVF术后2个月才可勉强穿刺透析，透析中流量非常小，1个月后血栓形成、堵塞。查体：左前臂两处新鲜瘢痕（是连续两次吻合瘘口，AVF才得以成形，提示患者前臂血管条件较差），透析动脉穿刺点位于前臂中段，静脉穿刺点位于肘部，瘘口无震颤及搏动，前臂完全无法触及瘘管形态（图1-1-13）。

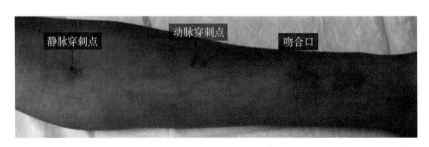

图1-1-13　前臂内瘘查体

【超声检查】

1. 内瘘为端侧吻合瘘口，从瘘口至肘部静脉穿刺点区域完全血栓形成（图1-1-14，超声下吻合口部位的一团血栓清晰可见）。

2. 前臂瘘管仅动脉穿刺点部位略有扩张，其余瘘管完全没有呈动脉化改变（内径最多不超过3mm），提示内瘘自始至终都没有足够的血流量，究其原因可能是静脉条件太差，同时瘘口吻合得也不理想，瘘口太小，近端桡动脉整体内径亦不粗，且瘘口近心角部位还有缩窄，远端桡动脉极细，已无血流，几乎闭锁，可能与连续两次吻合瘘口有关（图1-1-14）。

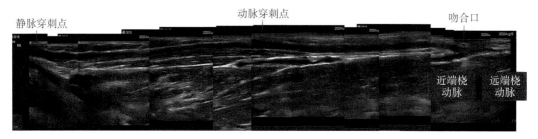

图1-1-14　术前AVF超声影像

【术前分析】

根据内瘘三要素，即流入道、穿刺段和流出道，分析该AVF如下。

1. 超声探查供血动脉尚可，虽然没有明显的代偿扩张，但搏动尚可，基本可以提供足够的流量，前提是吻合口近心角处的狭窄必须扩张开。

2. 端侧吻合的瘘口内径偏小，局部血栓头清晰可见，由于血栓存在，瘘口周围组织结构的超声影像也不甚清晰，近端桡动脉与静脉呈狭小的锐角（导丝和球囊逆向过吻合口可能会存在困难）。

3. 前臂瘘管完全没有扩张（仅动脉穿刺点略有扩张），上臂流出道为贵要静脉方向，肘正中静脉内径尚可，但上臂头静脉极细，可以忽略。

综上所述，内瘘还是值得腔内开通的，供血动脉状态尚可，而且开通后至少肘正中静脉可以作为透析穿刺点提供稳定的流量。入路的选择：①肘部静脉穿刺点逆向置鞘，由于吻合口结构不够清晰，角度也很"犀利"，加之肘部入路和瘘口距离较远，导丝和球囊导管通过瘘口可能会比较困难；②远端桡动脉极细且深，内径比套管针细，可以选择切开直视下置鞘。

【手术过程】

1. 选择远端桡动脉切开置鞘，置鞘后调整导丝通过吻合口放置在流出道下游（图1-1-15）。

2. 选择4mm×60mm高压球囊，从吻合口向流出道方向逐段碎栓同时扩张瘘管，内瘘得以顺利开通，但由于供血动脉弱，内瘘血流量远达不到通畅的程度（图1-1-16A，球囊尾端放置在瘘口部位，扩张时可见其近端狭窄的腰线；图1-1-16B，狭窄部位被完全扩张开）。

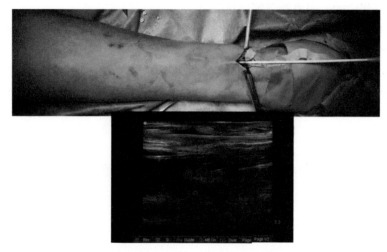

图1-1-15   远端桡动脉切开置入鞘管，导丝通过吻合口至静脉内

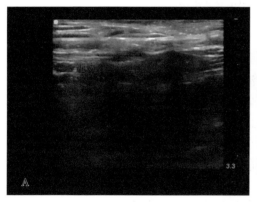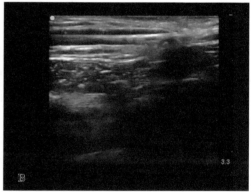

图1-1-16   球囊扩张近吻合口静脉狭窄

3.内瘘再通后，重新调整导丝至桡动脉，对于吻合口动脉近心角的狭窄也用上述球囊做腔内处理，以获取更充足的流入道血供（扩张过程略）。

内瘘终于恢复到通畅程度（图1-1-17），术后桡动脉测血流量已达743ml/min（图1-1-18）。

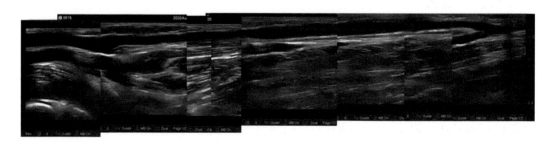

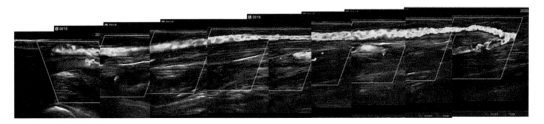

图1-1-17　术后AVF超声影像

【讨论与经验分享】

笔者所谓的残局是指新建AVF功能不良，勉强穿刺导致内瘘闭塞，瘘管整体几乎无明显扩张（可能仅穿刺点略有扩张），吻合口或供血动脉又存在严重狭窄病变，内瘘实属价值不大，开通存在较大难度，开通后也不一定能够即时穿刺，可能还需要插管过渡，但不开通也十分可惜。

其实内瘘建立是相对简单的过程（通或不通），目前业内对于内瘘血管通路的构建越发重视，多数透析中心都可以独立构建AVF，让更多患者避免了插管之苦，但是另一方面，由于忽视了术前的详细筛查评

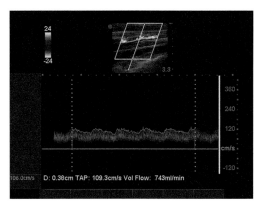

图1-1-18　术后超声测量桡动脉血流量

估，一些内瘘新建后仅限于通的状态，真正使用起来还是困难重重，又或者勉强穿刺，不是肿就是塞，最终形成残局。因此，术前一定要细致评估动静脉整体状态，建瘘术中把控好一些关键细节，不仅要成功吻合内瘘，更要提高内瘘的成熟使用率。

此外，也可以换一个角度看待这个问题，只要内瘘三要素存在，对于一些特定人群，如整体预后较好的中、青年患者，这些因功能不良而闭塞的内瘘也有开通并利用的可能和价值，相较于深静脉置管引发的中心静脉病变仍存在优势。对于功能不良的内瘘，无论是吻合口太小，还是流出道太细，又或者其他原因，本中心通过腔内促成熟治疗，可以让这些功能不良、问题迥异的残局殊途同归，使其最终都能发挥内瘘应有的功能，当然后期能否持久使用，监测维护仍很重要，可谓是"（通）路漫漫分，其修（复）远矣，终将上下而球扩！"。

新建AVF功能发育不良，多与近吻合口静脉狭窄、吻合口狭窄和近吻合口动脉狭窄有关。根据病变部位的不同可以分别从静脉流出道（扩张的穿刺点）和远端桡动脉入路，必要时也可选择动脉切开置鞘。选择入路时需要注意的是，对于新建并发育不良的内瘘，静脉血管壁通常尚未完成动脉化改变，选择前臂静脉置鞘对血管造成的损伤会比较明显，必要时可以选择上臂相对宽大的深静脉置鞘，如贵要静脉，但是深静脉置鞘对穿刺技术要求高，需要在超声引导下完成，因此，如果存在远端桡动脉，从远端桡动脉入路（若远端桡动脉太细也可以切开置鞘），术中置鞘及术后拔鞘按压止血，可以完全不影响内瘘回流，是相对比较理想的一种选择。

该患者术后穿刺透析时，考虑前臂流出道，包括动脉穿刺点刚刚经历腔内球囊扩张，因此暂缓穿刺，原肘部静脉穿刺点血管固有弹性较好，可以暂时调整原静脉穿刺点为动脉穿刺点，外周（下肢）暂时另取一个静脉回路穿刺点，这样术后也可以即时透析，避免了插管过度。

三、唯有肱动脉入路切开置鞘——破AVF残局

【病例介绍】

患者，女性，45岁，因"内瘘震颤消失1天"入院。患者左前臂AVF新建5个月，2个月前内瘘开始穿刺透析。查体：瘘口位于近腕关节处，动、静脉穿刺点分别位于前臂瘘口近端约3cm处和肘部外侧的副头静脉（图1-1-19A）。

【超声检查】

1.左前臂AVF瘘口为端端吻合。

2.内瘘血栓闭塞，血栓位于吻合口和静脉穿刺点之间区域，吻合口及其近端静脉、动脉狭窄。

3.瘘管整体几乎无扩张，仅动脉穿刺点、静脉穿刺点区域略有扩张。

4.流出道在动脉穿刺点近端分为头静脉和副头静脉方向，头静脉在肘部是经穿静脉回流（图1-1-19B）。

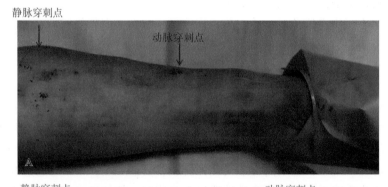

图1-1-19　术前AVF查体及超声影像

【术前分析】

由于内瘘整体扩张不良，即使近端重建瘘口也无法从根本上解决透析流量的问题，

唯有通过介入的方式进行腔内开通，同时还需对瘘管促成熟处理，才能从根本上解决内瘘当前血栓闭塞及成熟不良的问题，此外，治疗的难点还在于以下几个方面。

1.选择入路时，由于瘘管整体几乎无扩张，前臂静脉入路对瘘管的损伤严重，置鞘部位还可能会形成狭窄，因此，最佳选择是由远端桡动脉入路，即通路外入路，置鞘处完全不影响内瘘的回流通畅，其次也可以考虑流出道下游宽大的贵要静脉入路（宽大的血管置鞘后不至于引发狭窄）。该患者为端端吻合瘘口，流出道分别为副头静脉和头静脉，而前臂头静脉在肘部是经穿静脉回流，因此，无法选择远端桡动脉或上臂深静脉入路，唯有肱动脉入路可以考虑。

2.内瘘整体发育不良，吻合口、流出道等多处狭窄，导丝顺利建立扩张路径是手术能够继续进行的前提。

3.由于瘘管整体发育不良，在球囊扩张促成熟治疗时应谨防血管撕裂造成的大血肿。

综上所述，手术步骤以如下方式进行。

【手术过程】

1.选择肘部肱动脉入路，以开放的方式置入鞘管（图1-1-20）。

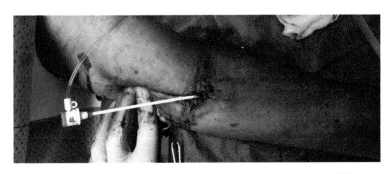

图1-1-20　肘部做小切口，暴露肱动脉，直视下置入5F鞘管

2.调整导丝至桡动脉，穿过吻合口放置在流出道下游的副头静脉方向（视频1-4，导丝在瘘口以成祥折返的方式调整至静脉建立扩张路径）。

3.选择4mm×60mm的高压球囊从跨吻合口处开始，向流出道下游方向逐段进行腔内碎栓处理，开通内瘘（视频1-5）。

4.第一轮球囊扩张后，彩色多普勒超声瘘管腔内已可见明显血流信号，内瘘恢复再通，仔细逐段评估内瘘血流（视频1-6），对于一些残余狭窄另选择5mm直径的球囊再次处理，直至内瘘达到通畅状态，拔鞘后缝合动脉穿刺破口即可安全止血。

视频1-4　　　　视频1-5　　　　视频1-6

内瘘开通并恢复通畅后的超声影像图，测肱动脉血流量达1125ml/min（图1-1-21）。

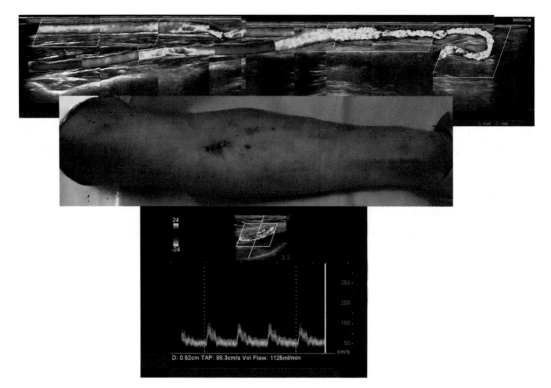

图 1-1-21　术后伤口外观及内瘘彩色多普勒超声影像

【讨论与经验分享】

关于该内瘘腔内开通后是否能够即时穿刺透析的问题，笔者一般是这样考虑的：①有些患者已经临时插管透析，可以继续经导管透析 2 周后再穿刺瘘管，再给内瘘一些成熟时间；②对于未插管透析的患者，只要原穿刺点处没有血肿压迫，术后维持原穿刺点即时透析也未尝不可，必要的话可以在下肢再找一个静脉回路，如果内瘘打闭了可以再次腔内开通；③对于一些较为谨慎的患者（内心期待内瘘长久使用下去），可进行插管透析，待瘘管充分动脉化后再穿刺（一般 2 周左右），这样对于内瘘的预后是更好的。

四、奇葩瘘口致 AVF 成熟不良——如何破解

【病例介绍】

患者，女性，24 岁，因"AVF 建立 2 个月不能穿刺透析"入院。患者因"尿毒症"于 2 个月前建立左前臂近腕部 AVF，并且右侧颈内静脉插管规律透析至今。查体：瘘口位于前臂近腕部，仅瘘口区域可触及细微震颤，前臂瘘管加压后亦无法触及，桡动脉搏动尚可（图 1-1-22A）。

【超声检查】

1. 左前臂貌似端侧吻合口（瘘口远端扩张成盲端，远端桡动脉已不可见）。

2. 瘘口中间可见一"横膈"阻挡血流，动脉血流仅从"横膈"两端向静脉汇入（红

色箭头标记处），两处汇入点内径非常细小，导致静脉血流信号极弱。

3. 近瘘口桡动脉扭曲，前臂桡动脉内径尚可。

4. 近瘘口静脉膨大扩张，上臂静脉距皮略深，管腔完全没有呈动脉化样充盈扩张（图 1-1-22B、C）。

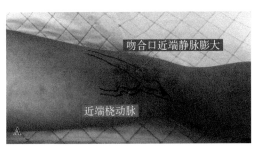

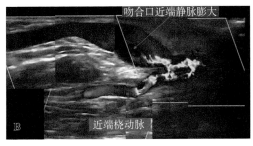
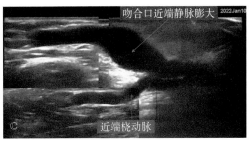

图 1-1-22 术前内瘘查体及吻合口区域超声影像

【术前分析】

1. 新建内瘘功能不良，根本病变为吻合口狭窄，吻合口中间存在一"横膈"阻挡，可能与建瘘术中吻合瘘口时，缝线勾到了血管下壁有关，此外，桡动脉游离过多，造成近瘘口动脉扭曲。

2. 破解新建内瘘成熟不良选择瘘口近端重建还是 PTA 促成熟分析如下。①客观评价。患者前臂静脉条件不适合做 AVF，血管偏深偏外侧，仅在肘部外侧相对表浅，适合穿刺的部位并不多，如果选择近端重建瘘口，动静脉距离有些远，则不如重新建立前臂人工血管动静脉内瘘（arteriovenous graft，AVG）。②若选择 PTA 促成熟治疗，又该如何选择入路？首先，静脉完全没有充盈并动脉化，不适合置鞘；其次，没有远端桡动脉可以选择，瘘口远端仅一处盲端，从该盲端入路"一剑封喉"开通瘘口未尝不可，但是操作空间小，对技术要求高。③唯有选择肱动脉入路相对稳妥，但是，鉴于吻合口的病变，导丝从动脉顺血流通过瘘口至静脉可能也存在困难。

综上所述，拟选择肱动脉入路，经皮穿刺、切开置鞘：经皮套管针穿刺，从套管送入导丝，导丝通过瘘口建立扩张路径后再切开皮肤暴露肱动脉，直视下置入鞘管。

【手术过程】

1. 肱动脉经皮套管针穿刺并留置套管于动脉内，送入导丝（图 1-1-23，视频 1-7）。

视频 1-7

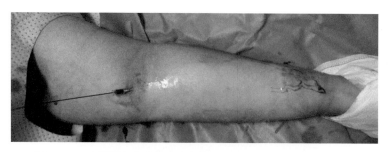

图 1-1-23　肘部肱动脉经皮穿刺并留置套管向动脉内送入导丝

2.超声引导下，操控导丝通过瘘口，以成祥折返的方式调整至近端静脉，建立扩张路径（视频 1-7）。

3.肱动脉直视下置入鞘管（图 1-1-24）。

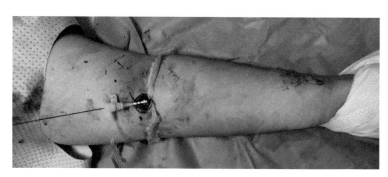

图 1-1-24　肘部暴露肱动脉，直视下置入鞘管

视频 1-8

4.送入 6mm×40mm 高压球囊，跨吻合口扩张，球囊艰难打开狭窄（视频 1-8），并对全段桡动脉酌情扩张。

狭窄解除后内瘘即恢复通畅，肱动脉测血流量 983ml/min（图 1-1-25，图 1-1-26）。

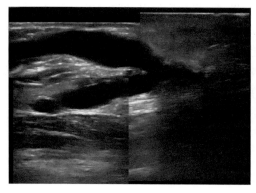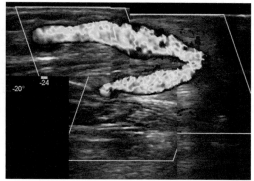

图 1-1-25　术后内瘘吻合口区域超声影像

【讨论与经验分享】

对于新建2个月的AVF瘘口狭窄，球囊能不能扩张，如何选择球囊扩张，笔者是这样分析的：①内瘘新建后的一段时间内，吻合口部位的动静脉还主要是依靠缝线被动地连接起来，外力的不当作用很容易造成瘘口撕裂（图1-1-27），此时内瘘伤口应以静养为主，避免剧烈的、过早的功能锻炼。②之后，血管内皮细胞增殖移行，逐渐浸润缝线部位，动、静脉得以主动联系起来，此时可以开始逐渐加强前臂

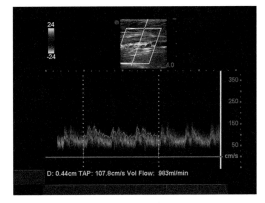

图1-1-26　术后超声测量肱动脉血流量

功能锻炼，促进内瘘成熟。③血管内皮细胞增生的同时，血管外纤维结缔组织也在增生修复手术创口，并紧密包绕瘘口部位的血管，纤维瘢痕组织的韧性是非常强大的。如果内瘘成熟不良，此时可以考虑PTA促成熟治疗。由于瘘口血管外有瘢痕组织的包绕束缚，选择合适的球囊扩张，瘘口是不至于被撕裂崩解的，因此只要内瘘仍是通畅的，都可以选择合适的球囊把瘘口进一步扩张开，恢复足够的流入道血供。④由于需要跨瘘口扩张，选择球囊的内径应以瘘口近端的桡动脉内径为参考，该患者如果需要充分扩张桡动脉，则选择5mm直径球囊，或选择4mm、5mm直径球囊序贯扩张比较合适，本文案例术中仅需要把瘘口充分扩张开即可，因此选择了6mm直径球囊治疗。

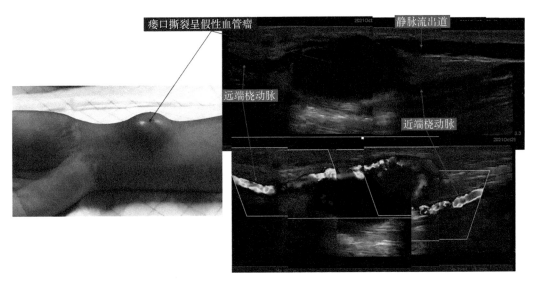

图1-1-27　右前臂AVF建立1周，因过早的剧烈功能锻炼导致瘘口撕裂呈假性血管瘤样

第二节   自体动静脉内瘘血栓闭塞介入处置策略

一、内瘘长段血栓处置（1）——静脉穿刺点入路

【病例介绍】

患者，女性，51岁，因"规律透析4年，左前臂AVF闭塞2天"入院。由于新冠肺炎疫情原因，患者在就诊当天未能及时收治入院，就诊时瘘口及其近端桡动脉尚能触及搏动，超声检查血栓仅局限于吻合口区域，次日完善核酸检测结果后方才入院。查体：瘘口及全段桡动脉已不能触及搏动，只有肘部可触及动脉搏动，瘘口至动脉穿刺点区域可触及腔内血栓，质地较软，肘部静脉穿刺区可触及血管走行，腔内应无血栓（图1-2-1A）。

【超声检查】

视频1-9

1.左前臂端端吻合瘘口。

2.血栓范围从前臂动脉穿刺点膨大近端开始，一直延续至瘘口直至肘部桡动脉起始部位（视频1-9）。

3.内瘘通路可见四处狭窄，分别为S_1吻合口狭窄，S_2近吻合口静脉狭窄，S_3动脉穿刺点近端狭窄，S_4近端桡动脉纤曲狭窄（图1-2-1B）。

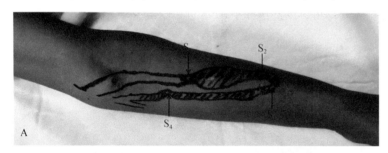

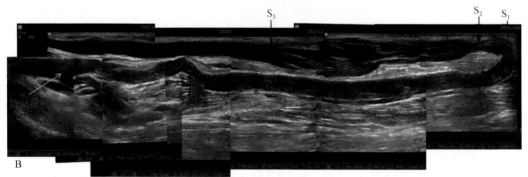

图1-2-1   术前内瘘查体及超声影像

【术前分析】

鉴于该AVF几乎前臂全通路血栓形成，并且伴有流入道、吻合口和流出道多部位

狭窄，可能需要切开取栓并重建瘘口，再结合腔内球囊扩张治疗，但考虑患者血栓形成时间不长，虽然血栓范围广，从静脉一直延伸至几乎全段桡动脉，但是瘘管没有明显膨大的瘤体，血栓负荷并不多，依据本中心内瘘血栓闭塞开通策略，仍然拟采取PTA的方式进行腔内开通。

【手术过程】

视频1-10

1.选择肘部静脉穿刺部位逆向入路，并经鞘管肝素化（普通肝素15mg）（图1-2-2），向腔内送入泥鳅导丝，调整导丝通过各狭窄及吻合口，放置在肱动脉近端（视频1-10，导丝穿过桡动脉狭窄和扭曲，放置在肱动脉）。

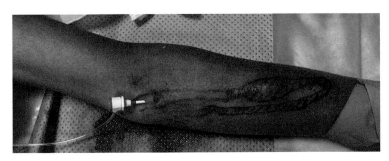

图1-2-2 选择肘部尚未形成血栓的静脉穿刺部位置鞘

2.选择6mm×60mm高压球囊，经导丝推送至肘部肱动脉处（视频1-11），撤出导丝后经球囊导管向桡动脉内均匀推注尿激酶5万U（视频1-12）。

3.导丝再次经球囊导管送入腔内，放置在肱动脉近端。球囊亦经导丝送至肱动脉尺桡分叉处，以顺血流方向逐段腔内碎栓（视频1-13，球囊首先从尺桡分叉部位开始碎栓，同时扩张近端桡动脉的纡曲狭窄）。球囊回撤后可见桡动脉上壁立即出现撕裂血肿，遂再次低压撑起球囊，进行腔内压迫止血（视频1-14，红色箭头为血管局部撕裂血肿）。

4.止血后球囊继续顺血流方向碎栓处理（视频1-15，球囊在吻合口区域碎栓，同时处理吻合口的狭窄）。

视频1-11　　　视频1-12　　　视频1-13　　　视频1-14　　　视频1-15

5.通路内血栓尽可能充分碎化，狭窄依次扩张后，内瘘恢复通畅，桡动脉测血流量1833ml/min（图1-2-3）。

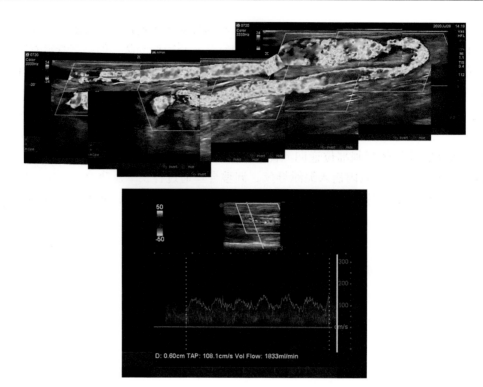

图1-2-3　术后内瘘彩色多普勒超声影像及桡动脉血流量

【讨论与经验分享】

对于内瘘血栓闭塞，无论是AVF还是AVG，能否PTA开通首先要从内瘘通路以下三个方面进行评估：①流入道（供血动脉和吻合口）的状态，是否能提供充足的血流；②腔内血栓是否可以被碎化（规律透析患者，一旦瘘闭都会立即就诊，血栓形成时间一般都不长）；③流出道的回流情况。超声引导腔内开通内瘘血栓闭塞的机制在于球囊充分挤压碎化血栓，碎化的血栓在流入道血流的冲刷作用下，经通畅的流出道，溶入体循环中，内瘘得以恢复通畅。因此，腔内治疗的焦点都是围绕上述三个环节开展，由于内瘘的血栓负荷不多，血栓尽可能得到碎化，内瘘开通后并不会出现症状性肺栓塞。

此外，肝素化对于手术能否顺利进行也非常关键，肝素化的目的在于球囊逐段碎化血栓过程中，在内瘘恢复血流前，避免已经碎化的血栓再次凝集成大块血栓，为持续碎化下游血栓赢得治疗时间。对于肝素剂量的掌握，一般是在置鞘后，经鞘管推注普通肝素10～15mg，此外，还需要对以下几个方面进行考量：①预计手术的难度和时间；②患者的体重，以及透析时肝素化的用量；③当前是否有出血倾向；④术前血小板、凝血功能的情况。参考以上因素，必要时肝素的剂量可以酌情增加或减少5mg。

最后，该病例在球囊碎栓前，经球囊导管向腔内均匀推注尿激酶，目的并不在于溶栓，而是血栓与尿激酶充分混合，有利于在随后的碎栓过程中，血栓能够尽可能被球囊碎化。对于多数AVF血栓闭塞，血栓范围局限于吻合口区域的，一般不需要推注尿激酶，直接进行球囊挤压碎化即可；对于AVG血栓闭塞，或者伴有膨大扩张瘘管内的血栓，再或者通路内长段的血栓（如本文病例），可推注尿激酶辅助球囊碎化血栓。

二、内瘘长段血栓处置（2）——远端桡动脉入路

【病例介绍】

患者，男性，36岁，因"左前臂AVF建立4年，震颤消失2天"入院。查体：瘘口位于前臂远端，瘘口未触及震颤或搏动，瘘口至前臂中段可触及瘘管内质软血栓，瘘管在前臂中段塌陷（图1-2-4A）。

【超声检查】

1.端侧吻合瘘口，近端桡动脉、远端桡动脉仍维持通畅。

2.内瘘流出道主要为贵要静脉方向（头静脉方向在前臂中段闭锁），前臂动脉穿刺点和肘部静脉穿刺点区域已呈瘤样扩张状态。

3.吻合口近端和肘部穿刺点近端流出道存在严重狭窄（内瘘血栓形成的根本原因），前臂瘘管完全血栓形成（吻合口至静脉穿刺点之间）。

4.彩色多普勒超声可见远、近端动脉尚通畅，吻合口内的血栓伴随动脉而搏动，提示血栓质地软，尚未机化粘连（视频1-16，图1-2-4B）。

视频1-16

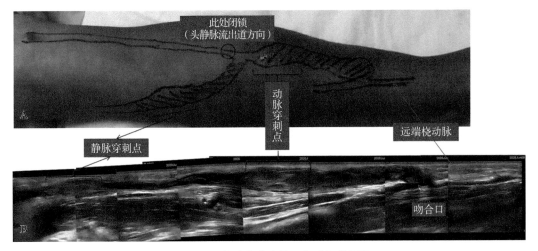

图1-2-4 术前内瘘查体及超声评估影像

【术前分析】

1.内瘘血栓闭塞并伴有穿刺点瘤样扩张，前臂瘘管全段血栓形成，血栓范围虽然较长，但其实血栓量有限，并且血栓形成时间不长，尚未与血管壁粘连，完全可以采用微创的方式，通过腔内球囊碎栓开通。

2.手术关键环节在于导丝建立扩张路径，即导丝贯穿血栓全段。因此，手术应选择非血栓的部位入路，可以选择远端桡动脉置鞘，或者流出道下游，即上臂贵要静脉置鞘。远端桡动脉一般比较表浅，但是管腔细，血管滑不易固定；上臂深静脉（贵要静脉）一般比较宽大，但是血管深，体表无法触摸到血管。两者均需要在超声引导下

穿刺置鞘，选择套管针穿刺，尤其桡动脉穿刺时，由于其管腔极细并常伴有血管扭曲，针尖突破管壁后，通常并不能深入腔内，依靠推送套管深入动脉内会更安全，损伤也更小。

【手术过程】

1.选择远端桡动脉入路，超声引导下穿刺置鞘更精准（视频1-17，图1-2-5A、B）。

2.调整导丝"J"头通过吻合口至静脉内，并在血栓中穿行，通过各段狭窄放置在下游流出道（视频1-18）（注：3天内的血栓在腔内一般呈豆腐脑状，质地稀软，导丝通过完全没有障碍。亲水导丝的头端设计成"J"形，目的是方便调整钻入各种分支或腔隙，但导丝头端非常软，支撑性极弱，所以导丝应在超声引导和手法的感触下，在腔内穿梭前行，避免折弯，必要时可以使用辅助器械支撑导丝推进）。

视频1-17　　　视频1-18

3.考虑到瘘管呈瘤样扩张，腔内血栓较多，通过导丝把鞘管放置在膨大的管腔内之后（图1-2-5C），经鞘管向腔内推注10万U尿激酶，以方便球囊对血栓的充分碎化。

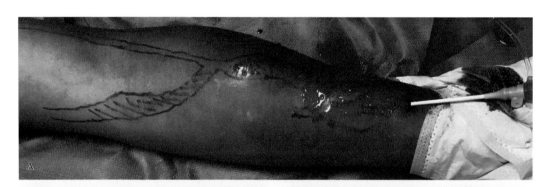

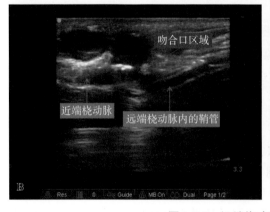 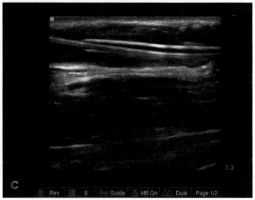

图1-2-5　远端桡动脉入路，置入鞘管

4.选择7mm×80mm的高压球囊从吻合口开始向流出道下游逐段碎栓（图1-2-6），球囊在腔内碎化血栓的同时分别扩张吻合口近端及静脉穿刺点近端狭窄。

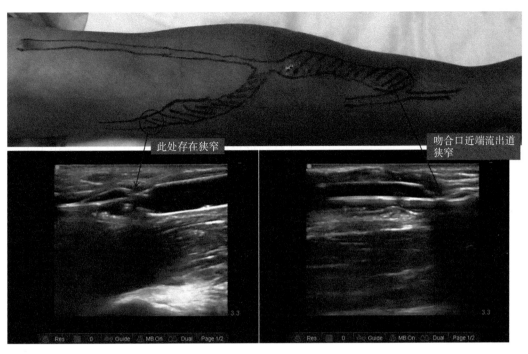

图1-2-6 球囊扩张相应部位狭窄时形成的腰线

静脉穿刺点近端狭窄扩张后，碎化的血栓随开通的血流融入体循环，内瘘即恢复通畅，肱动脉测血流量1820ml/min，患者术后即可维持原穿刺点透析（图1-2-7）。

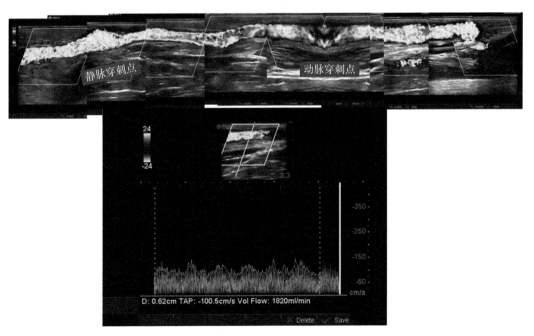

图1-2-7 术后内瘘彩色多普勒超声影像及肱动脉血流量

【讨论与经验分享】

1.对于内瘘长段血栓闭塞的病变（血栓范围覆盖动脉、静脉穿刺点），首选远端桡动脉入路，可以顺血流方向逐段充分碎化腔内所有血栓，必要时还可以调整导丝至供血动脉内处理流入道（近端桡动脉或吻合口）的狭窄病变。此外，由于是通路外入路，穿刺置鞘或者拔鞘压迫止血完全不会影响内瘘回流。

2.如果该通路没有远端桡动脉，或者远端桡动脉穿刺失败，也可选择流出道下游入路（上臂贵要静脉），逆向置入鞘管（导丝一定要通过吻合口放置在吻合口近端动脉内），这样球囊也可以从吻合口开始以顺血流方向逐段充分腔内碎栓。不过，深静脉拔鞘止血时容易诱发血肿，比较理想的方式是采取球囊腔内压迫止血，这样止血更加快捷、安全、有效，或者采取置双鞘的方式处置，具体操作步骤可参考本篇相关案例解析。

三、内瘘长段血栓处置（3）——置双鞘腔内开通

【病例介绍】

患者，女性，56岁，因"上臂AVF震颤消失38小时"入院。患者左上臂AVF建立5年余，头静脉-肱动脉吻合，44个月前曾因头静脉弓闭锁导致内瘘血栓闭塞，手术予头静脉取栓后转位至贵要静脉回流，此后未规律随访。自述此次瘘闭前透析静脉压已经高达220mmHg以上（透析血流量250ml/min）。查体：瘘口未触及搏动或震颤，上臂全段瘘管呈瘤样扩张状态，局部塌陷，可触及腔内质软血栓（图1-2-8A）。

【超声检查】

1.瘘口近端至转位吻合口之间瘘管全段血栓形成。

2.瘘管存在多处狭窄，最根本病变为狭窄4，即转位吻合口狭窄。

3.瘘口及腋静脉近端流出道通畅，腔内尚无血栓（图1-2-8B）。

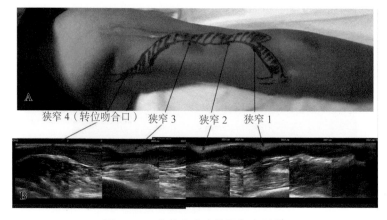

图1-2-8 术前内瘘查体及超声影像

【术前分析】

内瘘血栓闭塞，无论是AVF还是AVG，腔内开通的关键在于"充足流入道血供""充分碎化腔内血栓""充畅无阻的流出道"这三个环节，手术操作步骤也一定是围绕这三个方面展开（图1-2-9），因此，对于AVF血栓闭塞，本中心一般选择在瘘管未形成血栓的合适部位置入一个鞘管，以顺血流方向，即从吻合口/供血动脉向流出道逐段腔内球囊碎栓开通内瘘。但是该病例由于以下特点，需要选择置双鞘处置：①上臂头静脉全段血栓形成，置单鞘的话，术中需要翻鞘操作来分别碎化鞘管两端腔内的血栓，置鞘部位容易附着血栓；②腋窝处头静脉转位至贵要静脉的吻合口狭窄严重，调整导丝通过该狭窄存在一定难度，需要一些时间操控导丝，并且导丝通过该狭窄部位是内瘘能够腔内开通最为关键的步骤，因此，导丝必须先通过该处狭窄，再进行后续操作。综上所述，拟对向置入双鞘，经两个鞘管向腔内分别送入导丝，通过瘘口和转位吻合口，放置在肱动脉和流出道下游。

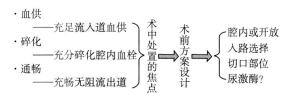

图1-2-9 内瘘血栓闭塞开通条件

【手术过程】

1.选择在远端副头静脉的盲端入路，置入第一个鞘管（图1-2-10A），送入导丝通过转位吻合口，导丝首先建立开通流出道的扩张路径，导丝通过转位吻合口狭窄确实不易，在支撑导管辅助下方得以通过该狭窄（视频1-19，图1-2-10B）。

2.从静脉穿刺点向瘘口方向置入第二个鞘管（图1-2-10C），送入另一根导丝通过瘘口，放置在近端肱动脉，导丝建立开通瘘口和流入道的扩张路径，导丝也是在支撑导管辅助下穿行于血栓中，钻过各狭窄，放置在近端肱动脉（视频1-20）。此时，导丝已分别向上游流入道和下游流出道建立扩张路径（图1-2-10D），下一步即腔内球囊碎栓环节。

3.经两个鞘管分别向腔内推注肝素15mg和尿激酶10万U，尿激酶与腔内血栓充分预混，为球囊碎栓做准备（视频1-21）。

4.按照顺血流方向开始碎栓操作，选择7mm×60mm高压球囊首先跨瘘口扩张，碎化瘘口区域血栓，并同时扩张瘘口近端静脉狭窄（视频1-22），利用球囊阻断瘘口期间，体外挤压瘘管辅助碎化腔内血栓（图1-2-10E）。此时，上有球囊封堵瘘口，下有狭窄限制出口，瘘管内血栓无所遁藏，可以尽可能被挤压碎化，不必担心血栓被挤入动脉内。

5.撤出封堵在瘘口的球囊后，超声下随即可见扩张瘘管的搏动，体外亦能触及瘘管的明显搏动，此时流入道已开通，流出道尚未通畅（处于尚未"开闸放血"状态），超声下管腔内虽存在尚未完全碎化的血栓，但血栓已是非常松软状态，继续扩张下游狭

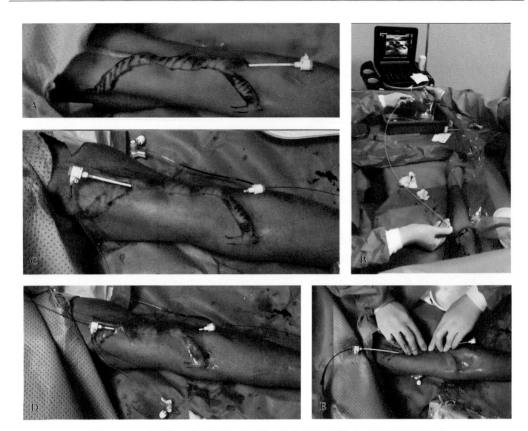

图1-2-10 选择瘘管对向置入双鞘，完全以腔内的方式手术操作过程

窄，腔内球囊挤压结合体外按压碎栓（视频1-23）。

6.顺血流方向逐段扩张瘘管狭窄，最后开通转位吻合口狭窄，内瘘恢复血流，但尚未达到通畅程度（视频1-24）。

7.彩超详细评估内瘘血流情况，进一步处理残余狭窄及附壁血栓，直至内瘘恢复通畅，肱动脉测血流量已达1751ml/min（图1-2-11）。

| 视频1-19 | 视频1-20 | 视频1-21 | 视频1-22 | 视频1-23 | 视频1-24 |

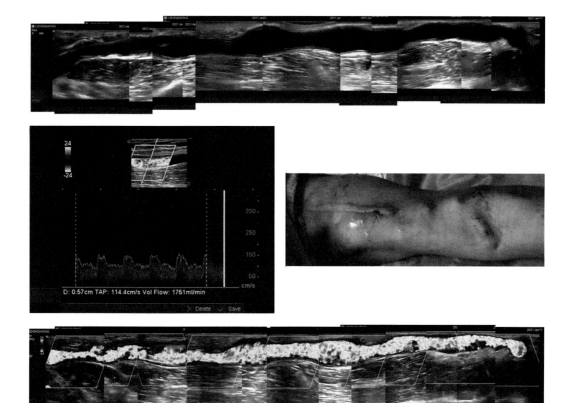

图1-2-11　术后内瘘伤口外观及超声影像

【讨论与经验分享】

1.对于以头静脉为流出道的高位AVF，因头静脉弓严重病变导致内瘘血栓闭塞，如果头静脉整体形态不错，直接放弃着实可惜，可以取栓后转位至贵要静脉回流，术后仍可穿刺透析，转位的吻合口虽然也会进展成狭窄，但是该狭窄部位的解剖与头静脉弓不同，狭窄机制也与其不完全一样，若能规律维护，其预后要优于头静脉弓狭窄（参考第三章头静脉弓病变篇详细解析）。

2.对于AVF血栓闭塞的介入处置，常规情况下选择在内瘘未形成血栓的部位入路，以顺血流方向逐段碎栓开通内瘘，一般置入一个鞘管即可完成所有手术操作；但是，在内瘘长段或全段血栓形成的情况下，又或者经术前评估，流出道下游存在严重狭窄病变，可能存在导丝通过困难时，则必须操控导丝先行向瘘口和流出道下游方向分别建立好扩张路径后，再开始腔内碎栓治疗，病变存在以上两种情况，置入双鞘处置会更加稳妥，碎栓操作同样是从瘘口开始，以顺血流方向进行。

3.对于内瘘血栓闭塞，无论AVF还是AVG，不管置单鞘入路还是双鞘入路，腔内开通都是围绕"开通流入道""通畅流出道""彻底碎栓"这三个环节开展。如果无法腔内解决上述三方面病变，对于流入道可以重建瘘口，血栓可以开放取出，流出道可以进行锐性穿刺开通，或者转位改道回流（详细操作可以参考本书相关章节），只要中心静脉通畅，血栓闭塞的内瘘都是可以开通并术后即时穿刺透析的。

四、内瘘瘤样膨大并血栓闭塞——动、静脉接力置鞘

【病例介绍】

患者，男性，66岁，因"内瘘震颤消失2天"入院。患者左前臂AVF建立8年，透析动脉穿刺点位于前臂中段，静脉穿刺点位于上臂头静脉。查体：①瘘口触诊以搏动为主，无震颤；②前臂动脉穿刺点呈瘤样膨大，仍可触及搏动，其近端流出道触诊质地略硬，无搏动和震颤；③上臂头静脉加压触诊质地柔软（图1-2-12A）。

【超声检查】

1.瘘口为端侧吻合，尚无血栓，远、近桡动脉通畅。

2.吻合口近端静脉狭窄，动脉穿刺点呈瘤样膨大，其近端瘘管亦有长段狭窄。

3.动脉穿刺点的瘤腔内血栓形成，血栓一直延伸至肘部（图1-2-12B）。

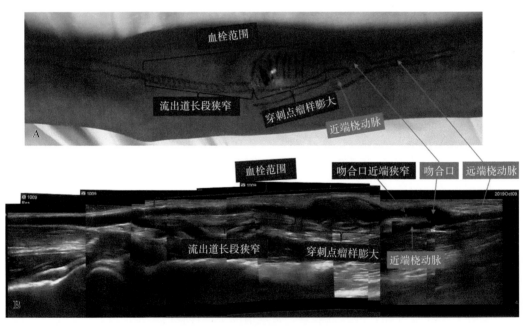

图 1-2-12　术前内瘘查体及超声影像

【术前分析】

视频1-25

前臂瘘管瘤样膨大并腔内血栓形成，同时瘘管合并长段狭窄，单纯开放手术可以清除腔内血栓，但无法处置内瘘的长段狭窄病变；如果选择狭窄近端重建瘘口，则前臂瘘管彻底废弃，只能选择肘部建瘘，并且术后无法即时穿刺透析；单纯以介入的方式处置，则充分碎化瘤腔内血栓是治疗的关键。基于以下因素，手术方案拟以单纯介入的方式处置：①瘤腔内血栓新鲜形成，尚未固化（视频1-25，彩色多普勒超声仍可见

瘤腔内淤滞的血流信号），通过推注尿激酶溶栓，辅以腔内球囊挤压结合体外按压碎栓，也可以充分碎化腔内血栓；②可以选择远端桡动脉入路，顺血流方向处置血栓及所有狭窄病变。

【手术过程】

视频1-26

1.选择远端桡动脉入路，置入鞘管（图1-2-13），将鞘管尖端放置在吻合口处，调整鞘管尖端至静脉方向，向腔内送入泥鳅导丝，由于动脉穿刺点瘤样膨大近端长段狭窄，导丝未能调整至流出道下游，暂放置在瘤腔内（视频1-26）。

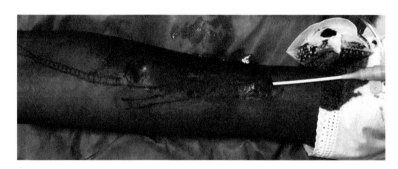

图1-2-13 远端桡动脉入路，置入5F鞘管

2.经鞘管分别向瘤腔内推注肝素15mg和尿激酶10万U后，首先选择6mm×80mm高压球囊扩张吻合口近端静脉狭窄（视频1-27），同时辅以体外按压碎化腔内血栓（球囊阻断瘘口可以避免腔内血栓滑入动脉内），由于下游流出道长段狭窄，大块血栓也不会被挤入体循环，狭窄扩张后，球囊压力释放，瘤体可以触及更明显的搏动，提示流入道供血充足。

视频1-27 视频1-28

3.由于导丝在瘤腔内始终无法调整至下游流出道，故重新在穿刺点瘤样膨大处穿刺，以穿（穿刺进针）代导（导丝通过），调整穿刺针进入狭窄管腔（视频1-28），再送入泥鳅导丝通过狭窄段，置入另一鞘管（图1-2-14）。

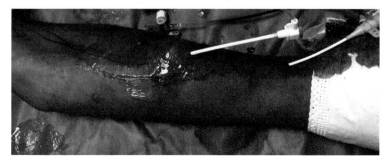

图1-2-14 动脉穿刺点膨大处置入另一6F鞘管

4.经鞘管送入球囊扩张动脉穿刺点近端的长段狭窄（视频1-29），可见一处狭窄异常坚硬，高压球囊打至爆破压24atm（1atm = 1.01325×10^5Pa），球囊仍可见明显腰线，反复扩张5次，才彻底打开，球囊压力释放后内瘘血流恢复，近段桡动脉测血流量869ml/min，术后即可维持原穿刺点透析（图1-2-15）。

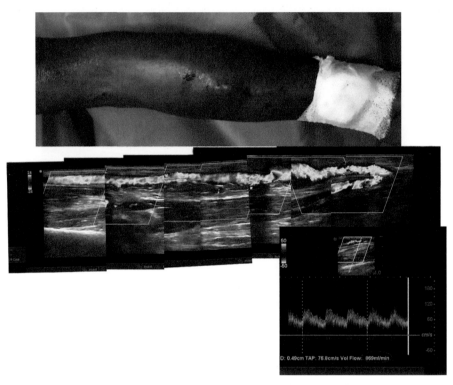

图1-2-15　远端桡动脉拔鞘后局部压迫止血，完全不影响内瘘回流，以及术后彩色多普勒超声影像

【讨论与经验分享】

规律透析的患者，一旦其内瘘震颤消失一般都会立即就诊，因此，血栓形成时间都不长，多数情况下腔内的血栓都可以完全通过球囊碎化的方式清除于体内（充分碎化后溶于体循环）。微创介入手术可以最大限度地保护瘘管，维持内瘘通路的完整性，术后完全不影响即时穿刺透析。对于微创介入手术，选择合适的入路，需要考虑是否能够处理到所有病变，同时，置鞘部位又不能对瘘管造成过度损伤或影响内瘘血流通畅，因此，远端桡动脉通常是非常合适的入路选择部位。此外，导丝贯穿病变血管，建立扩张路径，是球囊能够送达病变部位进行腔内治疗的前提。本案例正是由于导丝无法贯穿所有狭窄病变而不得不采取接力置鞘的方式，利用穿刺针锐性穿刺突破近端的狭窄，辅助导丝通过病变段，最终完成治疗。

五、单鞘双导丝处置AVF血栓闭塞——静脉残端入路

【病例介绍】

患者，女性，56岁，因"透析穿刺困难3天"入院。患者左侧肘部内瘘建立3年，透析动脉穿刺点位于头静脉肘部区域，静脉穿刺点位于上臂头静脉，目前穿刺点进针后均无回血。查体：瘘口位于肘部，仍然可触及明显震颤，并向近端贵要静脉方向传导，瘘口远端可触及明显搏动，全段头静脉未触及震颤或搏动（图1-2-16A）。

【超声检查】

1.内瘘为肘部贵要正中静脉－肱动脉侧侧吻合。

2.瘘口近端流出道为贵要静脉，血流通畅；瘘口远端流出道为前臂正中静脉逆向汇入前臂头静脉后，再向心回流，在血管交汇区域和头静脉存在多段狭窄并血栓形成（图1-2-16B）。

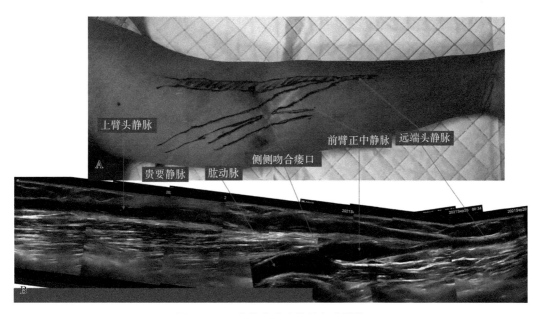

图1-2-16　术前内瘘查体及超声影像

超声无法同一平面内显影瘘口近端贵要静脉，故图中未标识

【术前分析】

1.由于内瘘贵要静脉流出道比较深，并不适合穿刺透析，只能维系瘘口的通畅，能够穿刺的部位主要是前臂瘘管和上臂头静脉，但是，由于该段血管纡曲，存在多段狭窄并血栓形成，已无法穿刺透析。

2.开通该条可穿刺的瘘管，选择合适的入路，关键在于导丝顺利建立扩张路径。由于存在长段狭窄，甚至管腔闭锁，加之前臂正中静脉逆向汇入头静脉的角度极小，一根导丝很难贯穿所有病变部位。

3.考虑前臂远端头静脉的残端管腔尚在，选择此处入路，导丝可以分别向瘘口方向和上臂头静脉方向建立扩张路径，先后腔内开通上游流入道和下游流出道，而且此处置鞘属于通路外入路，鞘管完全不影响内瘘回流。

4.由于需要分别处置内瘘上游和下游两个方向的病变，其间需要交替向两个方向推送导丝，而操控导丝通过病变部位可能会存在困难，造成治疗的不连贯，术中极易再次形成血栓，因此，拟经一个鞘管向两个方向分别送入导丝，球囊可以随时对流入道或流出道进行腔内操作，使治疗得以连贯进行。

【手术过程】

1.选择远端头静脉残端入路，导丝首先向头静脉方向建立扩张路径（视频1-30）并置入7F鞘管（图1-2-17A）。

视频1-30　　视频1-31

2.瘘口远端前臂正中静脉逆向回流存在一段严重狭窄，甚至闭锁，导丝从狭窄两端推送均难以通过病变，故以"搭桥牵线，套管摆渡"的方法辅助导丝通过（视频1-31），即套管针锐性穿刺，并逆向入鞘（套管、鞘管建立桥接），送入导丝贯穿病变（图1-2-17B），导丝再经套管"摆渡"通过病变段，放置于内瘘上游（详细操作解析可参考本书第五章第二节PTA导丝通过的特殊策略），如此，一个7F鞘管内已分别向内瘘上游和下游两个方向送入导丝，建立了扩张路径（图1-2-17C）。

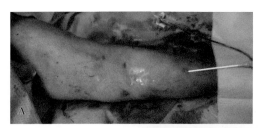
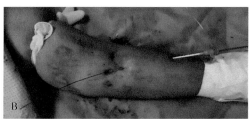
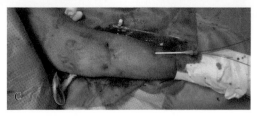

图1-2-17　选择远端头静脉残端入路，单鞘双导丝分别向内瘘上游和下游建立扩张路径

3.首先向瘘口方向送入6mm×80mm高压球囊，球囊前端跨过吻合口，扩张内瘘上游狭窄并碎化腔内血栓（视频1-32）。

4.球囊经另一根导丝再次向内瘘下游送入，继续碎化下游血栓（视频1-33），第一轮腔内碎栓操作完成后，球囊撤压，超声下内瘘已恢复血流信号（视频1-34），但腔内仍存在残余病变，血流尚不通畅。

5.将球囊更换为7mm×80mm高压球囊，再次扩张内瘘下游狭窄并挤压残余血栓，直至内瘘恢复通畅（视频1-35）。

内瘘上游和下游流出道开通，头静脉完全通畅，可以即时穿刺透析，术后超声影像见图1-2-18。

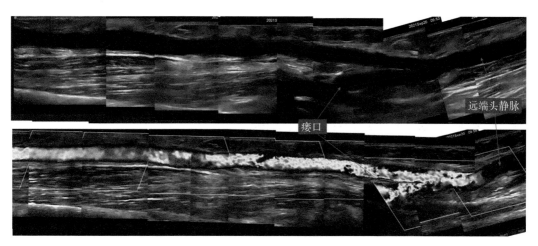

图1-2-18 术后内瘘彩色多普勒超声影像

红色箭头（→）为瘘口远端流出道回流方向

视频1-32　　　视频1-33　　　视频1-34　　　视频1-35

【讨论与经验分享】

1.该患者高位瘘的吻合方案：贵要正中静脉-肱动脉侧侧吻合，流出道为贵要静脉和前臂正中静脉方向，后者逆向回流汇入前臂头静脉后再向心回流。内瘘吻合后能以该方式回流可遇不可求，既增加了前臂静脉的利用率，也控制了上臂头静脉的血流量，有助于降低头静脉弓狭窄的发生。不过需要注意的是，如果内瘘吻合后，贵要静脉方向分流太多，必要时应结扎贵要静脉，避免内瘘高流量的发生。

2.对于内瘘血栓闭塞的腔内处置，都是围绕开放流入道、充分碎栓和通畅流出道这三个环节展开，术中操作过程一定要连贯流畅，力求尽快开通内瘘，否则淤滞的血流极易继发血栓。内瘘开通恢复血流后，再进一步进行腔内操作，处理残余病变，直至内瘘恢复通畅。因此，该病例单鞘双导丝的操作方式也是为了尽可能连贯流畅地处置上述三个环节，避免在反复过导丝操作中耗费时间。

六、间置人工血管的AVF血栓闭塞——上臂深静脉入路

【病例介绍】

患者，男性，50岁，因"内瘘血栓闭塞2天"入院。患者左前臂AVF建立3年，2年前因内瘘闭塞并前臂瘘管废弃，从内瘘吻合口近端静脉间置人工血管转位至肘部贵要静脉回流，此后以人工血管为动脉穿刺部位，静脉穿刺点位于肘部副头静脉。半年后又因肘部人工血管与贵要静脉的吻合口狭窄，置入覆膜支架横跨人工血管近端吻合口，桥接人工血管并置入覆膜支架的AVF一直沿用至今未曾维护，2天前出现血栓闭塞。查体：AVF瘘口位于前臂腕部，瘘口及前臂瘘管已无法触及震颤或搏动，血管触诊走行清晰，质地硬，桡动脉触诊搏动良好（图1-2-19A）。

【超声检查】

1. 前臂腕部为端端吻合瘘口。

2. 瘘口近端约3cm处桥接人工血管至肘部贵要静脉回流，覆膜支架置入肘部人工血管与自体静脉吻合口。

3. 血栓形成于人工血管至瘘口全段，瘘口狭窄，由于人工血管经过反复穿刺，多段管壁缺失并内壁毛糙。

4. 桡动脉全段已代偿扩张，腔内尚无血栓，上臂贵要静脉流出道通畅（图1-2-19B）。

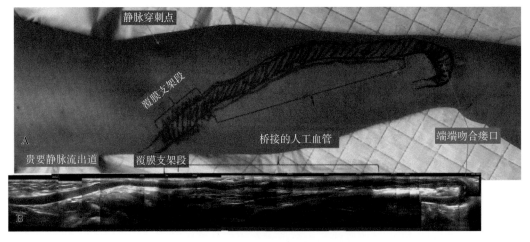

图1-2-19 内瘘术前查体及超声影像

【术前分析】

虽然内瘘前臂瘘管长段为人工血管并作为透析动脉穿刺段，但其瘘口仍然是端端吻合的自体血管，仍属于AVF范畴，其病变特点：①血栓范围广，形成于瘘口及前臂全段瘘管；②前臂瘘管主要为间置的人工血管并覆膜支架覆盖于人工血管近端吻合口；③瘘口及前臂瘘管内壁非常毛糙不光整。

对于AVF血栓闭塞，通常选择瘘管尚未形成血栓的部位入路，导丝贯穿血栓全段后通过腔内球囊碎栓开通，当瘘管全段或长段血栓，无法选择非血栓部位入路时，则需要对向置双鞘的方式进行处置；该内瘘前臂瘘管几乎全段为人工血管，也可采取AVG血栓闭塞腔内开通的策略，即在人工血管入路置单鞘，术中翻鞘操作先后碎化上游和下游腔内血栓，但对于人工血管管壁毛糙不适合置鞘的情况，则可选择流出道下游自体静脉，即贵要静脉入路处置。综上所述，拟选择上臂未形成血栓的贵要静脉入路，但是该患者贵要静脉距皮深，需要在超声引导下穿刺置鞘，拔鞘时单纯缝合不易止血，通常需要结合球囊腔内压迫止血更稳妥。

视频1-36

【手术过程】

1.超声引导下在上臂贵要静脉穿刺置鞘，鞘管经导丝放置于人工血管覆膜支架内，方便随后对导丝和球囊的推送（图1-2-20，视频1-36）。

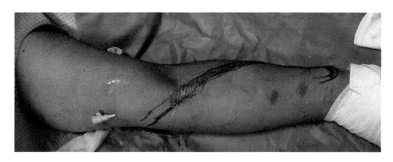

图1-2-20　上臂贵要静脉入路，置入5F鞘管

2.操控导丝逆向贯穿前臂瘘管，先后通过人工血管远端吻合口和AVF瘘口，放置于近端桡动脉内，考虑血栓形成范围较广，经球囊导管向腔内推注尿激酶和肝素（视频1-37）。

3.选择6mm×80mm高压球囊从尺桡动脉分叉部位开始，以顺血流方向逐段腔内扩张并碎栓，直至上臂贵要静脉鞘管前端（视频1-38，可见瘘口区域，前臂人工血管内多段狭窄被球囊强力扩张开）。

4.第一轮球囊扩张之后，前臂瘘管已可触及明显搏动，彩色多普勒超声可见细微血流信号，提示内瘘再通，但远未达到通畅的程度：流入道供血已充分，人工血管内仍然存在较多残余附壁血栓，鞘管在腔内对内瘘回流略有影响，不利于碎化的血栓充分溶入体循环（视频1-38）。

5.从瘘口近端自体静脉向心方向再置入一鞘管（图1-2-21），球囊放置于贵要静脉置鞘处，拔出鞘管荷包缝合止血的同时低压撑起球囊进行腔内压迫止血，安全稳妥予以止血而无血肿，此时流出道充畅无阻，流入道血供充足，只剩腔内血栓尚未充分清除（视频1-39）。

6.另选择7mm×40mm超高压球囊继续扩张狭窄并碎化残余血栓，利用该球囊不光滑的表面拖拽松解附壁血栓（视频1-39）。最后，对于顽固附着的残留病变，采取腔内活检钳夹取出体外的方式予以清除（视频1-40），使内瘘恢复通畅（图1-2-22，活检钳夹取出的腔内附着物应该是撕裂的内膜组织）。

肱动脉测血流量1328ml/min，安全拔鞘止血后局部无血肿（图1-2-23，图1-2-24）。

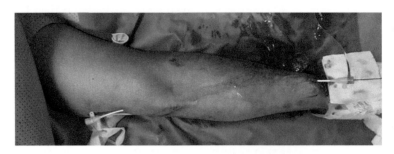

图 1-2-21　瘘口近端另置入 6F 鞘管

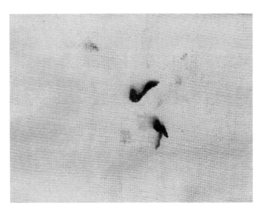

图 1-2-22　腔内活检钳夹取出来的腔内附着物

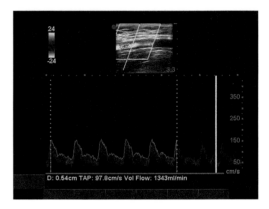

图 1-2-23　术后肱动脉测血流量

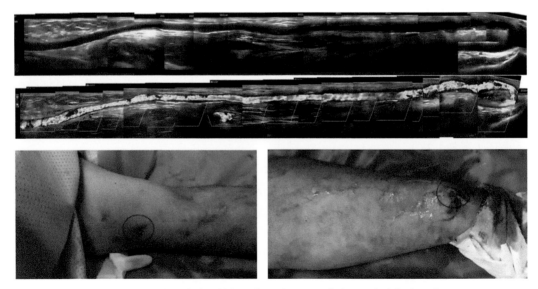

图 1-2-24　术后内瘘置鞘部位伤口外观无血肿渗血及内瘘超声影像

视频1-37　　　　视频1-38　　　　视频1-39　　　　视频1-40

【讨论与经验分享】

1.前臂AVF在出现瘘管长段废弃时,如果桡动脉状态良好,可以选择前臂远端新建直桥式AVG(桡动脉-贵要静脉吻合AVG),也可以利用瘘口近端静脉桥接人工血管至下游贵要静脉回流。后者优势在于保留了原AVF瘘口,术后仍可暂时利用瘘口近端静脉穿刺透析,避免了新建AVG后的插管过渡,后期再穿刺人工血管透析。需要注意的是AVF间置人工血管转位回流后,需按AVG要求规律随访维护。

2.该内瘘通路血栓范围广、瘘管病变严重,自体血管、人工血管、覆膜支架掺杂其中,但血栓形成时间不长,因此手术方案以不变应万变,即选择未形成血栓的流出道入路,导丝逆向贯穿所有病变后,球囊顺血流方向从流入道向流出道方向逐段腔内碎栓,开通内瘘,最后再结合腔内技术尽可能清除残余病变,恢复内瘘通畅,先通过近端上臂深静脉的鞘管开通内瘘,再通过远端自体静脉的鞘管通畅内瘘。

3.对于流出道下游入路(上臂深静脉置鞘),拔鞘后需要定点压迫止血,否则非常容易造成局部血肿形成,甚至压迫血管,结合腔内球囊压迫止血则会更加稳妥;对于浅表瘘管置入的鞘管,如穿刺点或人工血管置鞘,则拔鞘后进行局部荷包缝合即可有效止血。

七、上臂AVF长段血栓闭塞的处置——腔内或开放如何抉择

【病例介绍】

患者,男性,68岁,因"规律透析3年,内瘘震颤消失1天"入院。患者3年前建立左上臂AVF,分别于1年前和2个月前,因内瘘血栓闭塞在外院给予开放取栓治疗(图1-2-25,两处切口瘢痕仍清晰可见,给随后的治疗带来了一些麻烦),目前透析动脉穿刺点位于吻合口近端的膨大部位,静脉回路为其他部位外周血管。查体:①瘘口及其近端瘘管仍可触及明显搏动,无震颤;②动脉穿刺点的两处瘤样膨大及其后方流出道均不能触及搏动和震颤,触诊质地略硬(图1-2-25A)。

【超声检查】

1.左上臂头静脉-肱动脉端侧吻合AVF,上臂头静脉为单一流出道。

2.吻合口及其近端尚未形成血栓,血栓范围位于动脉穿刺点至头静脉弓之间的长段血管内。

3.上臂头静脉近端狭窄,考虑这是导致血栓形成的根本病变。

4.动脉穿刺点为两处瘤样膨大(图1-2-25B)。

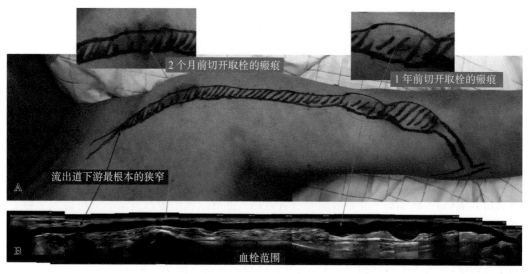

图1-2-25 术前内瘘查体及超声影像

【术前分析】

视频1-41

1.上臂头静脉长段血栓形成并伴有穿刺点瘤腔内大量血栓，手术方案是单纯腔内碎栓开通，还是开放取栓结合腔内治疗？由于吻合口及其近端静脉尚未形成血栓，超声下可见瘤腔内血栓仍伴随动脉搏动（视频1-41），并且考虑到血栓形成时间尚不长，仍然拟以单纯腔内碎栓的方式进行治疗。

2.腔内碎栓治疗，主要围绕开放流入道（供血动脉及吻合口）、腔内彻底碎化血栓和通畅流出道这三个环节展开，选择入路时必须要能够满足上述三个方面的治疗。

【手术过程】

1.入路选择吻合口近端尚未形成血栓的瘘管，向心方向置入鞘管（图1-2-26）。

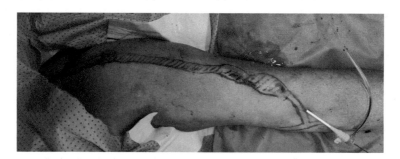

图1-2-26 选择瘘口近端尚未形成血栓的静脉入路，向心方向置入6F鞘管

2.考虑到整体血栓量不少，尤其是存在两个瘤腔内血栓，故经鞘管向瘤腔内推注尿激酶10万U和肝素15mg软化血栓，方便下一步的碎栓治疗（视频1-42）。

3. 选择 7mm×80mm 高压球囊，顺血流方向逐段碎栓治疗。球囊碎栓的同时也可扩张狭窄病变，开放流出道。球囊最后扩张近端头静脉狭窄，球囊压力释放后，多普勒彩超即可见血流信号，提示内瘘再通，但尚达不到通畅的程度，还需要进一步处理残余血栓及狭窄病变等（视频 1-43，红色箭头即为球囊扩张近端头静脉的狭窄）。

视频 1-42

视频 1-43

4. 由于瘤腔体积较大，单纯球囊扩张完全不能挤压到瘤腔内的血栓（图 1-2-27A），需要辅以体外挤压瘤体的方式，把瘤腔内血栓压碎（图 1-2-27B）。瘤腔内的血栓经过内外联合挤压被充分碎化并得以清除，底部残留的一点血栓完全不影响血流通畅和穿刺透析（图 1-2-27C）。

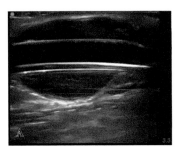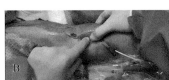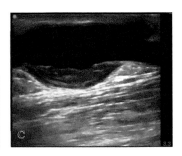

图 1-2-27 瘤腔内血栓经内挤外压后得以碎化清除

5. 在球囊逐段扩张过程中，2 个月前切开取栓部位的血管出现撕裂血肿并压迫管腔，立即进行球囊腔内压迫止血（视频 1-44），3 分钟后撤回球囊。虽然血肿仍存在，但是已经明显减轻，管腔通畅，已完全不受压（图 1-2-28，撕裂血肿的部位，球囊腔内压迫止血前后的管腔）。

6. 由于之前切开取栓并缝合的血管管壁毛糙不再光滑，挤压碎化后脱落的一些碎栓易附着在这些毛糙的血管壁上。虽然并不会明显阻挡血流，但总是如骨鲠喉的感觉，必须要除而后快（图 1-2-29）。

对于这些附壁的血栓，在经过体外揉压并腔内球囊挤压仍无法清除的情况下，较小的血栓可以用腔内活检钳钳夹的方式取出（视频 1-45）；对于一些呈丝带样的长条血栓，也可以用活检钳夹取，可能并不能夹出体外，但是可以把血栓松解后溶入体循环（视频 1-46）；对于这些附壁血栓还可以把球囊低压撑起，利用球囊或者 fogarty 导管，在血栓附着部位反复来回蹭擦，血栓有时也可被松解掉（视频 1-47）。

经过上述一系列操作后，内瘘得以恢复通畅，术后可以维持原穿刺点即时透析（图 1-2-30），其实吻合口近端静脉还是有一些狭窄，但是考虑到高位 AVF 单一头静脉流出道，避免流量太大出现静脉高压，故保留该处狭窄作为自然限流，术后肱动脉测血流量 1687ml/min。

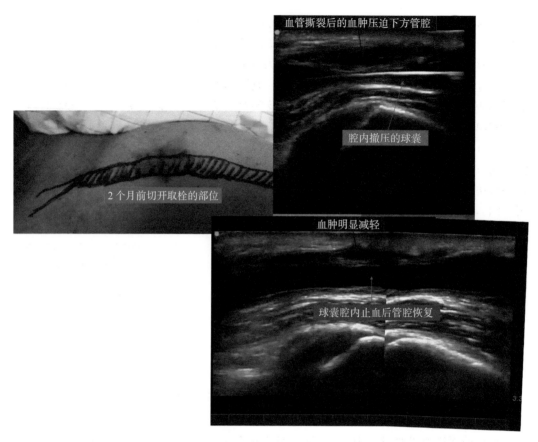

图1-2-28　管壁撕裂形成的血肿，以及球囊腔内压迫止血后管腔恢复的超声影像

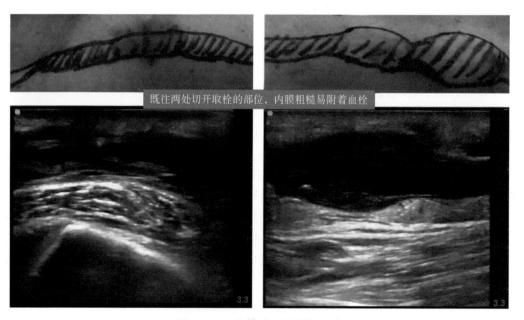

图1-2-29　血管壁毛糙附着血栓

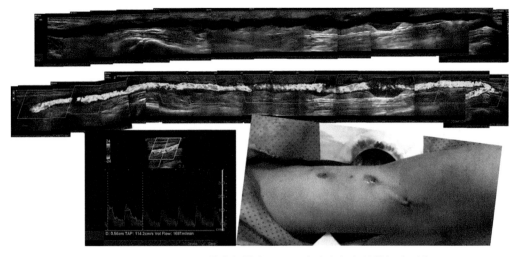

图1-2-30　术后拔除鞘管荷包缝合止血，内瘘彩色多普勒超声影像

视频1-44　　　视频1-45　　　视频1-46　　　视频1-47

【讨论与经验分享】

对于内瘘血栓闭塞的病例，血栓的新旧程度和血栓的量，这两个因素决定了手术方案是采取腔内碎栓治疗，还是结合开放取栓治疗。

对于血栓新旧程度的评估可以依据以下几个方面综合参考：首先是病史，通过患者主诉内瘘闭塞的时间判断，对于规律透析的患者，内瘘堵塞第一时间就会寻求诊治，除非是出现类似于疫情期间无法及时就诊的特殊情况，因此，血栓形成时间一般都不长；其次是查体触诊，在内瘘血栓刚形成的一段时间内，血栓部位通常会出现血栓性静脉炎，表现为局部的红、肿、痛，如果没有继发感染，症状持续3天左右可自行缓解，这些血栓性静脉炎的症状也可能提示了血栓比较新鲜；再次是根据超声下血栓的形态判断，血栓的形成顺序一般是从瘘管狭窄部位开始（狭窄近端血管多无血栓），向瘘口方向延伸，因此，血栓尚未延伸至瘘口部位，又或者血栓与管壁尚未机化粘连，超声下仍可见血栓伴随动脉而搏动的影像，这些都提示血栓可能还比较新鲜，可以采取腔内碎栓的方式予以处置。

对于新鲜血栓闭塞的病例，如何根据血栓量界定采取腔内碎栓处置还是开放取栓治疗，目前尚无明确的定量标准，不过这也与术者能否熟练掌握碎栓操作的技术和流程有关。总之，对于没有瘤样扩张的瘘管，即使是长段血栓，血栓的量也有限，完全可以进行腔内碎栓开通；对于存在瘤样扩张并腔内血栓形成的情况，如果瘤体仅仅是局部节段性的，采取合理的碎栓操作方式也是完全可以腔内开通的，如本病例；对于长条样的瘤体，血栓负荷重，采取腔内结合开放取栓的方式可能更稳妥（参考本章下一节内容）。

第三节　自体动静脉内瘘血栓闭塞介入联合开放处置策略

一、AVF血栓闭塞的杂合处置——置单鞘腔内结合开放取栓

【病例介绍】

患者，男性，48岁，因"规律透析6年，内瘘震颤消失12小时"入院。患者左前臂
AVF建立6年，内瘘使用至今未曾修复过。查体：①前臂瘘管呈瘤样扩张状态，尤以动
脉、静脉穿刺点区域更为明显，触诊质地略硬，无震颤及搏动；②动、静脉穿刺点之间
扩张的瘘管出现塌陷；③吻合口区域仍可触及明显搏动（图1-3-1A）。

【超声检查】

1.左前臂AVF血栓闭塞，前臂瘘管充满血栓，血栓范围位于吻合口近端至静脉穿
刺点近端狭窄处。

视频1-48

2.动、静脉穿刺点呈瘤样扩张，穿刺点之间存在狭窄（S_1点位置），
静脉穿刺点近端亦存在狭窄（S_2点位置）（图1-3-1B）。

3.瘘口为端侧吻合，远、近端桡动脉尚通畅，故瘘口暂未形成血
栓，多普勒彩超仍可见近端动脉、远端动脉脉冲式血流信号，瘘口近端
静脉内血栓亦伴随动脉而搏动（视频1-48），提示血栓比较松软，尚未
与血管壁粘连。

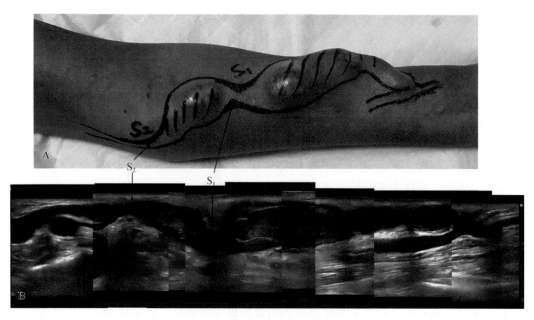

图1-3-1　术前内瘘查体及超声影像

【术前分析】

1.对于前臂AVF血栓闭塞,本中心通常采取腔内球囊碎栓的方式处置,球囊充分碎化血栓的同时也处理了根本的狭窄病变,但是对于该病例,单纯以腔内碎栓的方式处理可能有些困难,主要鉴于以下两个方面的考虑:①穿刺点呈瘤样扩张,瘤体过于庞大,球囊不能充分碎化腔内血栓;②超声探查瘤腔内血栓,近管壁处回声较中心部位强,提示管壁周围可能存在一些陈旧附壁血栓,这些陈旧血栓是无法通过腔内球囊挤压碎化的。

2.选择PTA结合开放取栓的方式可能更适合。一方面,PTA可以处理根本的狭窄病变;另一方面,还可以利用球囊阻断吻合口血流,在瘘管侧壁仅需一个小切口,即可把膨大腔内的血栓完全挤出来,不用担心切口喷血,而且由于球囊的封堵,也不用担心血栓被挤入动脉内,取栓过程更加安全彻底。

3.PTA的入路拟选择在吻合口的扩张处,考虑如下:①选择流出道下游逆向入路固然可以,但是对于瘤样扩张合并狭窄,还伴有纡曲的瘘管,导丝逆向通过可能比较困难,并且导丝还须穿过吻合口,放置在肱动脉内(供血动脉也可能存在狭窄);②患者远端桡动脉管径和搏动也很好,在有其他入路方式选择时,暂避免穿刺损伤远端桡动脉;③瘘口是端侧吻合,尚未形成血栓,而且也呈扩张状态,在血管扩张部位置鞘止血也很方便,拔鞘时局部荷包缝合也非常容易止血,完全不影响管腔通畅;④如需处理流入道病变,则调整鞘管至动脉即可,也非常方便。

【手术过程】

1.选择瘘口尚未形成血栓的膨大处入路,穿刺针在超声引导下,直接深入吻合口近端瘘管中,置入鞘管(视频1-49,图1-3-2)。

视频1-49

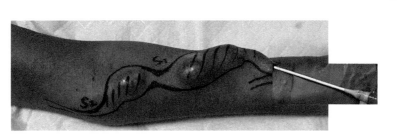

图1-3-2　选择瘘口近端尚未形成血栓的扩张部位入路,置入6F鞘管

2.导丝贯穿整个血栓段,建立扩张路径,是手术最关键也是最难的部分(视频1-50,视频1-51)。

3.选择7mm直径的高压球囊阻断内瘘上游血流(视频1-52),以方便下一步开放取栓操作,由于有球囊阻挡血流,在穿刺点膨大侧壁做小切口,可以彻底挤出腔内血栓(视频1-53),不用担心大量出血,更不用担心血栓被挤入动脉。另外,对于一些附壁质硬的残留血栓,可以用血管钳深入瘤腔内将其夹出体外(图1-3-3,钳夹出呈块状的机化附壁血栓)。

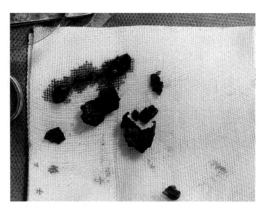

图1-3-3 腔内活检钳夹取出的块状附壁血栓

4.彻底取栓后缝合血管切口，释放球囊压力，腔内随即出现血流信号，提示内瘘再通，此时可以发现狭窄部位的五彩血流信号，下一步继续腔内治疗解除狭窄（视频1-54，视频1-55），彻底清除血栓并解除瘘管各段狭窄，直至内瘘恢复通畅，肱动脉测血流量1966ml/min（图1-3-4，图1-3-5）。

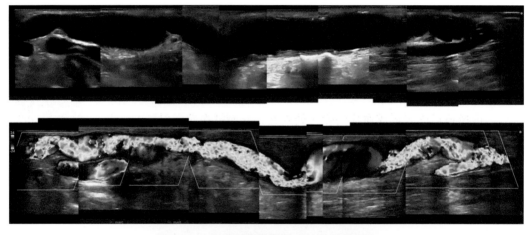

图1-3-4 内瘘血流恢复通畅后的超声影像

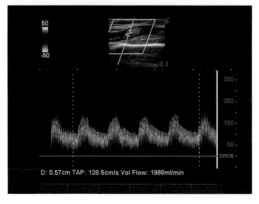

图1-3-5 肱动脉测血流量

| 视频1-50 | 视频1-51 | 视频1-52 | 视频1-53 | 视频1-54 | 视频1-55 |

5.穿刺点瘤体侧面做小切口开放取栓，术闭缝合皮肤，该部位仍可穿刺，完全不影响即时透析（图1-3-6）。

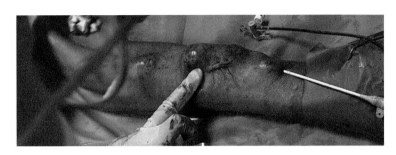

图1-3-6 术后内瘘外观，侧面小切口完全不影响即时穿刺透析

【讨论与经验分享】

内瘘血栓闭塞，血栓通常都是从下游流出道狭窄部位向瘘口方向延伸，狭窄近端流出道一般没有血栓，如果患者就诊及时，血栓也可能尚未延伸至瘘口区域，置单鞘处置内瘘血栓闭塞，可以选择在瘘管下游这些非血栓部位入路；相较于导丝顺血流方向通过，流出道下游入路，导丝逆向通过各狭窄及吻合口的难度更大，因此，该患者选择在尚未形成血栓的瘘口膨大处入路，导丝顺血流方向通过，建立扩张路径，如果供血动脉有病变，则调整鞘管指向，导丝也可方便地送入近端桡动脉，处理动脉病变（对于吻合口入路的策略，详见第四章第二节吻合口入路策略）。

术中利用球囊控制瘘口，阻断血流，以开放的方式清除血栓，腔内治疗则解除根本狭窄，需要注意的是，在穿刺血管资源有限的情况下，应尽可能避免在穿刺部位上方直接做切口取栓，可在其侧面切开取栓，避免影响术后即时穿刺透析；此外，对于呈瘤样膨大的穿刺部位，腔内常存在陈旧附壁血栓，必须要结合开放的方式才能彻底取出，而对于一些残留在狭窄部位的血栓，开放的方式通常清除不了，可以结合腔内球囊碎化处理，使内瘘恢复通畅。

二、AVF血栓闭塞的杂合处置——置双鞘腔内结合开放取栓

对于内瘘血栓闭塞，无论AVF还是AVG，本中心通常都是置入一个鞘管，以腔内球囊碎栓的方式开通，但是在有些特殊情况下，也需要置入双鞘，或者结合开放取栓的方式开通内瘘，如本案例。

【病例介绍】

患者，男性，65岁，因"规律透析4年，内瘘震颤消失10天"入院。患者入院10天前内瘘血栓闭塞，在当地医院予开放取栓术处理（前臂瘘管瘤样膨大处切开取栓），手术虽然取出部分血栓，但内瘘未能开通，暂时予右颈内静脉插管透析（图1-3-7，开放取栓切口的缝线仍清晰可见）。查体：①左前臂AVF；②前臂透析动脉穿刺点和肘部静脉穿刺点呈瘤样扩张状态，触诊质地硬；③吻合口部位未能触及搏动，但近端桡动脉中段仍可触及搏动（图1-3-7A）。

【超声检查】

1.左前臂AVF，瘘口为端端吻合。

2.瘘口近端桡动脉开口处至肘部静脉穿刺点全段血栓形成，瘘口及其近端动脉、静脉多处狭窄，动、静脉穿刺点近段流出道亦存在多处狭窄（图1-3-7B）。

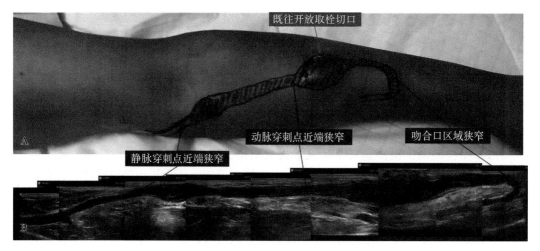

图1-3-7　术前内瘘查体及超声影像

【术前分析】

1.端端吻合的AVF，前臂瘘管全段血栓形成。如果穿刺点置单鞘介入处置，术中需要反复翻鞘，前后处理瘘口和流出道下游的病变，并且置鞘部位的血栓也不方便碎化处理。

2.内瘘血栓闭塞已经10天，腔内血栓尤其是穿刺点瘤样膨大内的血栓可能已经逐渐机化，更不容易以腔内碎化的方式处理，需要辅助开放取栓的方式予以清除。

综上所述，选择置双鞘结合开放取栓的方式处置，分别在吻合口近段向流出道下游方向和肘部静脉穿刺点膨大部位向瘘口方向置入两个鞘管（图1-3-8），拟在两个鞘管之间，即动脉穿刺点膨大的侧面（原先的切口部位）切开取栓。

手术如此设计，可以充分利用介入和开放术两者互补的操作优势。首先，利用肘部静脉穿刺点的鞘管，向瘘口方向送入球囊，封堵瘘口，阻断血流，以方便切开血管彻底

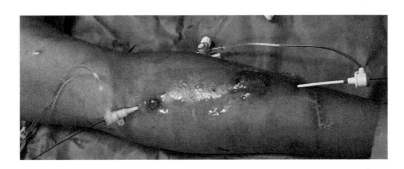

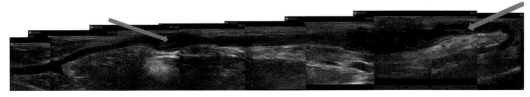

图 1-3-8　前臂瘘管对向置入双鞘

清除腔内血栓，同时球囊也可以在腔内碎化瘘口处无法取出的血栓，以及处理瘘口区域的狭窄，开放流入道，恢复内瘘供血；其次，可以利用瘘口近端的鞘管，向流出道下游送入球囊，通畅下游流出道，碎化或松解残留的附壁血栓。

【手术过程】

置入鞘管后详细手术过程如下。

1.从瘘口近段的鞘管向流出道下游送入导丝，操控导丝穿过充满血栓的管腔，放置在流出道下游，为处置下游狭窄、通畅流出道做准备（视频 1-56 中的瘤样膨大为肘部的静脉穿刺点）。从肘部静脉穿刺点的鞘管向吻合口方向送入另一根导丝，同样是穿过腔内血栓，通过瘘口，放置在近段动脉内，为处置吻合口区域狭窄、开放流入道做准备（视频 1-57 中的瘤样膨大为动脉穿刺点）。

2.首先从远端鞘管向流出道方向送入 6mm×60mm 高压球囊，扩张瘘管的各段狭窄（视频 1-58），狭窄打开后，开放取栓才可以更顺畅彻底地清除腔内血栓。

3.从近端鞘管再向瘘口方向送入球囊，跨瘘口扩张吻合口区域狭窄并封堵瘘口（视频 1-59），此时，在动脉穿刺点瘤体的侧面切开彻底取栓（图 1-3-9A），动、静脉穿刺点瘤腔内的血栓尽可能以开放的方式取出后，再缝合血管的切口（图 1-3-9B）（注：开放取栓时，利用球囊封堵瘘口，避免切口喷血，同时球囊阻断了瘘口，在把腔内血栓挤压出体外时，也可以避免血栓进入动脉内）。

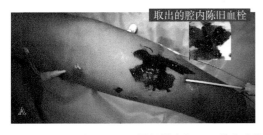
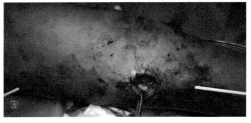

图 1-3-9　局部做小切口开放彻底取栓，取栓后用 6-0 普灵线缝合切口

视频1-56   视频1-57   视频1-58   视频1-59

4.封堵瘘口的球囊撤压后，腔内随即恢复淤滞血流信号（视频1-60），提示内瘘开通，但尚未达到通畅的程度，继续腔内处理残余狭窄及残余血栓、附壁血栓等。对于一些腔内附壁残留物，球囊也无法挤碎，可以利用腔内活检钳夹出这些残留物（视频1-61，视频1-62），腔内活检钳夹出的内容物，主要是增厚的内膜组织（管腔狭窄部位异常增厚的内膜被球囊扩张后通常会断裂附着在管壁上）和一些附壁血栓（图1-3-10）。

经过一系列操作后，内瘘得以恢复通畅（图1-3-11），肱动脉测血流量1535ml/min（图1-3-12）。

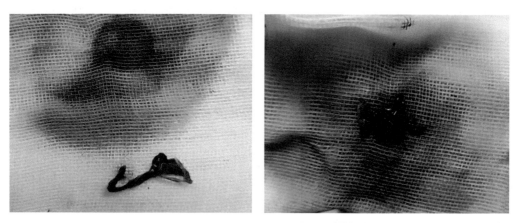

图1-3-10 活检钳从腔内夹取出的物质

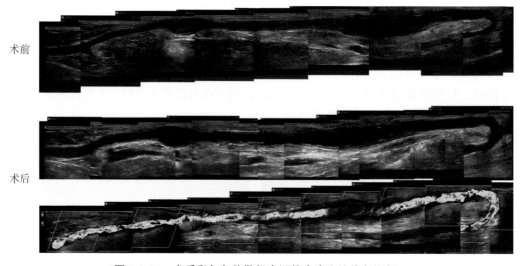

术前

术后

图1-3-11 术后彩色多普勒超声评估内瘘血流恢复通畅

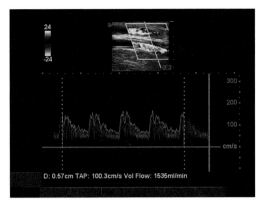

图1-3-12 术后超声测量肱动脉血流量

视频1-60 视频1-61 视频1-62

【讨论与经验分享】

对于AVF血栓闭塞，一般选择瘘管非血栓部位入路（向瘘口方向置入鞘管）或者选择远端桡动脉入路，通过球囊腔内逐段碎栓即可开通内瘘，但是对于瘘管全段血栓的病例（无法在非血栓部位入路，也没有远端桡动脉可以置鞘的情况），可以选择在瘘管扩张部位置入单鞘，术中通过翻鞘操作先后处置远端、近端的病变，开通内瘘，也可以选择对向置入双鞘的方式，通过两个鞘管先后腔内处置流入道和流出道的病变以开通内瘘。此外，还有一种情况也不少见，在AVF血栓闭塞，同时伴有瘘管瘤样膨大并腔内血栓形成的情况下，或者腔内存在陈旧性血栓时，单纯进行腔内球囊挤压一般是无法充分碎化瘤腔内的血栓或陈旧性血栓的，不妨采取上述操作方式，即置双鞘腔内碎栓结合开放取栓的手术方式处置（在两个鞘管之间做切口开放取栓）。本中心对于上臂AVF（头静脉单一流出道），因头静脉弓狭窄导致的上臂瘘管瘤样扩张并全段瘘管血栓形成的病例，也常采取该手术方式，即开放取栓，结合腔内球囊处置吻合口和头静脉弓的狭窄（详见第三章头静脉弓病变篇）。

三、AVF血栓闭塞的杂合处置——单鞘双导丝腔内结合开放取栓

【病例介绍】

患者，男性，42岁，因"规律透析1年，内瘘震颤消失1天"入院。患者左侧高位AVF建立1年余，透析动、静脉穿刺点均位于上臂头静脉。查体：头静脉穿刺区域皮肤淤青，瘘体触诊质硬，瘘口已无法触及震颤或搏动（图1-3-13A）。

【超声检查】

1.左上臂头静脉-肱动脉侧侧吻合瘘口,瘘口及其近端瘘管血栓形成,血栓范围位于瘘口至静脉穿刺点之间区域。

2.上臂头静脉远端瘘体已呈瘤样扩张状态,瘘口远端静脉为盲端,也膨大成瘤样。

3.动脉穿刺区域与静脉穿刺区域之间血管狭窄,静脉穿刺区域近端流出道亦狭窄或纤细(图1-3-13B)。

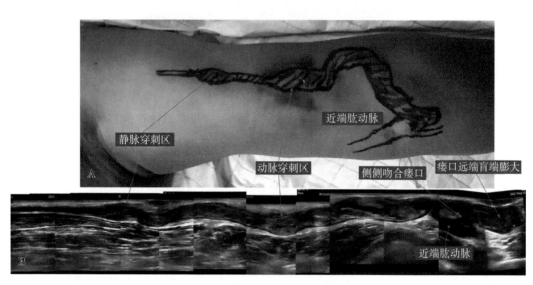

图1-3-13　术前内瘘查体及超声影像

4.头静脉弓区域尚无明显狭窄(图1-3-14)。

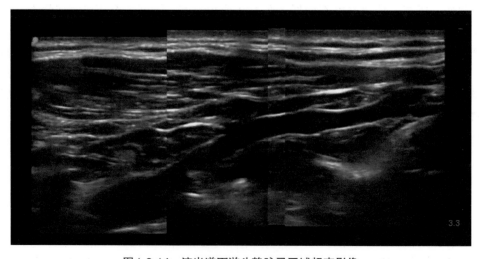

图1-3-14　流出道下游头静脉弓区域超声影像

综上所述，内瘘血栓形成的根本病因考虑与动、静脉穿刺区域之间的狭窄及静脉穿刺区域近端狭窄有关。

【术前分析】

1.患者为高位AVF，瘘口至穿刺点之间瘘管呈瘤样扩张，并伴有瘤体内血栓形成，血栓范围长，血栓负荷多，应采取介入结合开放取栓的方式处置。

2.对于内瘘长段或全段血栓形成，一般采取对向置双鞘的方式开通，如果血栓负荷多，则在两鞘之间辅助切开取栓（参考本章"策略导图"）。

3.该患者内瘘又存在以下特殊之处：内瘘为侧侧吻合瘘口，瘘口远端静脉为盲端并膨大呈瘤样，腔内血栓形成。

综上所述，可以选择瘘口远端膨大的盲端入路，此处置鞘完全不影响内瘘回流，属于通路外入路。如果经鞘管送入两根导丝分别放置在动脉和静脉，则可以交替处置流入道和流出道病变，置入一个鞘管即可完成腔内治疗。

【手术过程】

视频 1-63

1.选择吻合口远端静脉膨大处入路，调整进针角度，直接以穿（穿刺进针）代导（导丝通过），把套管放置在动脉内，送入导丝后置入鞘管（视频1-63）。

2.由于需要在流入道和流出道分别放置导丝，因此，选择8F鞘管，从一个鞘管内送入两根导丝，分别放置在肱动脉近端和头静脉弓下游，这种在吻合口远端膨大处置鞘的方式属于通路外入路，完全不会影响内瘘回流（图1-3-15）。

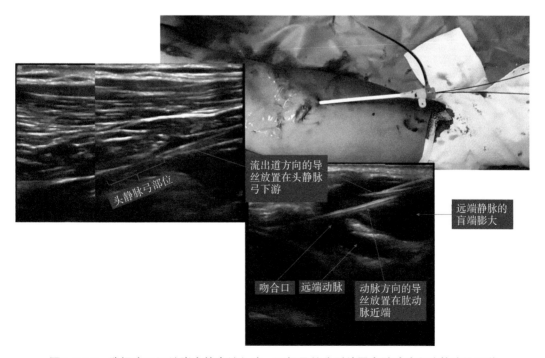

图1-3-15 选择瘘口远端膨大的盲端入路，两根导丝分别放置在肱动脉和头静脉弓下游

3.选择6mm×80mm高压球囊，首先扩张流出道狭窄，开通流出道后有助于下一步开放彻底取栓（视频1-64）。

4.利用球囊封堵瘘口，阻断血流（视频1-65），局部做小切口短段显露出瘘管（图1-3-16A），开放取栓，把瘤腔内血栓充分挤压出来（视频1-66，图1-3-16B）（注：先扩张流出道的狭窄，腔内血栓才能更顺畅地被挤压出来，阻断瘘口才能避免血栓被挤压至动脉内，如此，才能充分取栓、安全取栓）。

5.彻底取栓后缝合血管切口（图1-3-16C），释放封堵瘘口的球囊，多普勒彩超即可见血流信号（视频1-67），提示内瘘开通。

6.腔内进一步处置残余狭窄及血栓（视频1-68，对于悬吊瘘口的一块血栓，使用活检钳精准夹取），直至内瘘恢复通畅（图1-3-17），缝合皮肤，术后即可穿刺透析，肱动脉测血流量2256ml/min。

视频1-64　　　视频1-65　　　视频1-66　　　视频1-67　　　视频1-68

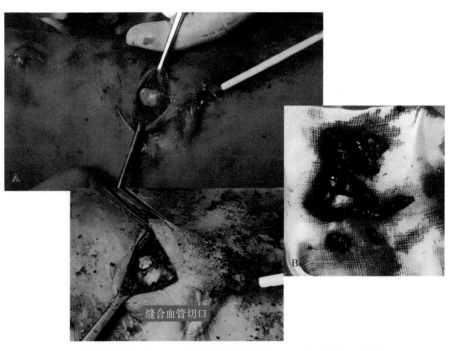

图1-3-16　局部做小切口开放彻底取栓，并用6-0普灵线缝合血管切口

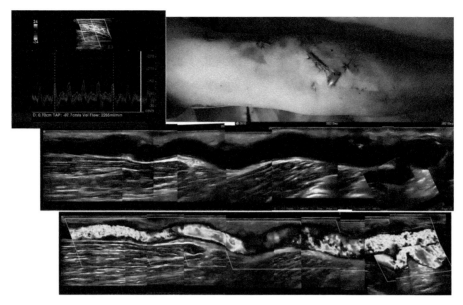

图1-3-17　术后内瘘伤口外观及超声影像

【讨论与经验分享】

1.对于内瘘并发症的PTA处置，有条件时可以选择通路外入路，如上述瘘口远端的静脉膨大处，或者远端桡动脉，再或者选择瘘管的一条非主干侧支入路等，置入的鞘管完全不影响内瘘回流，不失为一种良好的入路方式，不过这种情况可遇不可求。

2.对于腔内结合开放取栓的处置方式，腔内血栓一定是通过体外挤压的方式，才能彻底被清除，因此，无论是挤压碎化腔内血栓，还是开放挤压清除血栓，都需要球囊封堵住瘘口，避免血栓挤入动脉，造成远端肢体窃血；而对于吻合口或者狭窄部位的血栓，则需要以腔内球囊挤压碎化的方式清除。

3.内瘘血栓闭塞，对于单纯腔内碎栓治疗，球囊碎栓的顺序一般是顺血流方向进行，即先开通流入道，再逐段扩张流出道；而对于腔内结合开放的方式取栓治疗，大量血栓主要经体外清除，应先使用球囊扩张下游的狭窄，通畅流出道后，腔内的血栓才能更方便更彻底地被开放清除于体外。

四、AVF血栓闭塞的综合处置——人工血管间置转位回流

【病例介绍】

患者，女性，46岁，因"内瘘震颤消失1天"入院。患者右前臂AVF建立5年，透析中反复静脉压增高已达3个月以上。查体：瘘口位于前臂远端接近腕部，桡动脉可触及搏动，吻合口及其近端瘘管可触及微弱搏动，无震颤；动脉穿刺点和静脉穿刺点分别位于前臂中段和肘部，均呈瘤样扩张，并可触及腔内血栓（图1-3-18A）。

【超声检查】

1.瘘口为端端吻合，瘘口及其近端静脉严重狭窄。

2.动脉穿刺点呈瘤样扩张，腔内附壁血栓，管腔不完全阻塞，静脉穿刺点瘤样扩张，腔内血栓完全填塞，动、静脉穿刺点之间瘘管长段狭窄并血栓形成。

3.静脉穿刺点下游流出道无法探及，此处即为瘘管盲端（图1-3-18B）。

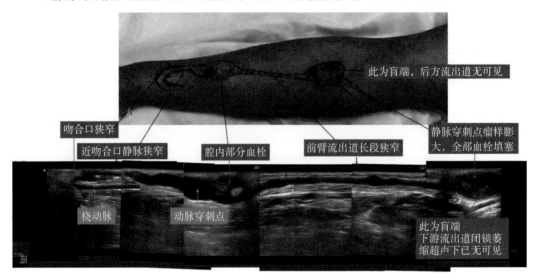

图1-3-18　术前内瘘查体及超声影像

【术前分析】

1.以微创介入的方式开通内瘘血栓闭塞，需要满足以下三点：充足血供的流入道，充分碎化腔内血栓，充畅无阻的流出道。该患者这三个方面均存在严重病变：瘘口及其近端血管严重狭窄，穿刺点瘤样扩张并血栓（部分陈旧）形成，最为关键的是流出道下游已完全闭锁萎缩，超声下完全无法探及，不存在开通的可能性。

2.可行的方案是对侧肢体新建AVF，或者该侧肢体前臂新建AVG，同时深静脉临时插管透析过渡。

3.考虑到以下三方面因素，还是尝试修复该AVF，以避免插管，保障术后能够即时穿刺透析：①瘘口和前臂瘘管虽然存在严重狭窄和多段、长段狭窄，但是管腔尚存在，桡动脉搏动亦可；②动、静脉穿刺点已呈瘤样扩张，如能充分清除腔内血栓仍可继续穿刺透析；③上臂贵要静脉超声可见，近肘部贵要静脉内径约2.6mm，可以尝试从静脉穿刺点瘤样扩张处，即肘部瘘管的盲端搭桥（间置人工血管）至贵要静脉，恢复内瘘回流。手术修复能够保留患者的透析穿刺点，术后即可透析，是尝试综合多种方法开通该AVF的始动因素（图1-3-19肘部内侧虚线标记为拟人工血管间置段）。

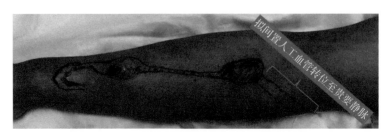

图1-3-19　拟桥接人工血管转位至贵要静脉回流

【手术过程】

1.肘部静脉穿刺点瘤样扩张处切开取栓（图1-3-20A，图1-3-20B），取栓后一方面可以在血管切口处向瘘口方向置入鞘管（图1-3-20C），对瘘口及前臂瘘管的多段狭窄病变进行腔内治疗并碎化腔内血栓，开通流入道，恢复内瘘供血，另一方面可以在血管切口处吻合人工血管转位至贵要静脉回流。

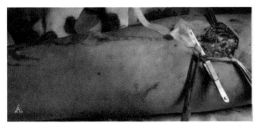
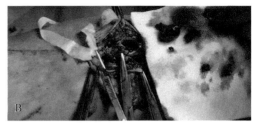
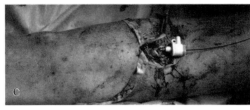

图1-3-20　肘部静脉穿刺点膨大处切开取栓并置入鞘管开放流入道

2.静脉穿刺点切开取栓后，经血管切口向瘘口方向置入鞘管并送入导丝，导丝通过吻合口放置在动脉内（视频1-69），为腔内处置瘘口及前臂瘘管病变、恢复内瘘血供做准备。

3.游离肘上贵要静脉（图1-3-21A），人工血管与贵要静脉做端侧吻合（图1-3-21B），人工血管另一端经皮下隧道至肘部，拟与瘘管取栓的切口进行吻合（图1-3-21C），吻合前选择5mm×40mm高压球囊对瘘口及前臂瘘管的多处狭窄进行腔内治疗（图1-3-22），充分恢复内瘘血供。

视频1-69

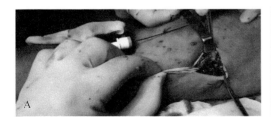
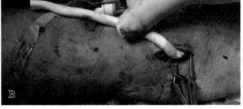
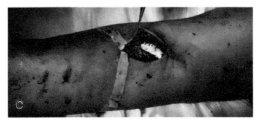

图1-3-21　肘部静脉穿刺点盲端处桥接人工血管转位至贵要静脉回流

4.最后，静脉穿刺点开放取栓的切口与人工血管做吻合（图1-3-21C），吻合后内瘘恢复通畅，桡动脉测血流量838ml/min（图1-3-23），手术保留了瘘口及前臂瘘管，术后仍可维持原穿刺点透析，避免了插管过渡。

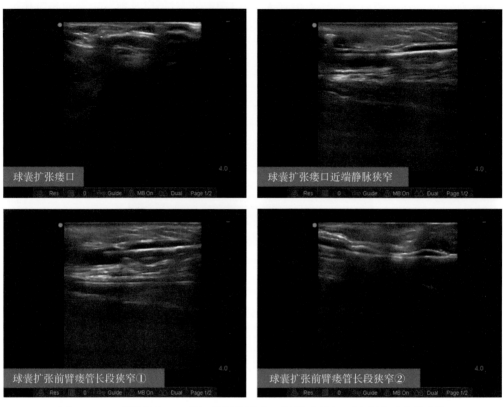

图1-3-22　球囊从瘘口开始逐段扩张狭窄，扩张过程中可见球囊形成的腰线

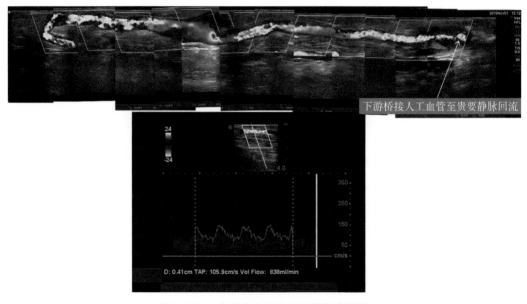

图1-3-23　术后内瘘彩色多普勒超声影像

【讨论与经验分享】

1. 对于内瘘血栓闭塞，无论采取何种手术方式处置，都必须要尽可能保留瘘管和穿刺点的完整性，达到术后可以即时穿刺透析的目的，避免插管过渡，否则不如考虑重新建瘘。

2. 微创介入是开通内瘘血栓闭塞的首选方式，对于无法介入处置的病变，根据不同的情况可以采取介入结合开放的手术方式处置（参考本章"策略导图"）：①流入道（瘘口）无法腔内处理可以重建瘘口；②腔内血栓无法碎化去除可以开放取栓；③至于流出道无法通畅的情况，以腔内治疗方式开通为首选（导丝柔性开通或者穿刺针锐性开通，参考本章第四节内瘘血管闭锁开通策略），否则可以自体血管或者桥接人工血管转位回流。本例患者正是综合应用了腔内治疗、开放取栓及间置人工血管转位回流的策略恢复内瘘通畅，患者术后得以即时穿刺透析。

五、AVF血栓闭塞的综合处置——瘘管合理取舍（1）

◆ 病例 1

【病例介绍】

患者，男性，40岁，因"规律透析5年，内瘘闭塞2天"入院。查体：①左前臂AVF，吻合口及其近段呈瘤样膨大，触诊质地坚硬；②透析动脉穿刺点位于前臂中段，静脉穿刺点位于肘部头静脉；③吻合口远、近端桡动脉均可触及搏动（图1-3-24A）。

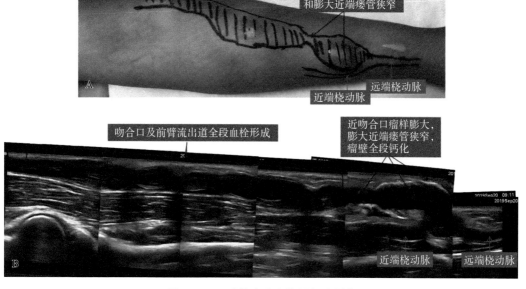

图1-3-24　术前内瘘查体及超声影像

【超声检查】

1.瘘口为端侧吻合，吻合口及其近段瘘管扩张成瘤样并管壁全段钙化。

2.吻合口近端3cm处瘘管狭窄，可能是瘤样膨大的成因。

3.前臂流出道全段血栓形成（至静脉穿刺点部位）（图1-3-24B）。

【术前分析】

内瘘通路各种并发症多数都可以通过PTA或者开放手术联合PTA的方式修复，以尽可能保护血管资源，达到术后即时穿刺透析的目的，但是，以下两种情况可能并不适合以PTA为主导的方式处理：①流出道出现中断，即下游流出道完全萎缩消失，此时只能通过桥接血管的方式改道至其他静脉回流；②内瘘吻合口区域出现狭窄或瘤样膨大并伴有严重钙化，对于严重钙化狭窄的瘘管，尤其吻合口部位的钙化，一般不适合球囊扩张（球囊扩不开，或者易造成球囊爆裂），另外，超声波不能穿透钙化的管壁，腔内操作无法在超声引导下进行，正如本例患者，因此拟以开放的方式处置。

【手术过程】

1.游离吻合口及瘤样膨大，分离出远、近端桡动脉和近端静脉（图1-3-25A）。

2.瘤体切割，远、近端桡动脉做端端吻合修复（图1-3-25B）。

3.通过体外挤压的方式彻底取栓，必要时可辅助fogarty导管拖取腔内血栓（图1-3-25C）。

4.狭窄段瘘管近端重建瘘口，或者瘘管狭窄部位侧面纵向切开与桡动脉做端侧吻合（图1-3-25D）。

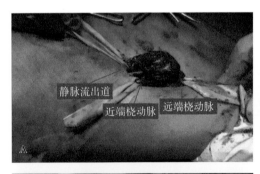
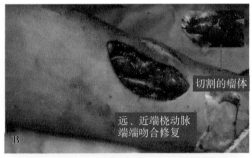
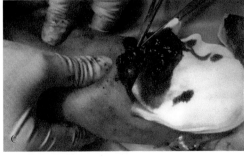
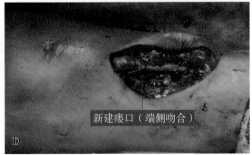

图1-3-25 开放修复手术过程

手术部位尽可能在瘘管远端，术后仍可维持原穿刺点透析，术后重建吻合口超声影像（图1-3-26）。

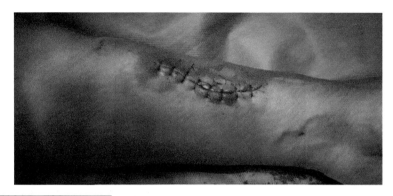

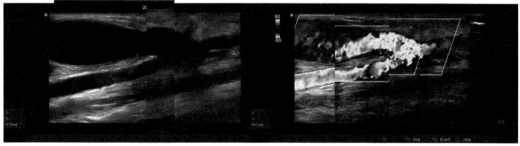

图1-3-26 术后伤口外观及瘘口部位超声影像

◆ **病例 2**

【病例介绍】

患者，男性，66岁，因"内瘘血栓闭塞1周"入院。患者左前臂AVF建立10年，透析动、静脉穿刺点分别位于前臂和上臂，其间因内瘘血栓形成多次开放取栓，目前内瘘血栓形成已1周，右侧颈内静脉插管透析。查体：①左前臂AVF，前壁瘘管多处手术切口瘢痕，前臂以副头静脉为流出道，上臂以头静脉为流出道，瘘口及瘘体未触及搏动和震颤；②瘘口及其近端静脉扩张呈瘤样，触诊质地坚硬；③上臂头静脉穿刺点亦呈瘤样膨大，触诊质地较硬，其近端头静脉无法触及；④上臂静脉穿刺点远端头静脉触诊质地柔软（图1-3-27A）。

【超声检查】

1.瘘口及其近端静脉至动脉穿刺点呈瘤样扩张并严重钙化，腔内超声显影不清（图1-3-27B）。

2.上臂静脉穿刺点瘤样扩张，瘤腔内血栓充填，瘤体部分钙化，其近端头静脉至头静脉弓长段偏细，腔内血栓形成，头静脉弓狭窄（图1-3-27C）。

3.上臂静脉穿刺点远端的一段头静脉形态规则，腔内尚无血栓，其向远端分别接续副头静脉和穿静脉（图1-3-27D）。

4.肘部肱动脉和穿静脉形态尚可，穿静脉腔内血栓形成（图1-3-27E）。

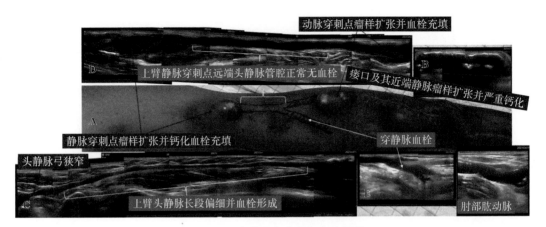

图1-3-27 术前内瘘查体及超声影像

【术前分析】

1.对于流入道及瘘口的分析：手术无法以腔内碎栓的方式恢复内瘘供血，一方面由于内瘘血栓形成已1周余，血栓逐渐机化，更重要的在于瘘口及其近端静脉瘤样扩张并严重钙化，超声无法引导腔内操作，当然也更不可能以开放的方式修复。

2.对于流出道的分析：上臂静脉穿刺点远端头静脉形态规则，且腔内无血栓，其近端头静脉长段偏细并血栓形成，以及头静脉弓狭窄，可通过PTA处置。

3.上臂静脉穿刺点瘤腔内血栓则需要开放取栓。

综上所述，前壁瘘管全部弃用，穿静脉-肱动脉重新吻合瘘口，上臂静脉穿刺点瘤腔内血栓开放清除，其近端腔内血栓及头静脉弓狭窄则以PTA恢复通畅。

【手术过程】

1.首先，选择上臂静脉穿刺点入路，向心方向置入鞘管并送入导丝，调整导丝通过头静脉弓狭窄，这是能够通畅流出道的关键，更是手术能够继续进行下一步的前提（图1-3-28A，图1-3-28B）。

2.再在肘部做切口，游离穿静脉和肱动脉，将穿静脉远端结扎，近端取栓后与肱动脉做端侧吻合，吻合后暂不开放血流（图1-3-28C）。

3.在上臂静脉穿刺点瘤体侧面切开彻底取栓，取栓后缝合切口（图1-3-28D）。

4.开放新建瘘口血流（图1-3-28E），上臂静脉穿刺点瘤体即可触及明显搏动，提示流入道已恢复充足血供。

5.经鞘管送入6mm×80mm高压球囊对流出道下游进行腔内治疗，流出道狭窄全段扩张后，腔内即出现血流信号，内瘘再通（视频1-70）。

6.进一步选择7mm×80mm高压球囊腔内治疗，直至内瘘恢复通畅，肱动脉测血流量2046ml/min（图1-3-29），术后肘部及上臂头静脉仍可以穿刺透析。

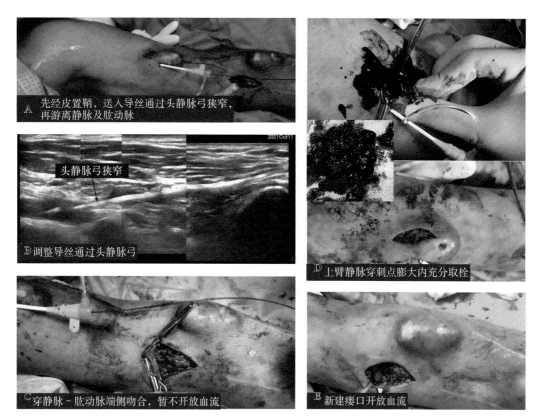

图 1-3-28 手术过程：导丝建立扩张路径，重建瘘口并彻底清除腔内血栓

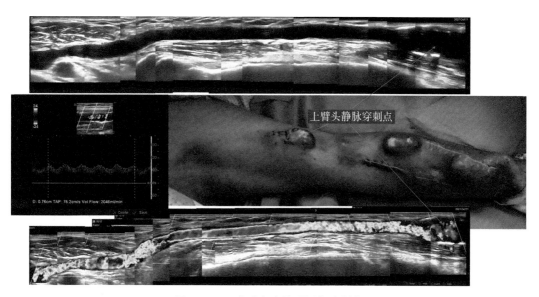

图 1-3-29 术后内瘘外观及超声影像

【讨论与经验分享】

内瘘血栓闭塞能以PTA的方式开通是最优选择，在单纯PTA无法开通时，应合理地结合开放术处置：对于瘘口和流入道严重病变，选择重建瘘口恢复供血；腔内陈旧或大量血栓则开放清除；必要时流出道还可以选择桥接转位回流。手术设计的关键还在于尽可能保护瘘管，术后即可穿刺透析，本文2例均以重建瘘口的方式恢复内瘘供血。

病例1如果原瘘口为端侧吻合，术前超声评估远端桡动脉亦存在血流，可以细致分离出瘘口的瘤体及其远、近端桡动脉，切除瘤体后，对动脉做修补（端端吻合），手术虽然舍弃了原瘘口，但保留了桡动脉的连续性。此外，为了尽可能地利用血管资源，保留其近端的穿刺点，该患者利用瘘管近端的狭窄段与桡动脉做端侧吻合，狭窄部位瘘管侧壁一定要纵向剖开至非狭窄管腔，避免吻合后残留狭窄。

病例2则废弃了原瘘口及前臂瘘管，利用穿静脉重新吻合瘘口，保留肘部及上臂头静脉，术后也可即时穿刺透析。如果下游流出道也存在狭窄，亦可在术中或者瘘口重建后，对下游狭窄进行腔内治疗。需要注意的是，术前应详细问诊及查体，对于可能存在的中心静脉狭窄应先造影检查。内瘘外周血管狭窄通常会掩盖中心静脉狭窄的症状，一旦重建瘘口，内瘘恢复通畅后，即引发肿胀手综合征。

六、AVF血栓闭塞的综合处置——瘘管合理取舍（2）

◆ 病例 1

【病例介绍】

患者，男性，因"内瘘破溃出血1天"入院。患者左前臂AVF建立6年，动、静脉穿刺点分别位于前臂和上臂，瘘口近端原动脉穿刺点膨大突发破溃出血，当地医院予以破溃皮肤表面缝合，出血暂得以控制。查体：瘘口位于前臂远端，前臂中段穿刺点呈瘤样膨大，表面皮肤破溃并丝线缝补破口，其近端瘘管扭曲，尤其是肘部头静脉扭曲呈"N"形，触诊瘘口及前臂瘘管明显搏动，破溃出血的瘤体张力极大，肘部纤曲的头静脉可触及细微震颤（图1-3-30）。

【超声检查】

1.左前臂AVF端端吻合瘘口，瘘口近端瘘管严重钙化，前臂两处穿刺点均呈瘤样膨大，腔内无血栓。

2.头静脉肘部段扭曲并狭窄，其近端的上臂头静脉通畅（图1-3-30）。

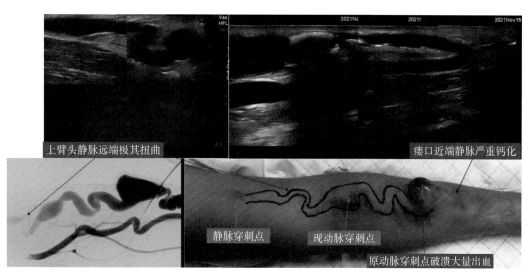

上臂头静脉远端极其扭曲

瘘口近端静脉严重钙化

静脉穿刺点

现动脉穿刺点

原动脉穿刺点破溃大量出血

图 1-3-30　术前内瘘查体及超声、DSA 影像

【术前分析】

患者内瘘主要有三处病变亟待解决：①前臂原动脉穿刺点瘤体的高张力和破溃出血，即患者此次入院的主诉；②肘部头静脉流出道的扭曲狭窄，该病变也是导致上一病变的根本原因；③瘘口近端的严重钙化狭窄。

对于瘤体的破溃出血只能以开放的方式修复；对于狭窄可以采取介入的方式处置，但是该患者的狭窄是由于瘘管的极度扭曲所致，腔内球囊扩张并不能纠正血管的扭曲，对狭窄的改善效果有限，因此也必须以开放的方式修复；最后，对于瘘口近端的严重钙化，可以选择放弃原瘘口并切除瘤体后近端重建瘘口，这样也完全没有损失可穿刺段瘘管资源。

手术步骤根据病变的重要性，从内瘘近端向远端逐步进行，首先修复肘部头静脉的扭曲狭窄（这是内瘘能够维持通畅的关键），其次在瘤体近端重建瘘口，最后切除瘤体（图 1-3-31，图 1-3-32）。

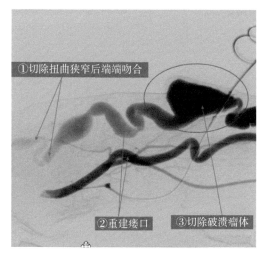

①切除扭曲狭窄后端端吻合

②重建瘘口

③切除破溃瘤体

图 1-3-31　手术拟实施步骤

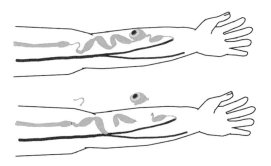

图 1-3-32　手术示意图

【手术过程】

1.肘部游离扭曲呈"N"形的血管，切除扭曲狭窄段后做端端吻合（图1-3-33A，图1-3-33B）。

2.瘤体近端重建瘘口（侧侧吻合，远端静脉结扎离断，图1-3-33C）。

3.分离破溃瘤体，远、近端结扎后切除瘤体（图1-3-33D）。

4.修剪皮肤并缝合创面（图1-3-33E）。

术后仍可维持原穿刺点即时透析（图1-3-33E）。

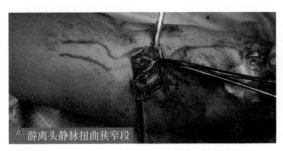
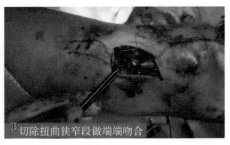
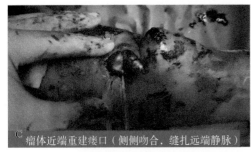
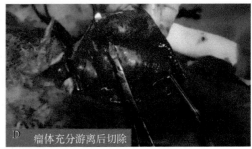
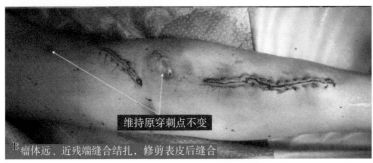

图1-3-33　手术具体操作步骤

◆ **病例 2**

【病例介绍】

患者，男性，65岁，因"静脉穿刺点无回血，透析静脉压升高1个月"入院。患者左前臂AVF建立8年，透析动、静脉穿刺点分别位于前臂和肘部外侧，1年前曾因透析静脉压升高给予PTA治疗。查体：瘘口和前臂瘘管呈明显瘤样扩张状态，瘘口和前臂瘘管触诊管壁坚硬并呈明显搏动，肘部静脉穿刺点触诊无搏动和震颤，可触及腔内血栓，其近端流出道无法触及明显血管走行（图1-3-34A）。

【超声检查】

1.左前臂AVF端端吻合瘘口，瘘口管壁钙化，瘘口及动、静脉穿刺点呈明显瘤样膨大（图1-3-34B）。

2.前臂瘘管腔内无血栓，静脉穿刺点及其近端流出道血栓形成，堵塞管腔。

3.上臂头静脉近端管腔闭锁并萎缩，血管腔隙已无可见（图1-3-34C）。

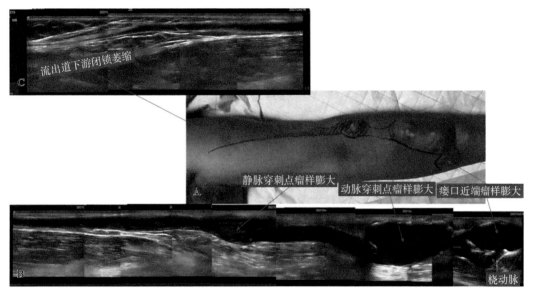

图1-3-34　术前内瘘查体及超声影像

【术前分析】

患者前臂瘘管虽然呈明显瘤样，但腔内尚未形成血栓，并且管壁也没有破溃倾向，完全可以继续穿刺透析；上臂头静脉近端则完全闭锁萎缩，已无开通可能，这也是导致肘部静脉穿刺点血栓形成，以及前臂瘘管张力增高的根本原因。前臂瘘管尚未形成血栓，究其原因，一方面考虑与流入道充足的血供有关，静脉穿刺点的血栓尚未延伸至内瘘远端；另一方面，仔细查体及超声检查，静脉穿刺点远端尚存在一侧支勉强代偿逆向回流（图1-3-35）。既然流出道下游已无开通可能，而前臂瘘管仍可穿刺透析，因此，拟间置人工血管转位至贵要静脉回流，以恢复流出道通畅。

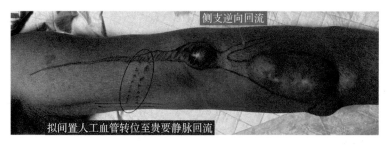

侧支逆向回流

拟间置人工血管转位至贵要静脉回流

图1-3-35　手术拟间置人工血管转位至贵要静脉回流

【手术过程】

1.分别游离出贵要静脉和静脉穿刺点近端头静脉（图1-3-36A、B）。

2.头静脉做小切口，把静脉穿刺点瘤腔内的血栓从该切口彻底挤压出体外（图1-3-36C）。

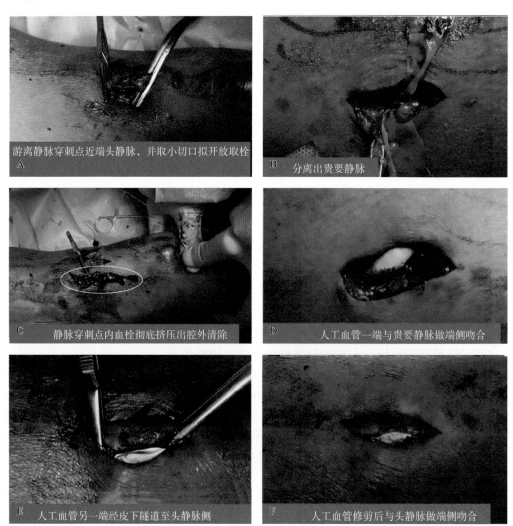

A 游离静脉穿刺点近端头静脉，并取小切口拟开放取栓

B 分离出贵要静脉

C 静脉穿刺点内血栓彻底挤压出腔外清除

D 人工血管一端与贵要静脉做端侧吻合

E 人工血管另一端经皮下隧道至头静脉侧

F 人工血管修剪后与头静脉做端侧吻合

图1-3-36　手术具体实施过程

3. 人工血管一端与贵要静脉做端侧吻合（图 1-3-36D）。

4. 人工血管另一端经皮下隧道至头静脉侧，与头静脉在取栓的切口部位做端侧吻合（图 1-3-36E、F），吻合前需确保头静脉彻底取栓，并且内瘘上游供血充足，释放血流，应可见切口处呈喷血状态。

人工血管两端分别吻合贵要静脉与头静脉后，内瘘即恢复通畅，前臂瘘管张力降低，瘘口恢复震颤，肱动脉测血流量 1060ml/min（图 1-3-37）。

术后即可维持原穿刺点透析（图 1-3-38）。

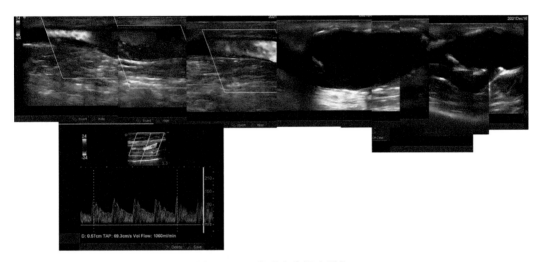

图 1-3-37　术后内瘘超声影像

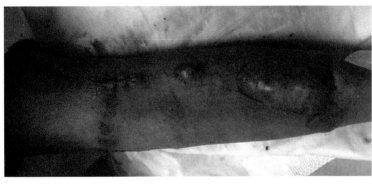

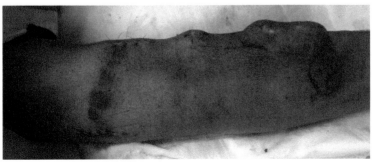

图 1-3-38　术后内瘘伤口外观

【讨论与经验分享】

对于内瘘血栓闭塞，能不能修复，值不值得修复，关键在于评估内瘘修复后能否保全穿刺点，或者术后是否仍可进行穿刺透析。本文两例患者瘘口及瘘管均存在严重钙化和瘤样扩张等病变，但是内瘘动、静脉穿刺点形态尚可，经合理的术式恢复流入道供血，通畅流出道及清除腔内血栓后，内瘘即恢复通畅并可进行穿刺透析，避免了深静脉插管。病例1由于瘘口的严重钙化狭窄并血栓形成，手术放弃了原瘘口，给予近端重建吻合口，恢复内瘘供血，对于流出道的狭窄，也以开放手术的方式修复解除，合理保留了穿刺点和流出道；病例2由于流出道闭锁并萎缩，已无开通可能，故以桥接人工血管转位回流的方式恢复流出道通畅，而瘘口虽然膨大并钙化，但尚无血栓且血流通畅，故予以合理保留。

此外，本文两例患者均完全以开放术式修复内瘘、恢复通畅，但是在一些开放修复后内瘘得以再通，却仍达不到通畅的情况下，可以结合必要的腔内介入手段，解除狭窄，或者碎化瘘口血栓等，让内瘘恢复至通畅程度。

第四节 内瘘血管闭锁开通策略

一、内瘘血管长段闭锁的腔内开通——泥鳅导丝柔性钻通

◆ 病例 1

【病例介绍】

患者，女性，48岁，因"左前臂AVF建立半年，透析流量不足1个月"入院。查体：内瘘尚未闭塞，瘘口区域仍可触及明显搏动和震颤，前臂透析动脉穿刺区域可触及皮下肿块，质硬（可能与穿刺后的血肿有关），其近端外侧可触及细微震颤，静脉穿刺点位于肘正中静脉（图1-4-1B）。

【超声检查】

1. 左前臂AVF端侧吻合。

2. 前臂头静脉动脉穿刺区域下方血肿，后方流出道主干闭锁，闭锁段长约4cm，血流从副头静脉代偿回流（图1-4-1B），副头静脉内径纤细，流出道上游血流淤滞，流出道下游，即上臂头静脉通畅无狭窄（图1-4-1A、C）。

3. 吻合口近端桡动脉测血流量185ml/min（图1-4-2）。

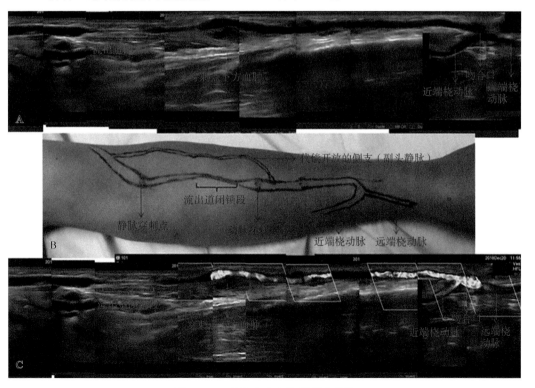

图1-4-1 术前内瘘查体及超声影像

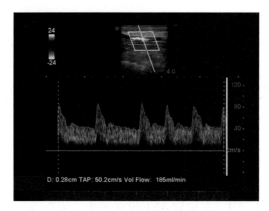

图 1-4-2 术前超声测量近端桡动脉血流量

【术前分析】

内瘘建立术后半年，前臂头静脉出现一段闭锁，考虑病史不长，血管虽然闭锁无血流，残余管腔也仅隐约可见，但是血管腔隙应该还在，可以尝试使用泥鳅导丝钻过闭锁段，建立开通路径，球囊扩张开通闭锁。

【手术过程】

1. 拟操控导丝逆向钻过闭锁段，肘正中静脉置鞘，鞘管抵近病变部位增加对导丝的支撑（图 1-4-3）。

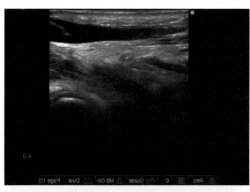

图 1-4-3 选择肘正中静脉入路，置入 5F 鞘管

视频 1-71

2. 对于一些闭锁时间不太长的血管，尤其是长段闭锁，血管腔隙还是存在的，可以尝试泥鳅导丝钻过闭锁段（视频 1-71：努力操控泥鳅导丝逆向钻过闭锁段血管，放置在远端正常管腔内）。

3. 导丝贯穿血管闭锁段，经导丝送入 5mm×60mm 高压球囊，打开闭锁即可。

闭锁开通前、后血流对比（图1-4-4），开通后分别测吻合口远、近端桡动脉血流量（图1-4-5）。

患者2周后再次复查超声影像（图1-4-6，图1-4-7）。

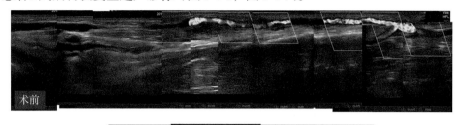

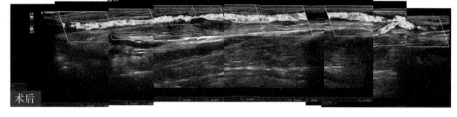

图1-4-4　前臂瘘管闭锁段开通前后彩色多普勒超声影像

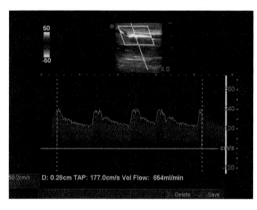
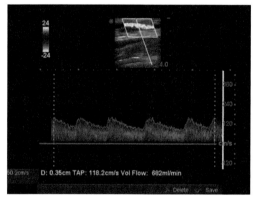

图1-4-5　术后超声测量吻合口远、近端桡动脉血流量

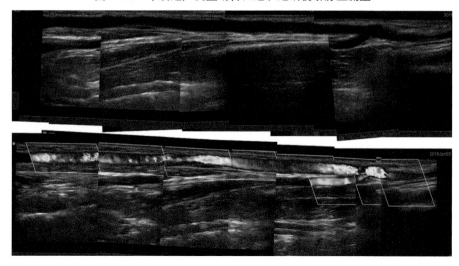

图1-4-6　术后2周超声复查内瘘影像

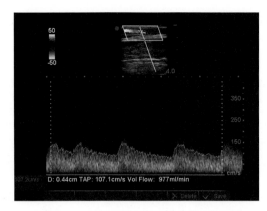

图1-4-7　术后2周超声测量肱动脉血流量

◆ **病例 2**

【**病例介绍**】

患者，男性，48岁，因"内瘘功能不良1个月"入院。患者左侧高位AVF建立半年，上臂头静脉为主要流出道，透析动、静脉穿刺点均位于上臂头静脉，透析流量欠佳。查体：瘘口仍可触及震颤，上臂头静脉塌陷，充盈不良。

【**超声检查**】

1.左前臂肘部头正中静脉-肱动脉端侧吻合AVF。

2.头正中静脉与上臂头静脉之间长段闭锁，内瘘经穿静脉回流，闭锁段管腔极细，超声下仅隐约可见，闭锁段长约5cm（图1-4-8B，红色线段为描记的闭锁管腔间隙）。

3.上臂头静脉通畅（图1-4-8）。

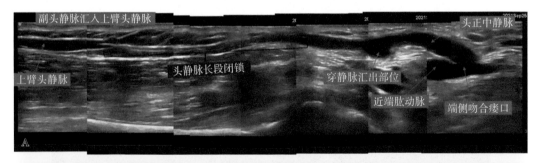

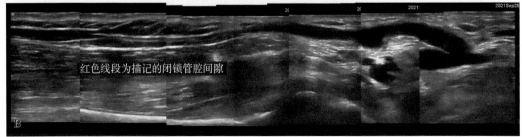

图1-4-8　术前超声影像

【术前分析】

闭锁段近端即为上臂头静脉和副头静脉交汇处（图1-4-8A），如果选择上臂头静脉逆向入路，泥鳅导丝在上述分叉交汇部位逆向调整至闭锁的腔隙可能比较困难，而肘部瘘口近端静脉扩张比较充分，选择此处入路，导丝顺向钻过闭锁段相对容易。

【手术过程】

1.选择吻合口近端静脉入路，鞘管抵近闭锁病变，调整泥鳅导丝钻过闭锁段病变（视频1-72），建立扩张路径（图1-4-9）。

2.考虑闭锁段血管较长，推送球囊通过可能存在困难，故把鞘管置入并横跨闭锁段腔隙内（视频1-73，图1-4-10）。

3.经导丝送入5mm×60mm高压球囊，再回撤鞘管，将球囊横跨血管闭锁段进行扩张，闭锁段管腔开通后，球囊撤压，腔内即恢复血流信号（视频1-74）。

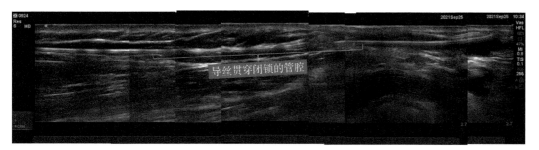

图1-4-9　导丝贯穿闭锁段血管腔隙

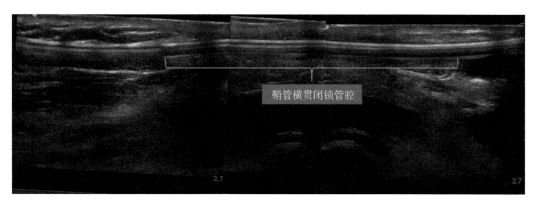

图1-4-10　鞘管推送至闭锁段腔隙内

视频1-72　　　视频1-73　　　视频1-74

4.继续用6mm×60mm高压球囊将病变段复扩一遍，内瘘恢复通畅（图1-4-11，闭锁病变开通前、后的超声影像比较）。

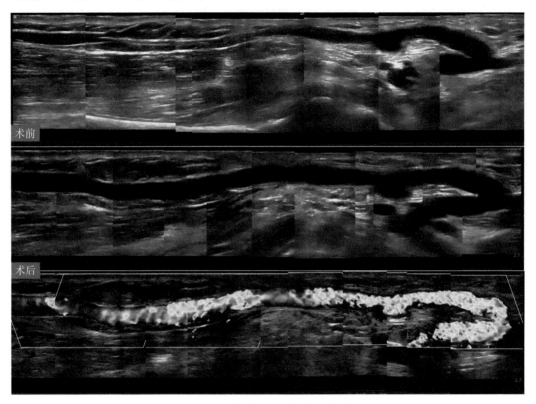

图1-4-11　术前、术后超声影像对比

【讨论与经验分享】

1.内瘘血管的长段闭锁通常都是由于其远端的一处狭窄或闭锁病变，导致内瘘回流受限，其近端血管由于缺少有效的血流，管腔逐渐塌陷直至闭锁萎缩，因此，球囊打开狭窄病变，恢复血流是治疗的关键。

2.对于一些闭锁时间较短的血管，尤其是长段闭锁，在血管尚未萎缩时，其血管腔隙仍是存在的，可以尝试以导丝软头钻过病变的方式，使用球囊扩开闭锁腔隙。泥鳅导丝非常适合钻入光滑的细小腔隙，由于导丝前端质软，后方鞘管抵近支撑更有助于导丝头端的调向和推送。

3.对于内瘘血管长段闭锁能够以介入方式开通的前提是在锁段血管两端，超声必须要能探查到正常血管的管腔。只要球囊能够贯穿闭锁两端正常管腔进行扩张，开通闭锁病变，内瘘回流通畅，腔内压力得以释放，就不会造成严重的血肿。

4.导丝逆向或者顺向钻通闭锁段血管均可，主要是应避免导丝从宽大的管腔向细小的腔隙推送；避免导丝过弯推送，选择恰当的入路，导丝尽可能以平直角度去钻通闭锁的腔隙；另外，在操控导丝钻过闭锁段管腔时，指端需要实时感触导丝的反馈，一定要在无阻力下推送导丝，防止导丝钻入夹层或扭转成袢。

5.对于一些类似于隔膜阻挡的短段闭锁，在导丝软头无法突破的情况下，可以尝试导丝硬头开通，必要时也可以采取锐性穿刺的方式开通（参考"本书第五章第一节锐性穿刺技术的应用策略"），但是，对于任何闭锁病变的开通，均应采取"先柔后刚"循序渐进的方式过导丝，以尽可能减少介入手术的创伤。

二、内瘘血管短段闭锁的腔内开通——锐性穿刺强迫开通

【病例介绍】

患者，女性，71岁，因"透析穿刺点压力增大，静脉压升高1个月"入院。患者规律透析28年，左前臂AVF使用26年，透析动、静脉穿刺点均位于前臂。查体：瘘口位于左前臂远端，触诊强烈的搏动，前臂瘘管尤其是动、静脉穿刺区域已成明显的瘤样膨大，触诊瘤体张力大，无震颤（图1-4-12）。

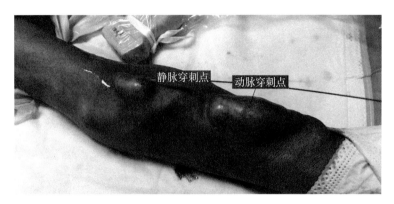

图1-4-12 术前内瘘查体

【DSA检查】

前臂动脉穿刺部位造影显示肘部静脉穿刺点近端流出道主干缺失，内瘘经穿静脉迂回至肱静脉回流（视频1-75，图1-4-13）。

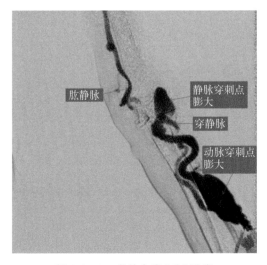

图1-4-13 术前内瘘DSA影像 　　　　　视频1-75

【术前分析】

造影看不到的局部细节，可以通过超声进一步探查，超声下仍可见下游流出道主干，即上臂头静脉是通畅的，只是在肘部与静脉穿刺点之间出现短段闭锁，长度约1cm，故内瘘经穿静脉勉强纤曲回流，导致前臂瘘管腔内压力极大，开通此处的闭锁是治疗的关键。

【手术过程】

1.选择静脉穿刺点入路，导丝始终无法通过闭锁段，考虑病变段不长，拟采取锐性穿刺的方式，强行捅穿闭锁。

2.选择套管针从静脉穿刺点向闭锁段锐性穿刺，套管针贯穿病变至上臂头静脉后，经套管送入导丝（视频1-76，图1-4-14）。

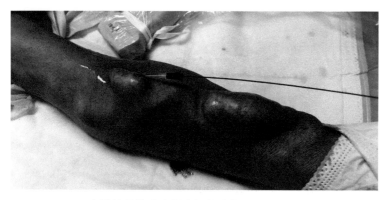

图1-4-14　套管针从静脉穿刺点锐性穿刺贯穿闭锁段后送入导丝　　　视频1-76

3.置入鞘管贯穿闭锁病变，选择6mm×40mm高压球囊扩张（图1-4-15为高压球囊扩张过程中的腰线）。

4.球囊释放压力后，内瘘随即恢复向上臂头静脉方向回流，动、静脉穿刺点压力陡然降低，再次经动脉穿刺点造影，内瘘经上臂头静脉回流通畅，肱静脉仅隐约可见（视频1-77，图1-4-16，图1-4-17）。

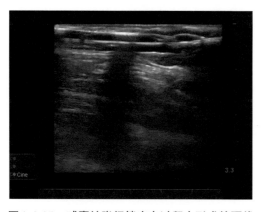

图1-4-15　球囊扩张闭锁病变过程中形成的腰线　　　视频1-77

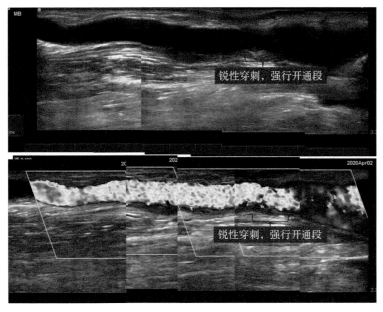

图1-4-16　内瘘闭锁段开通后的超声影像

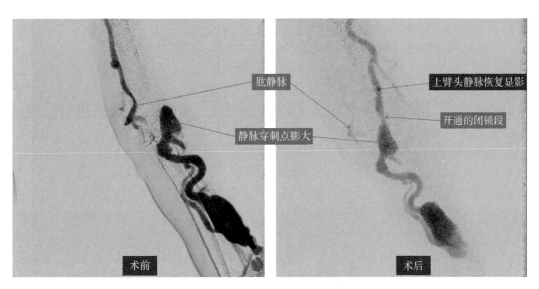

图1-4-17　术前、术后DSA影像比较

　　术后维持原穿刺点即时透析，透析血流量220ml/min，静脉压仅为89mmHg（图1-4-18）。

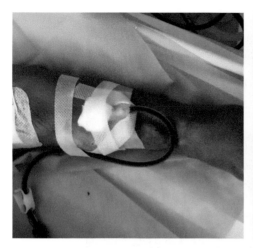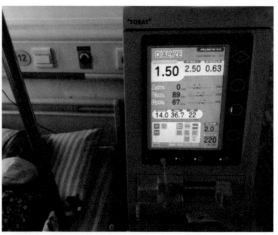

图 1-4-18   术后维持原穿刺点透析及透析机显参数

【讨论与经验分享】

该病例为 DSA 联合超声引导处置内瘘通路并发症的典型案例：①DSA 从宏观角度评估内瘘通路的整体回流状况，可以探查中心静脉病变，为处置外周病变排查后顾之忧；②超声则从细微出发，局部探查，精准定位，可以评估病变的性质并实时引导腔内治疗。

在内瘘通路并发症的 PTA 治疗中，导丝通过病变，建立扩张路径是腔内治疗的前提和关键。对于短段狭窄，或者闭锁病变，导丝无法通过时可以采取锐性穿刺的方式辅助导丝通过，同时把鞘管直接贯穿病变置入腔内，送入球囊后再回撤至病变部位进行扩张；对于长段病变，或者不适合锐性穿刺时，则需要采取其他的措施辅助导丝通过（参考第五章第二节 PTA 导丝通过的特殊策略）。

三、内瘘血管极端闭锁的腔内开通——腔内技巧综合应用

【病例介绍】

患者，男性，75 岁，因"内瘘穿刺无回血 1 天"入院。患者左侧前臂 AVF 建立 1 年，透析动脉穿刺点即位于瘘口，静脉穿刺点位于肘部内侧贵要静脉。查体：瘘口呈瘤样膨大，仍可触及明显搏动，无震颤，前臂瘘管无法触及，上臂加压后肘部可触及头静脉和贵要静脉，血管弹性尚可（图 1-4-19A）。

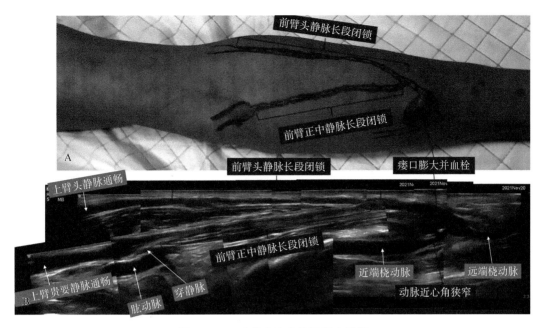

图 1-4-19　术前内瘘查体及超声影像

【超声检查】

1. 左前臂端侧吻合瘘口，瘘口膨大呈瘤样，腔内部分血栓形成，尚未完全与管壁粘连机化，仍可见脉冲式稀疏血流信号（图1-4-20，视频1-78）。

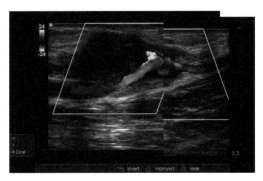

图 1-4-20　术前彩色多普勒超声内瘘吻合口影像

视频 1-78

2. 瘘口动脉近心角狭窄，远、近端桡动脉整体形态尚可，瘘口近端即分出头静脉和前臂正中静脉，在肘部分别汇入上臂头静脉和贵要静脉回流，但前臂两支均已长段闭锁，腔隙仅隐约可见，瘘口近似于盲腔（图1-4-21，红色线段勉强描记出的前臂长段闭锁血管腔隙）。

3. 上臂头静脉、贵要静脉下游回流通畅（图1-4-19B）。

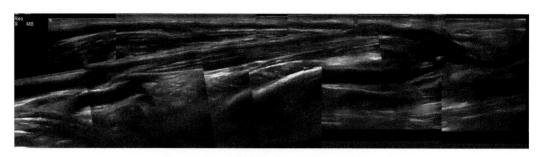

图1-4-21　红线为描记出的闭锁血管腔隙

【术前分析】

患者肘上血管资源尚可，肘部的贵要静脉和头静脉都可以作为透析穿刺点，并且其下游流出道均通畅；内瘘供血动脉（桡动脉）状态可，可以触及明显搏动；唯有内瘘上游血管（前臂瘘管）出现了长段闭锁，导致瘘口的瘤样膨大近乎于盲腔并血栓形成。综上所述，可以尝试开通前臂闭锁段，一旦开通，术后即可穿刺透析。

【手术过程】

1.首先在肘部静脉穿刺点（贵要静脉）置鞘，拟将泥鳅导丝逆向钻过闭锁段至瘘口，导丝已钻入长段闭锁血管腔隙，但在远端闭锁点处，"软硬兼施，刚柔并济"，始终无法突破，由于两端都是闭锁腔隙，也无法实施锐性穿刺，只能保留鞘管，暂时"战略性"放弃（视频1-79，图1-4-22A）。

2.另从肘部头静脉逆向置入上述鞘管的鞘芯（既可充分利用资源，也能减少对正常血管的损伤），送入导丝顺利贯穿前臂头静脉闭锁段并调整至瘘口远端桡动脉（图1-4-22B，视频1-80）。

3.远端桡动脉另置入鞘管，操控上述导丝逆向入鞘（图1-4-22C，视频1-80）。

4.此时通过导丝把鞘芯、鞘管抵近建立桥接，"摆渡"导丝"J"头至上臂头静脉下游，建立扩张路径（图1-4-22D，视频1-81）。

5.选择6mm×80mm高压球囊顺利开通前臂头静脉闭锁段（图1-4-22E）。

6.再继续开通前臂正中静脉闭锁：利用套管针从已开通的头静脉锐性穿刺之前导丝无法突破的闭锁点（图1-4-23中红色箭头即为进针路线），并逆向入鞘管，利用套管"摆渡"导丝至瘘口（视频1-82），并操控导丝逆向入远桡留置的鞘管。

7.从远桡鞘管经导丝送入球囊至前臂正中静脉闭锁段内，再利用球囊和鞘管"摆渡"导丝至上臂贵要静脉下游。

8.此时，导丝已建立扩张路径，球囊开通该段闭锁即可（图1-4-23）。

9.最后经远桡鞘管把导丝送入近端桡动脉，再扩张瘘口动脉近心角狭窄（图1-4-23）。

内瘘恢复通畅，肱动脉测血流量1299ml/min，术后可以即时穿刺透析，肘部贵要静脉作为动脉穿刺点，肘部头静脉为静脉穿刺点，避免再穿刺瘘口（图1-4-24，图1-4-25）。

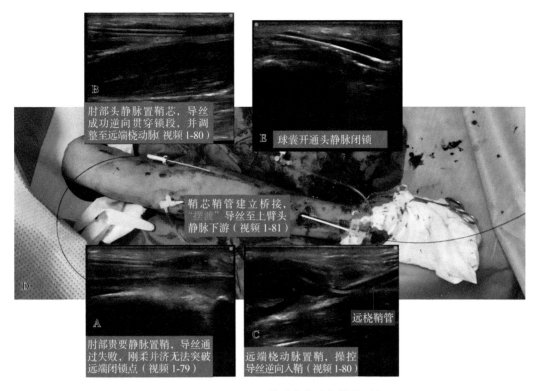

图 1-4-22　PTA开通前臂头静脉闭锁段过程

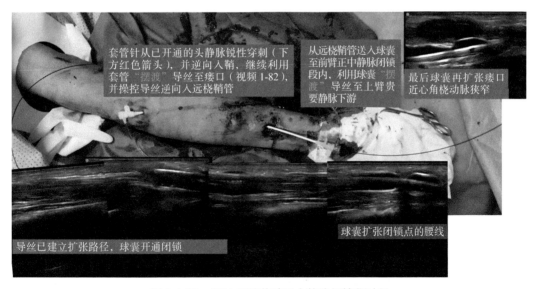

图 1-4-23　PTA开通前臂正中静脉闭锁段过程

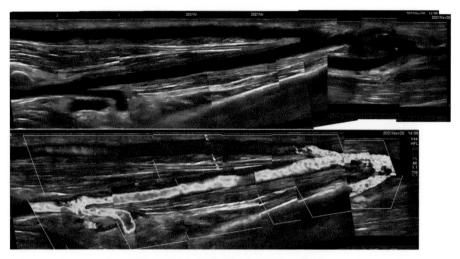

图1-4-24　前臂瘘管开通后超声影像

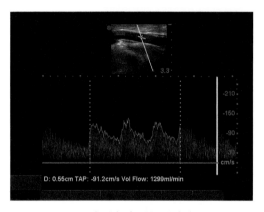

图1-4-25　术后超声测量肱动脉血流量

视频1-79

视频1-80

视频1-81

视频1-82

【讨论与经验分享】

内瘘血管长段闭锁的开通，主要还是通过泥鳅导丝柔性钻通，只要导丝能贯穿闭锁段，就可以利用球囊把闭锁腔隙扩张成型，恢复内瘘回流。对于超声引导操控导丝钻过闭锁的腔隙，可以尝试从以下几个方面入手：①闭锁段两端超声必须可以见到正常血管的管腔，这是能够开通的前提；②选择入路时应避免导丝过弯推送，避免导丝从宽大的管腔向细小的腔隙推送，尽量避免导丝逆瓣膜推送；③可以辅助鞘管、鞘芯等抵近病变部位，增加导丝的支撑推送性；④必要时辅以锐性穿刺、导丝摆渡等操作技巧，帮助导丝通过。本篇案例也正是反复利用了上述技巧，导丝才完成穿越，两段闭锁均得以开通，内瘘才能绝处逢生。关于导丝通过的策略，可以参考第五章第二节"PTA导丝通过的特殊策略"详细解析。

四、内瘘修复术——重建瘘口的思考与闭锁开通方案探讨

【病例介绍】

患者，男性，67岁，因"透析内瘘流量欠佳2个月"入院。患者2年前建立左前臂AVF，开始规律透析治疗，2个月前因内瘘血栓闭塞，外院就诊予开放取栓并在原瘘口近端重建吻合口恢复内瘘血流，继续维持原穿刺点透析治疗，但术后透析流量一直欠佳，勉强维持200ml/min。查体：透析动、静脉穿刺点分别位于前臂瘘口近端头静脉和上臂头静脉，触诊瘘口以搏动为主，其近端动脉穿刺点区域震颤增强，肘部头静脉可以触及细微震颤，加压后上臂头静脉触诊仍充盈不良（图1-4-26A）。

【超声检查】

1.左前臂端侧吻合瘘口，其远端仍可见废弃瘘口及结扎后的头静脉残端（图1-4-26B）。

2.内瘘主要存在三处病变，分别为瘘口近端静脉短段狭窄，即动脉穿刺点狭窄（狭窄S_1），肘部头静脉狭窄，即静脉穿刺点远端狭窄（狭窄S_2），贵要正中静脉长段闭锁（图1-4-26B）。

3.桡动脉整体通畅，但彩超呈明显淤滞血流影像，肱动脉测血流量279ml/min，呈明显高阻波形（图1-4-26C，图1-4-27）。

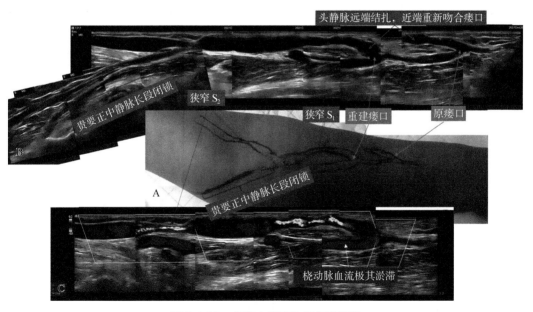

图1-4-26　术前内瘘查体及超声影像

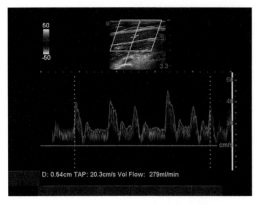

图 1-4-27 术前肱动脉测血流量

【术前分析】

对于患者内瘘血管通路的评估，貌似整体不理想：瘘口已做到了前臂中段，前臂头静脉资源有限，而且其与上臂头静脉都存在严重狭窄，而贵要静脉流出道方向的贵要正中静脉已长段闭锁，内瘘目前仅头静脉一条流出道勉强回流。因此，选择合适入路，打开头静脉流出道的狭窄，是内瘘能够"续命"的前提，而开通贵要正中静脉的闭锁，恢复贵要静脉流出道则是内瘘血管资源能够充分利用、可持续使用的关键。综上所述，手术方案必须解除头静脉狭窄并尽可能开通贵要静脉侧的闭锁段病变。

【手术过程】

1.既然当前内瘘远端尚存在废弃的原瘘口和桡动脉，首选通路外入路，即从远端残存的瘘口置入鞘管，发挥原瘘口"余热"，超声引导穿刺置鞘（视频1-83，图1-4-28）。

2.操控导丝通过瘘口及头静脉两处狭窄，放置在下游流出道（视频1-84）。

3.选择6mm直径高压球囊，以逆血流顺序先后扩张头静脉两处狭窄，球囊扩张头静脉两处狭窄时的腰线（图1-4-29），球囊压力释放后，瘘口即恢复增强血流信号（视频1-85）。

4.内瘘已经恢复通畅，但要获得更持久的使用还需开通贵要正中静脉的闭锁，对于

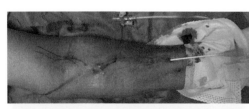

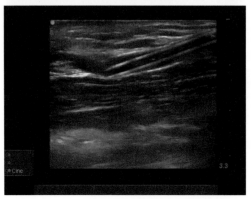

图 1-4-28 选择从远端废弃瘘口穿刺置鞘

视频 1-83

视频 1-84

视频 1-85

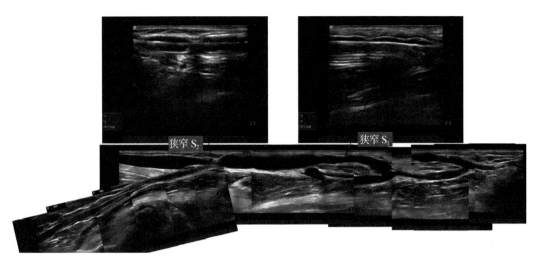

图1-4-29 球囊先后扩张头静脉的两处狭窄

闭锁血管的开通,应以"由易到难"的原则进行,即从当前鞘管推送导丝,尝试顺向钻过闭锁段,但是闭锁的腔隙都无法钻入,只能再尝试导丝逆向开通。

5.贵要静脉套管针穿刺,尝试从贵要静脉推送导丝逆向钻入闭锁段病变(视频1-86)。

6.在鞘芯的支撑下,导丝已深入闭锁腔隙内,但最后还差1cm距离,导丝始终无法突破最后的闭锁点,反复钻至夹层中,无法贯穿至右侧的正常管腔(视频1-87,图1-4-30)。

视频1-86　　视频1-87

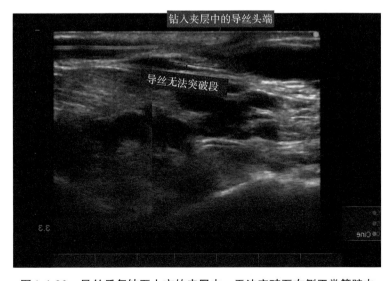

图1-4-30 导丝反复钻至上方的夹层中,无法突破至右侧正常管腔内

7.对于闭锁血管的开通,还应以"先柔后刚"的原则进行,既然泥鳅导丝始终无

视频1-88　　　视频1-89

法柔性突破，也只能以锐性穿刺的方式刚性贯穿闭锁（图1-4-31：红色箭头为穿刺针拟进针方向，贯穿两端正常的管腔），超声引导套管针穿刺贯穿闭锁段病变并经套管送入导丝从鞘管逆向引出体外（视频1-88，图1-4-32），再经导丝从鞘管向腔内送入球囊，球囊尖端通过锐性穿刺的闭锁段病变后，重新经球囊导管向腔

内送入导丝并调整导丝至贵要静脉下游（视频1-89），即采取"穿针引线，球囊摆渡"辅助导丝通过的方式建立扩张路径（参考第五章第二节"PTA导丝通过的特殊策略"详细解析），球囊顺利开通闭锁段病变，贵要静脉流出道亦恢复通畅。

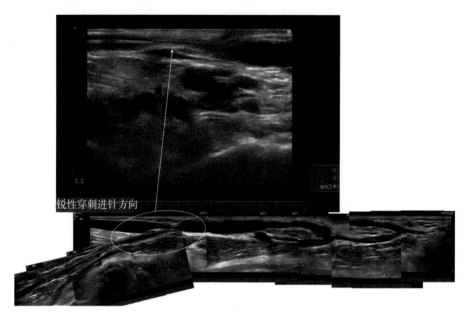

锐性穿刺进针方向

图1-4-31　拟锐性穿刺进针方向

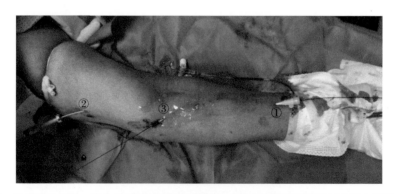

图1-4-32　先后从2（①，②）个部位尝试导丝柔性通过及套管针刚性穿刺（③）开通闭锁病变

术后内瘘恢复通畅，内瘘分别向头静脉和贵要静脉方向回流（图1-4-33），仍可维持原穿刺点透析，并且必要时贵要正中静脉亦可穿刺，肱动脉测血流量1422ml/min，呈明显低阻波形（图1-4-34）。

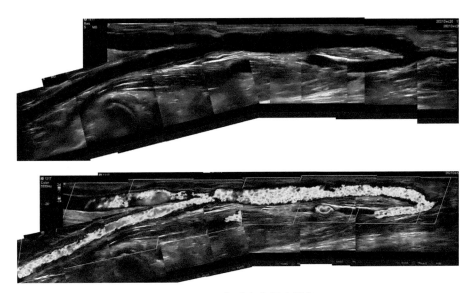

图1-4-33 术后内瘘超声影像

【讨论与经验分享】

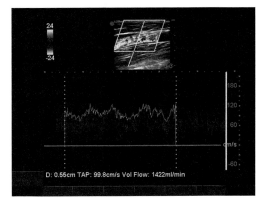

图1-4-34 术后肱动脉测血流量

1.对于前臂AVF血栓闭塞可以采取开放术式或者PTA的方式修复，但更多情况下只有通过PTA的方式才能从根本上解除病变恢复内瘘通畅。开放术式修复，即在原瘘口近端重新吻合瘘口，吻合前对腔内血栓进行彻底的开放清除，内瘘得以再通，但是会损失一段瘘管，术后通常需要更换穿刺点，并且修复后的内瘘并不一定能达到通畅。由于AVF血栓闭塞的根本病因在于流出道狭窄，尤其是与穿刺点或血管分叉部位狭窄有关，单纯取栓重建而不解除这些狭窄病变，容易导致术后流量不够而再次形成血栓，正如本文的病例，2个月前出现血栓闭塞，并且流出道多部位狭窄，PTA开通应是最优选择。因此，如果要以开放的术式修复内瘘血栓闭塞，术前必须细致进行超声检查，如狭窄仅局限于瘘口区域，则可以开放取栓后在狭窄近端重建瘘口，但是需要确保术后不影响穿刺透析。

2.对于闭锁病变的开通，应以"由易到难，先柔后刚，从简至繁"的递进原则进行。首先以最容易的入路方式，尝试从病变两端推送导丝，导丝以柔性贯穿的方式通过，损伤是最小也是最安全的，其次再考虑以刚性的方式锐性穿刺强迫开通（参考本章"策略导图"），能以介入微创的方式开通，则手术最简易便捷，必要时还可以采取间置人工血管转位回流的繁琐开放术式恢复内瘘回流通畅。

第五节　策略导图

见图 1-5-1～图 1-5-6。

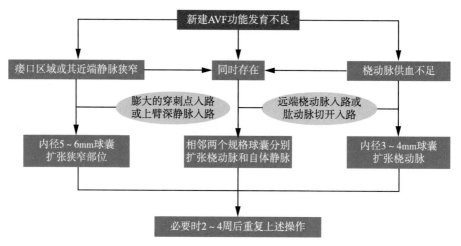

图 1-5-1　AVF 促成熟处置策略

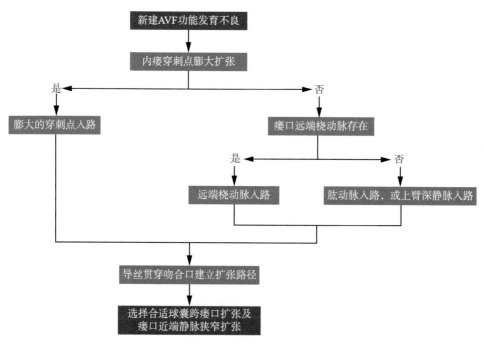

图 1-5-2　AVF 促成熟处置流程

肱动脉入路应开放置鞘，上臂深静脉入路应配合"肱动脉穿针，静脉引线"辅助导丝通过吻合口

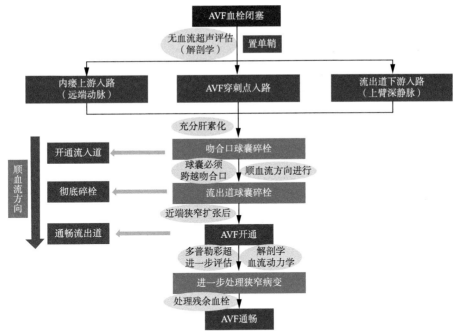

图 1-5-3　超声引导 AVF 血栓闭塞置单鞘介入处置策略

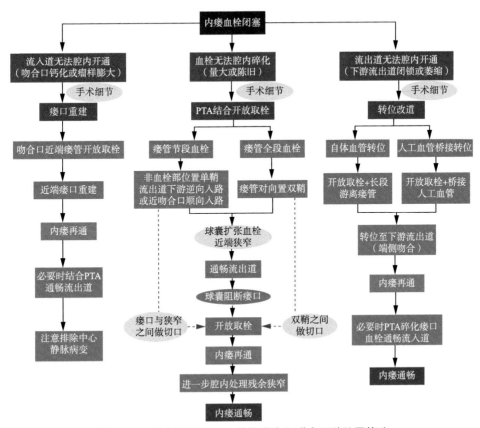

图 1-5-4　超声引导 AVF 血栓闭塞介入联合开放处置策略

开放取栓时，球囊应跨瘘口阻断血流

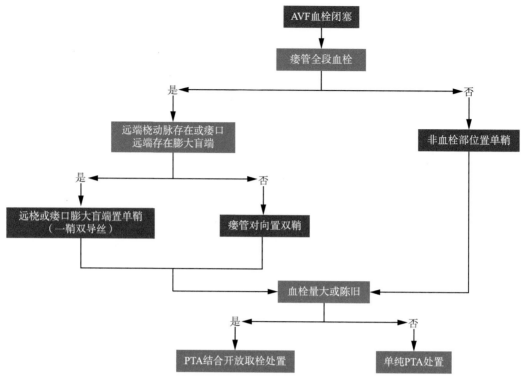

图1-5-5　AVF血栓闭塞处置流程

单纯PTA处置，球囊以顺血流方向进行腔内碎栓治疗；PTA结合开放取栓处置，球囊则以逆血流方向进行腔内扩张治疗

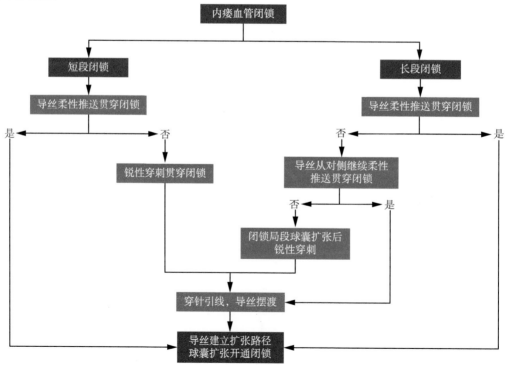

图1-5-6　内瘘血管闭锁处置流程：手术应由易到难，先柔后刚，从简至繁

第二章

人工血管动静脉内瘘篇

第一节　AVG人工血管静脉吻合口构建策略

AVG静脉吻合口的构建——端侧与端端吻合的优劣

AVG建立以后，在静脉吻合口区域，由于血流是从人工血管向自体静脉回流，自体静脉局部受到血流剪切力的持续作用，导致内膜逐渐增生，管腔出现狭窄，此为AVG固有狭窄，AVG静脉吻合口的形态，可以比作足踝部："足趾"为向心流出道方向，"足跟"为远端流出道方向，"足底"为自体静脉管壁，"足趾"即为AVG固有狭窄好发部位，而该狭窄是导致AVG血栓闭塞最常见的原因（图2-1-1）。对于AVG动脉吻合口，血流是从自体动脉向人工血管回流，人工血管局部受到血流剪切力的作用并不会造成内膜增厚，AVG动脉吻合口一般很少出现狭窄，因此，在AVG静脉吻合口狭窄逐渐进展过程中，人工血管触诊搏动呈增强趋势，透析静脉压越来越高，可以表现为拔针后止血时间延长，听诊震颤减弱，需要定期监测，规律PTA维护其通畅性。

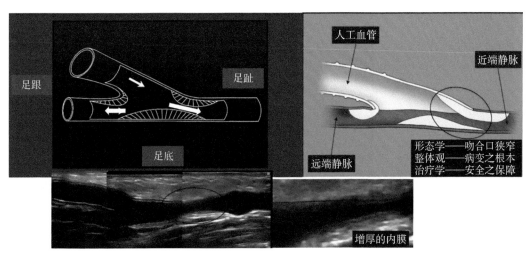

图2-1-1　AVG静脉吻合口端侧吻合狭窄示意图及超声影像

AVG静脉吻合口端侧吻合与端端吻合的特点。

（1）端侧吻合的瘘口：由于多了一条向远端回流的流出道，在近段流出道出现狭窄或闭锁时，内瘘血流仍可经远端静脉逆向回流，也能维持AVG通畅（图2-1-2，由于向心流出道闭锁，AVG静脉吻合口远端流出道代偿增粗），时常也会造成肿胀手（尤以透析后症状加重），此时，只要及时通过PTA恢复静脉吻合口的向心回流，肿胀手可以即刻消退。

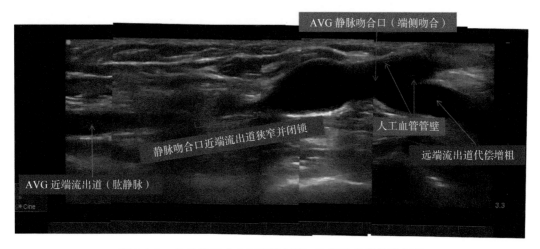

图2-1-2　AVG静脉吻合口近端闭锁，远端流出道代偿增粗

（2）端端吻合的瘘口：由于避免了人工血管与自体静脉吻合的折角，可以改善局部湍流，血流动力学相对更优，相较于端侧吻合的瘘口，吻合口近段自体静脉内膜增生导致的狭窄进展要缓慢一些，其吻合口区域的狭窄多局限在吻合口和近吻合口的人工血管内，多与自体静脉内膜增生浸润至人工血管内有关（图2-1-3）。

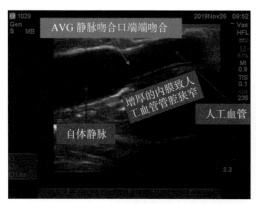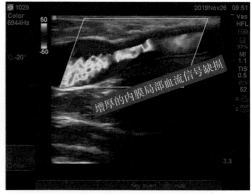

图2-1-3　AVG静脉吻合口端端吻合，内膜增生浸润至人工血管内导致狭窄发生

（3）端侧吻合的瘘口：由于吻合口区域血流对自体静脉的持续冲击作用，瘘口近端自体静脉内膜增厚狭窄的发生率非常高（图2-1-4，吻合口近段静脉长段狭窄）。

（4）端端吻合的瘘口，透析时静脉压可以直观反映吻合口的狭窄程度，一般来说透析时静脉压大于180mmHg（透析血流量250ml/min）时，极易导致AVG血栓闭塞，应尽快PTA维护；端侧吻合的瘘口，由于存在远端逆向回流的流出道，在吻合口近段静脉狭窄逐渐加重时，透析静脉压并不一定会相应升高。

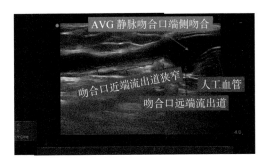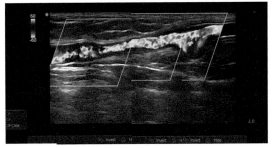

图2-1-4　AVG静脉吻合口端侧吻合，近端自体静脉狭窄

　　总之，AVG流出道越多越好，更有利于维系内瘘的通畅，因此，静脉吻合口首选端侧吻合，但是如果吻合的静脉远端血管条件不好，则不妨做端端吻合，毕竟远端流出道的通畅性不佳，不如尽可能优化吻合口区域的血流动力学；此外，对于一些因贵要静脉条件差而不得不吻合肱静脉的AVG，由于以肱静脉作为流出道的AVG远期通畅性整体不佳，而肱静脉的侧支又非常丰富（远端多与穿静脉互相关联），因此吻合肱静脉时做端侧吻合更好。

第二节 AVG血栓闭塞置单鞘介入处置策略

一、AVG血栓闭塞腔内处置（1）——人工血管入路

【病例介绍】

患者，男性，65岁，因"人工血管震颤消失1天"入院。患者AVG建立2年，期间曾因静脉吻合口狭窄两次行PTA治疗。查体：左前臂袢式AVG，皮下人工血管形态规整，动脉吻合口位于肘部外侧，静脉吻合口位于肘上内侧（图2-2-1）。

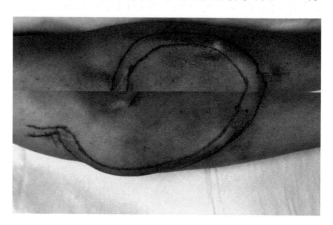

图2-2-1 术前AVG查体

【超声检查】

1.人工血管动脉吻合口形态规则（人工血管-肱动脉端侧吻合），动脉通畅无血栓，人工血管内血栓形成。

2.静脉吻合口近端流出道长段狭窄，人工血管内血栓亦延伸至此，其近端流出道通畅无血栓（图2-2-2）。

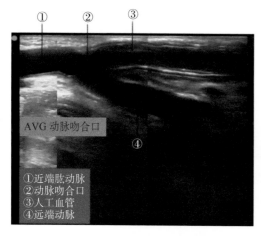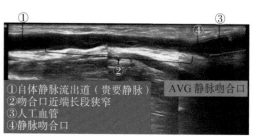

图2-2-2 超声探查AVG动脉吻合口、静脉吻合口影像

【术前分析】

AVG血栓闭塞，血栓范围多位于动脉吻合口和静脉吻合口近端狭窄之间，血栓范围虽长，但总量有限；另外，患者通常都是在内瘘闭塞的第一时间就诊，血栓形成时间并不长。因此，本中心对于AVG血栓闭塞多是采取置单鞘，以超声引导介入碎栓的方式治疗，血栓并不清除于体外，而是通过腔内球囊充分挤压碎化并溶入体循环的方式恢复内瘘通畅（详细操作流程参考本章"策略导图"）。

【手术过程】

1.选择人工血管中段非穿刺部位入路，穿刺针一定要垂直于人工血管进针（图2-2-3A），以方便术中翻鞘操作，向人工血管动脉吻合口方向置入鞘管（视频2-1，图2-2-3B）。

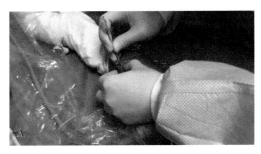

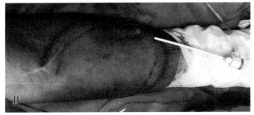

图2-2-3 选择人工血管中段非穿刺部位入路，向动脉吻合口方向置入6F鞘管

视频2-1

2.经鞘管充分肝素化，并向动脉侧人工血管腔内均匀推注尿激酶10万U（视频2-2）。

3.动脉侧人工血管腔内球囊碎栓治疗：球囊一定要跨过动脉吻合口，从动脉吻合口向置鞘部位逐段进行球囊碎栓处理（视频2-3）。

4.动脉侧人工血管碎栓处理后，超声引导下翻转鞘管至静脉吻合口方向（视频2-4），继续处理静脉侧人工血管血栓。

5.经鞘管向静脉侧人工血管腔内继续均匀推注尿激酶10万U（视频2-5），从置鞘部位向静脉吻合口逐段球囊碎栓（视频2-6）。

6.最后球囊扩张静脉吻合口区域狭窄，压力释放后，多普勒超声下随即出现血流信号，提示AVG再通（视频2-7），但是多数情况下人工血管和静脉吻合口区域仍会有一些附壁血栓，或者残余狭窄，内瘘尚未达到通畅程度。

7.对于附壁血栓可以再次进行球囊挤压，多数可以即刻清除，也可利用腔内活检钳夹取出体外（视频2-8），最终内瘘恢复血流通畅（视频2-9）。

| 视频2-2 | 视频2-3 | 视频2-4 | 视频2-5 | 视频2-6 |

| 视频2-7 | 视频2-8 | 视频2-9 |

【讨论与经验分享】

本中心对于AVF和AVG血栓闭塞常规采取置单鞘，以超声引导介入碎栓的方式治疗，血栓并不清除于体外，而是通过腔内球囊充分挤压碎化并溶入体循环的方式开通内瘘，手术仅置入一副鞘管即完成所有治疗，简化了操作流程，缩短了手术时间，更不用暴露血管，尤其是对于人工血管，减少了感染的风险，而且术后即可维持原穿刺点透析，避免了中心静脉留置导管，减少了中心静脉病变的风险，此外，更方便同期处理容易导致血栓的狭窄病变，彻底通畅流出道。

无论是AVF还是AVG血栓闭塞，以微创介入的方式顺利开通内瘘必须满足以下三点：①充足流入道的血供，即供血动脉和吻合口的状态一定要好，足够的血流动力才能冲刷溶解腔内细碎的血栓，使血管通畅；②充分碎化腔内血栓，血栓充分碎化后才能被血流冲入体循环并最大程度上减少肺栓塞的发生，因此，术中人工血管内推注尿激酶的目的也并不在于溶栓，而是辅助球囊尽可能地碎化血栓；③充畅无阻的流出道，碎化的血栓溶入体循环，内瘘才能恢复通畅。鉴于此，对于腔内球囊碎栓治疗的顺序，笔者一般是顺血流方向进行，主要基于以下四方面考虑：首先，确保碎栓安全，内瘘血栓闭塞，血栓多位于吻合口和流出道狭窄之间区域，狭窄病变可以起到一个闸门的作用，避免尚未经碎栓处理的大块血栓被血流冲入体循环；其次，碎栓实时感触，以顺血流方向进行碎栓处理，则腔内成功碎栓的血管，尤其是人工血管，即可触及搏动，并且随着碎栓处理的延续，搏动亦向流出道下游或人工血管静脉端逐段传导，操作过程中可以通过实时感触人工血管的搏动判断腔内血栓是否被充分碎化；再次，腔内预先推注的尿激酶结合流入道恢复的血流，更有助于尿激酶发挥溶栓的作用；最后，碎栓得以延续，动脉侧先进行碎栓处理时，由于有动脉压力的持续冲击作用，已碎化的血栓再次凝集成大块血栓的时间相对要缓慢一些，可为继续处理下游血栓赢得治疗时间。

对于置单鞘介入处置AVG血栓闭塞，在操作细节中则有以下几点需要注意：①选择合适的入路，置鞘部位的人工血管如果内壁光滑无狭窄，术中一般不会造成血栓附着，因此，多选择在人工血管中段置鞘，还应避免在人工血管穿刺部位置鞘（不同于AVF的介入处理，通常可以选择在穿刺部位的膨大处置鞘，而人工血管穿刺点即使无狭窄，也可能存在内壁毛糙不光滑，易于血栓附着）；②导丝和球囊通过动脉吻合口时，操作应缓慢轻柔，避免人工血管内血栓被带入动脉内，造成动脉远端栓塞，肢体末端出现缺血症状；③手术仅置入一个鞘管，但需要分别处理鞘管两侧人工血管内的血栓，为了顺利地翻转鞘管而不使其脱出腔外，首先在置鞘时，穿刺针应尽可能以垂直的角度进入人工血管，再调整针尖方向送入导丝，以这样的方式置入鞘管，在翻鞘操作时可以避免皮肤对鞘管的卡压，其次，人工血管内径一般为6mm，翻鞘时需要在超声监视下，把鞘管体退出至体外，保留鞘管尖端3～5mm在人工血管腔内（图2-2-4），才能顺利翻转鞘管；此外，建议选择60mm或者80mm长度的球囊，方便人工血管腔内长段碎栓操作，最后拔鞘时，穿刺部位应荷包缝合止血（术中可能需要多次翻鞘操作，避免人工血管置鞘部位暴露，减少压迫止血时间）。

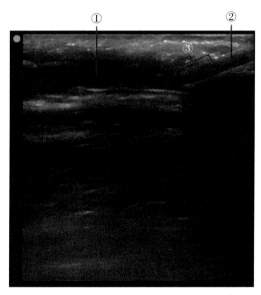

图2-2-4　翻鞘操作时超声监视下鞘管体退至体外，保留鞘管尖端在人工血管腔内
①人工血管管腔，②鞘管，③保留鞘管尖端约4mm在人工血管腔内

二、AVG血栓闭塞腔内处置（2）——流出道下游入路

【病例介绍】

患者，女性，43岁，因"人工血管震颤消失1天"入院。患者AVG建立3年，期间曾因狭窄两次PTA维护治疗。查体：左前臂袢式AVG，人工血管几乎全段均匀分布透析穿刺点，听诊人工血管杂音消失，触诊无震颤或搏动（图2-2-5A）。

【超声检查】

1.左前臂贵要静脉-肱动脉吻合AVG，动脉吻合口形态规则，其近端人工血管穿刺区域可见管壁毛糙不光滑，肱动脉内无血栓，人工血管全段血栓形成（图2-2-5B）。

2.静脉吻合口近端自体静脉短段狭窄，人工血管内血栓亦延伸于此，其近端自体静脉流出道通畅无血栓（图2-2-5C）。

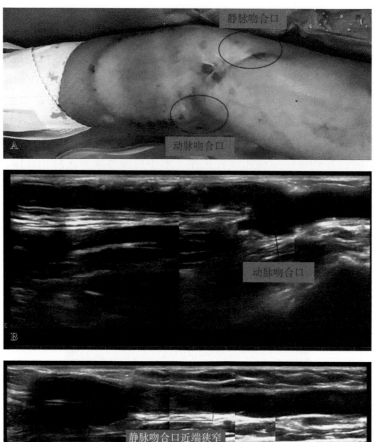

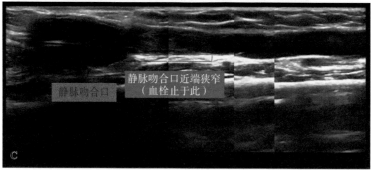

图 2-2-5　术前 AVG 查体及动、静脉吻合口超声影像

【术前分析】

AVG 静脉吻合口近端狭窄是导致血栓闭塞的根本原因，手术仍然拟以置单鞘超声引导腔内球囊碎栓的方式处置，患者虽然为袢式 AVG，但是人工血管袢环比较短，并且人工血管穿刺区域非常广，选择人工血管入路应尽可能在人工血管非穿刺区域的管壁光滑处置鞘，否则置鞘部位管壁毛糙容易附着血栓，鉴于患者的情况，人工血管入路并不是适宜选择，而患者上臂自体静脉流出道又非常通畅，因此，拟选择流出道下游逆向入路。

【手术过程】

1. 选择自体静脉流出道非血栓部位逆向置鞘（上臂贵要静脉入路），上臂自体静脉流出道一般为贵要静脉或肱静脉，内径多比较宽大，但是距皮较深，非常适合超声引导下穿刺置鞘（视频 2-10，图 2-2-6），置鞘后经鞘管推注普通肝素 15mg。

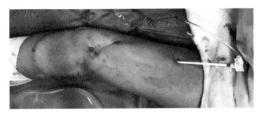

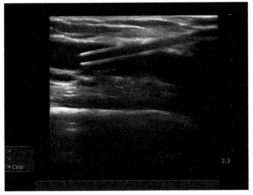

图2-2-6　上臂贵要静脉逆向置入鞘管

视频2-10　　　　视频2-11

视频2-12　　　　视频2-13

2.经鞘管送入泥鳅导丝，调整导丝分别逆向通过静脉吻合口、人工血管，放置在肱动脉内，再经导丝送入球囊，并经球囊导管向人工血管内均匀推注尿激酶20万U，其目的不在于溶栓，而是为下一步球囊充分碎栓做准备（视频2-11）。

3.选择7mm×80mm高压球囊从人工血管动脉端（球囊必须要跨动脉吻合口扩张）向静脉吻合口逐段腔内碎栓治疗（视频2-12可见人工血管动脉穿刺区域狭窄被球囊扩张开）。

4.球囊最后扩张静脉吻合口区域狭窄，球囊压力释放后，多普勒超声下随即可见血流信号（视频2-13）。

5.AVG恢复血流后，多普勒彩超详细评估人工血管通畅情况，对一些残留血栓再次通过球囊挤压碎化清除，直至腔内全部出现均匀血流信号（图2-2-7：动、静脉吻合口血流通畅，人工血管内测血流量1713ml/min）。

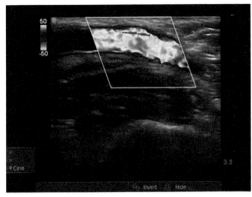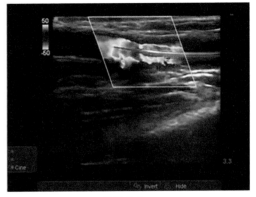

动脉吻合口　　　　　　　　　　　　　　静脉吻合口

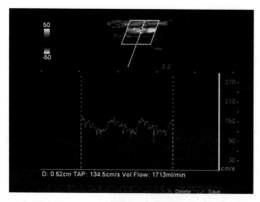

图 2-2-7 AVG 恢复通畅后动、静脉吻合口多普勒彩超影像，以及肱动脉血流量

【讨论与经验分享】

对于 AVG 血栓闭塞的介入处置，下游自体静脉流出道逆向入路更适合前臂 AVG，尤其人工血管祥环比较短，穿刺区域广，不适合选择人工血管入路的情况。相比较于人工血管入路，下游流出道入路的优势体现在以下两方面：①避免人工血管穿刺置鞘，减少对人工血管的损伤；②避免了术中翻鞘操作，球囊可以从动脉吻合口向静脉吻合口顺血流方向连续碎栓处理，手术步骤更连贯，由于是在宽大的下游自体静脉置鞘，鞘管完全不会阻碍内瘘的回流，更利于碎化的血栓溶解。需要注意的是，对于深部自体静脉置入的鞘管，术后拔鞘时局部易形成血肿，由于术中球囊不需要反复进出鞘管，建议选择尽可能小的鞘管（文中病例用的是 5F 鞘管），必要时还可以利用球囊腔内止血（人工血管另置鞘管，送入球囊至自体静脉置鞘部位进行拔鞘后腔内压迫止血，而对于人工血管的鞘管，则拔鞘后荷包缝合止血更稳妥）。

三、AVG 血栓闭塞腔内处置（3）——远端动脉入路

【病例介绍】

患者，女性，65 岁，因"人工血管震颤消失 2 天"入院。患者左上臂 AVG 建立 3 年，10 个月前曾因 AVG 闭塞给予介入开通，现再次出现血栓闭塞。查体：左上臂直桥式 AVG，人工血管均匀分布穿刺点，动脉穿刺区域皮肤大面积淤青，肘部肱动脉搏动良好（图 2-2-8）。

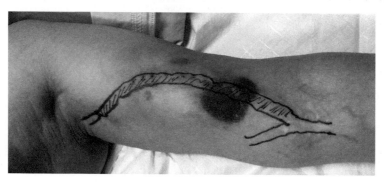

图 2-2-8 术前 AVG 查体

【超声检查】

1.AVG动脉吻合口位于肘部（人工血管-肱动脉端侧吻合），动脉吻合口形态规则，远、近端肱动脉通畅无血栓。

2.AVG静脉吻合口位于近腋窝部位（人工血管-贵要静脉端侧吻合），静脉吻合口狭窄。

3.血栓范围位于人工血管全段，人工血管存在长段病变：钙化、狭窄、管壁缺如（图2-2-9）。

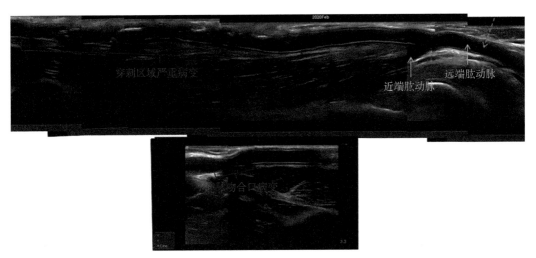

图2-2-9　术前AVG超声影像

【术前分析】

患者为直桥式AVG，人工血管短，并且人工血管存在长段病变，故不适合选择人工血管入路，此外，由于是上臂AVG，也无法选择自体静脉流出道逆向入路，故拟选择远端动脉入路，手术仍然以置单鞘超声引导腔内球囊碎栓的方式处置。

【手术过程】

1.肘部做小切口，游离人工血管远端动脉（肱动脉在肘部距皮一般比较表浅），直视下经远端动脉向心方向置入5F鞘管（图2-2-10）。

2.经鞘管肝素化后向腔内送入泥鳅导丝，调整导丝先后通过动脉吻合口、人工血管各病变段，以及静脉吻合口，放置在流出道下游，经导丝送入球囊并经球囊导管向人工血管腔内均匀推注尿激酶10万U（视频2-14）。

3.选择7mm×60mm高压球囊从人工血管动脉端（一定要跨动脉吻合口）向静脉吻合口方向逐段腔内碎栓治疗（视频2-15：人工血管穿刺区域长段狭窄病变被扩张开）。

4.最后扩张静脉吻合口狭窄（视频2-16：球囊扩张静脉吻合口狭窄，球囊撤压后人工血管腔内随即恢复血流信号）。

5.继续处置人工血管腔内残余病变，直至AVG恢复通畅，人工血管内测血流量2647ml/min，缝合置鞘处动脉创口及皮肤，术后即可穿刺透析（图2-2-11，图2-2-12）。

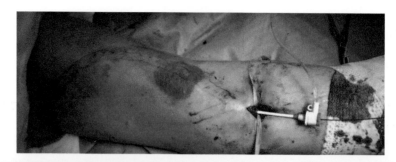

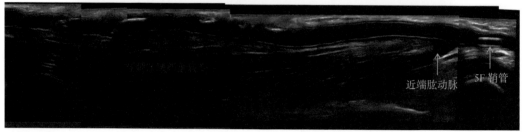

近端肱动脉　　5F 鞘管

图2-2-10　人工血管远端动脉以开放的方式置入鞘管

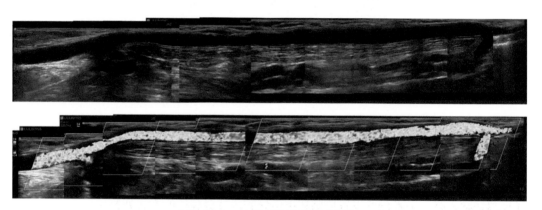

图2-2-11　AVG开通后的超声影像

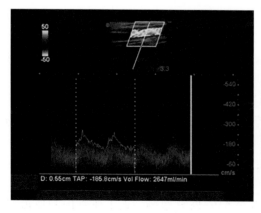

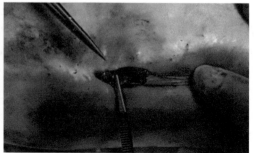

D: 0.55cm TAP: -185.8cm/s Vol Flow: 2647ml/min

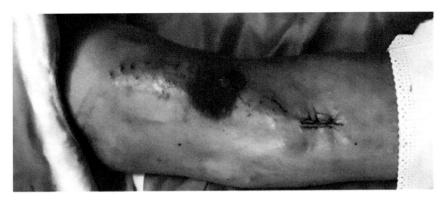

图2-2-12　缝合动脉置鞘创口，以及术后伤口外观

视频2-14　　　　视频2-15　　　　视频2-16

【讨论与经验分享】

对于AVG血栓闭塞的超声介入处置，远端动脉入路适合上臂直桥式AVG，尤其是人工血管病变严重不适合置鞘的情况，动脉以开放的方式置入鞘管更为稳妥，术后拔鞘缝合动脉创口即可，不需要压迫止血，避免了血肿和远端肢体窃血的风险，并且这种方式属于通路外入路，鞘管完全不影响AVG回流，更有利于碎化血栓的溶解，需要注意的是，远端动脉切开置鞘的部位距离AVG动脉吻合口应1cm以上，避免术中暴露人工血管，增加其感染概率；此外，调整导丝通过动脉吻合口，并穿过人工血管及静脉吻合口，放置在流出道下游，这是能够顺利腔内球囊碎栓操作的关键，由于动脉吻合口角度的问题，导丝逆向通过动脉吻合口至人工血管内可能存在困难，必要时可以采取"穿针引线，导丝摆渡"技术辅助导丝通过吻合口的弧度（参考第五章第二节PTA导丝通过的特殊策略）。

四、AVG血栓闭塞腔内处置（4）——置双鞘人工血管入路

对于AVG血栓闭塞，本中心常规以置单鞘腔内球囊碎栓的方式开通，但是，当自体静脉流出道或静脉吻合口存在严重病变时，如极端狭窄，甚至闭锁，导丝通过存在一定的困难，或者需要采取非常规方式操控导丝通过，导丝通过耗时较长，此时置双鞘的方式腔内开通，可使手术过程更加连贯有序，正如下述案例。

【病例介绍】

患者，女性，56岁，因"人工血管震颤消失2天"入院。患者因"尿毒症"于2021年1月20日建立左前臂AVG，开始规律血液透析治疗，半年后出现透析时静脉压升高，因疫情原因未能及时随访维护，于9月16日透析时发现AVG震颤消失。

【超声检查】

1.左前臂肱动脉-贵要静脉吻合祥式AVG,贵要静脉在上臂中段汇入肱静脉回流。

2.静脉吻合口近端自体静脉流出道长段闭锁,超声下管腔隐约可见,闭锁段一直延伸至腋窝部位,闭锁段近端流出道通畅,腔内无血栓(图2-2-13)。

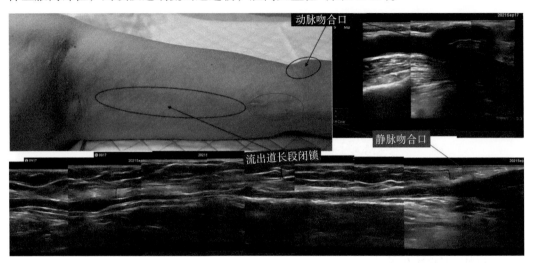

图2-2-13 术前人工血管动、静脉吻合口及自体静脉流出道超声影像

【术前分析】

对于AVG血栓闭塞的处置,按照本中心常规置单鞘的操作流程,动脉吻合口及人工血管动脉侧血栓碎化后,再翻鞘至静脉侧,向流出道下游送入导丝,继续碎化血栓直至内瘘开通,但是,该病例由于静脉流出道存在严重病变,导丝通过该段病变可能存在困难,若在过导丝环节耗时太长,则人工血管腔内已碎化的血栓极易再次凝集成大块血栓,故拟选择置双鞘操作,导丝先行向动脉吻合口和流出道下游方向分别建立扩张路径,使手术过程更加连贯有序。

视频2-17

【手术过程】

1.人工血管首先向静脉吻合口方向置入第一个鞘管(图2-2-14),鞘芯抵近至吻合口前,送入泥鳅导丝,操控导丝钻过闭锁段,建立扩张路径(视频2-17)。

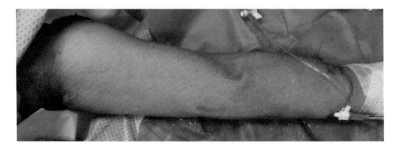

图2-2-14 人工血管首先向静脉吻合口方向置入第一个鞘管

2.人工血管向动脉吻合口方向置入另一个鞘管（两个鞘管对向置入），导丝分别向流出道和流入道建立扩张路径（图2-2-15）。

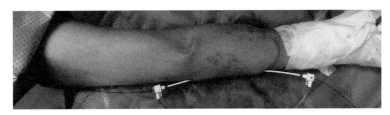

图2-2-15　人工血管向动脉吻合口方向置入第二个鞘管，两根导丝经鞘管分别放置在流出道下游和近端肱动脉

3.选择6mm×80mm高压球囊，经球囊导管向人工血管腔内均匀推注尿激酶和肝素后，球囊从动脉吻合口开始，以顺血流方向逐段碎栓处理人工血管动脉侧血栓（视频2-18）。

4.球囊经另一个鞘管送入，继续碎化人工血管静脉侧血栓，以及开通自体静脉流出道长段闭锁，球囊第一轮扩张下来，血管腔内已可见血流信号，内瘘再通（视频2-19）。

5.处理腔内残余血栓，利用fogarty导管拖拽松解静脉吻合口区域附壁血栓（视频2-20），直至内瘘恢复通畅，肱动脉测血流量1806ml/min（图2-2-16，图2-2-17）。

视频2-18　　　　视频2-19　　　　视频2-20

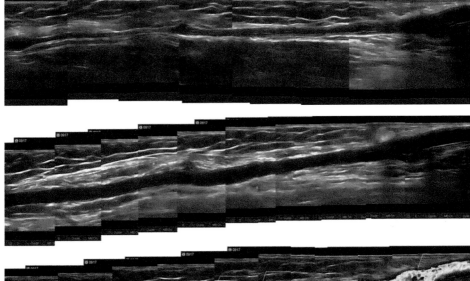

图2-2-16　术前、术后AVG静脉吻合口及自体静脉流出道超声影像对比

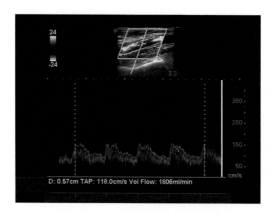

图2-2-17 术后肱动脉测血流量

【讨论与经验分享】

1.人工血管置双鞘处置AVG血栓闭塞，适合静脉吻合口或自体静脉流出道存在严重病变，甚或血管闭锁不通的情况，对于这些严重病变，操控导丝通过可能存在困难，如果置单鞘操作，由于是从动脉吻合口开始以顺血流的方向碎栓治疗，通常因为翻鞘后向下游流出道引导丝环节耗时太长，而造成上游腔内已经碎化的血栓再次凝集成大块血栓，此时，导丝先行向流入道、流出道两个方向建立扩张路径，再进行腔内碎栓治疗，则可以避免上述窘况的发生，使腔内碎栓操作得以更加连贯有序。

2.该患者自体静脉流出道长段闭锁，在内瘘血栓堵塞前应该就已经没有血流了，完全通过静脉吻合口远端流出道代偿回流，如果在内瘘血栓堵塞前及时就诊，则手术不需碎栓环节，单纯开通闭锁和扩张狭窄即可，要简化很多。对于闭锁的血管，其管壁"前胸贴后背"，开通的话需要通过泥鳅导丝穿入，贯穿病变段，再以球囊扩张塑形（血管长段闭锁的开通可以参考"第一章第四节内瘘血管闭锁开通策略"）；对于导丝在闭锁腔内的推送，一方面，超声要实时跟踪导丝的"J"头，引导其推进，另一方面，操控辗转导丝推送时，更需要实时感触导丝前端反馈的阻力，避免导丝成祥或钻入夹层，通常需要鞘管抵近支撑，或者支撑导管持续跟进，辅助导丝推送（视频2-17）。

3.对于血管长段闭锁的开通，尤其是AVG肱静脉流出道的扩张治疗，血管壁必然也必须要扩张撕裂（视频2-19），对于严重的撕裂血肿要及时进行腔内球囊低压止血，只要流出道通畅，血肿在术中即可逐渐改善，一般不至于压迫管腔，造成回流受限。

五、即时穿人工血管＋裸支架置入——一例值得思考的病例

【病例介绍】

患者，男性，82岁，主因"规律透析4年余，内瘘震颤消失2天"入院。患者4年前因"高血压肾损害"进展至ESRD，建立AVF开始规律透析，期间多次因AVF功能不良或闭塞入院治疗，半年前AVF闭塞后修复失败，重新建立左前臂即时穿型AVG（肱静脉-肱动脉吻合），2个月后AVG血栓闭塞，当地医院给予介入开通处理，并在AVG静脉吻合口及流出道置入6mm×10cm裸支架，3个月后AVG再次血栓闭塞。查体：左前臂祥式AVG，人工血管祥环无折角，肱动脉搏动良好（图2-2-18）。

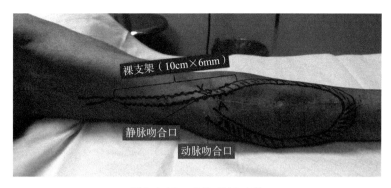

图 2-2-18　术前 AVG 查体

【超声检查】

1. 动脉吻合口位于肘部内侧，内径约 7mm（人工血管斜面离断吻合于肱动脉），可见即时穿人工血管典型的三层壁结构（图 2-2-19A）。

2. 人工血管与肱静脉端端吻合，静脉吻合口及肱静脉流出道长段裸支架置入，吻合口近段支架内和支架近端自体静脉疑似狭窄（图 2-2-19B）。

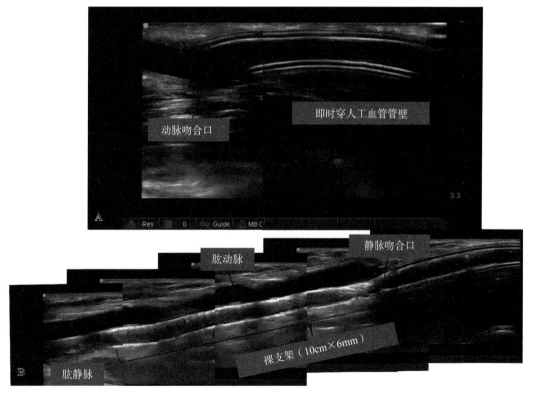

图 2-2-19　术前 AVG 动、静脉吻合口超声影像

【术前分析】

患者 AVG 建立 2 个月后即出现了血栓闭塞，由于术后时间不长，静脉吻合口区域

一般还不至于进展成狭窄，血栓闭塞的原因可能与低血压有关，又或者是AVG初始设计、手术吻合的原因，而在第一次血栓闭塞后，即置入了裸支架覆盖于静脉吻合口和自体静脉流出道之间，3个月后又再次血栓闭塞，虽然裸支架内也会因内膜增殖浸润导致再狭窄，但是才置入2个月的裸支架，还不至于出现支架内再狭窄，不过无论什么原因导致的血栓闭塞，本中心都常规采取置单鞘腔内球囊碎栓的方式开通。

【手术过程】

1.人工血管首先向动脉吻合口方向置入鞘管（图2-2-20）。

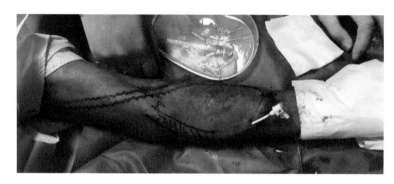

图2-2-20 选择人工血管非穿刺段置入鞘管

2.经球鞘管推注肝素及尿激酶后，向腔内先后送入导丝和球囊，球囊头端过动脉吻合口约1cm，从动脉吻合口向置鞘部位逐段碎栓（图2-2-21）。

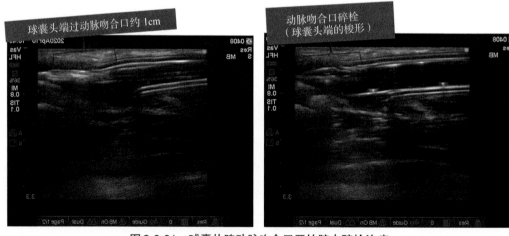

图2-2-21 球囊从跨动脉吻合口开始腔内碎栓治疗

3.碎栓至置鞘部位时需要翻鞘继续处理人工血管静脉侧血栓及自体静脉流出道内血栓，包括支架内血栓，直至内瘘恢复通畅（图2-2-22）。

术中亦存在插曲：支架内仍存在狭窄（静脉吻合口近段），并且狭窄部位内壁貌似很毛糙（泥鳅导丝并不能顺滑通过），6mm×80mm高压球囊扩张狭窄后局部出现小血肿隆起于支架上方（图2-2-23）。

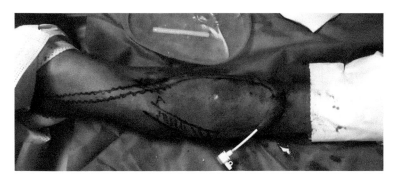

图2-2-22 鞘管翻转至静脉吻合口方向

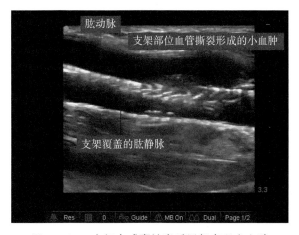

图2-2-23 支架内球囊扩张后局部出现小血肿

术后DSA也可见支架内仍有轻度狭窄，局部少量造影剂外渗（图2-2-24红圈处），透视下裸支架结构完整。

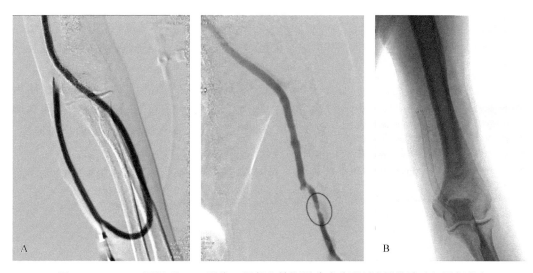

图2-2-24 AVG再通后DSA影像，局部血管撕裂造成造影剂少量外渗（红圈部位）

术后人工血管内超声测血流量1507ml/min，可以即时穿刺透析（图2-2-25）。

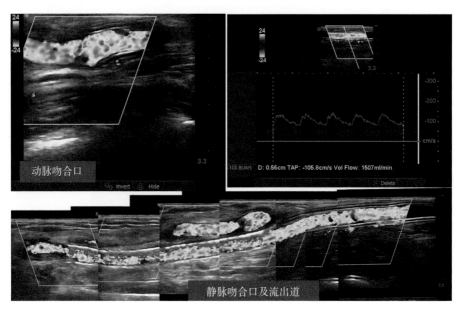

图2-2-25　术后彩色多普勒超声影像

【讨论与经验分享】

1.对于AVG的构建，动脉吻合口不需要太大，一般5mm左右即可（人工血管垂直离断吻合于动脉），静脉吻合口则可以尽可能做大，一般15mm左右（人工血管斜面离断与静脉做端侧吻合）。

2.AVG选择贵要静脉流出道的远期通畅率要明显优于肱静脉（肱静脉由于伴行并反复缠绕肱动脉且分支多，后期必然更易好发狭窄等并发症），当然贵要静脉原始状态不良的情况应另当别论。

3.对于AVG血栓闭塞，首选还是腔内开通，至于置单鞘还是双鞘，DSA或是超声引导，依据各中心的习惯和经验都可以，关键是避免人工血管的暴露，尽可能杜绝其感染机会。

4.关于支架的使用，本中心对于AVG流出道各部位狭窄病变一般初始不考虑使用支架，对于静脉吻合口或流出道狭窄经PTA治疗后，如3个月内仍反复再狭窄的病变通常会考虑应用覆膜支架（图2-2-26），或者间置一段人工血管转位至下游流出道回流，对于处理一些假性动脉瘤，也可以应用覆膜支架进行修复。

5.对透析患者通路方案的系统规划，对AVG的合理设计，以及使用期间的规律监测和适时维护，都是AVG能够维持通畅、持久使用的关键。

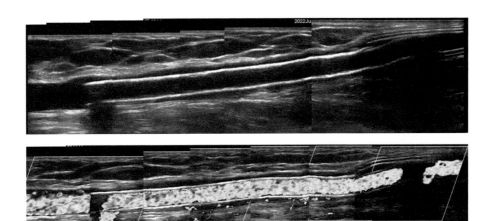

图2-2-26 AVG静脉吻合口置入覆膜支架的超声影像

第三节　AVG血栓闭塞介入联合开放处置策略

一、AVG血栓闭塞杂合处置——切开取栓辅助腔内碎栓

【病例介绍】

患者，男性，52岁，因"人工血管震颤消失2天"入院。患者规律透析10余年，2012年建立左前臂AVG，目前使用了9年余，期间患者未能遵医嘱定期随访，反复因内瘘狭窄、闭塞或人工血管假性动脉瘤等并发症，先后在外院多次给予介入或开放取栓、人工血管间置和人工血管假性动脉瘤切除术等处理。查体：左前臂袢式AVG，前臂外侧为假性动脉瘤切除后的瘢痕，并间置人工血管，上臂内侧为后期间置的人工血管，静脉吻合口已位于腋窝部位，人工血管走行扭曲，前臂内侧人工血管由于反复穿刺已致假性动脉瘤形成（图2-3-1）。

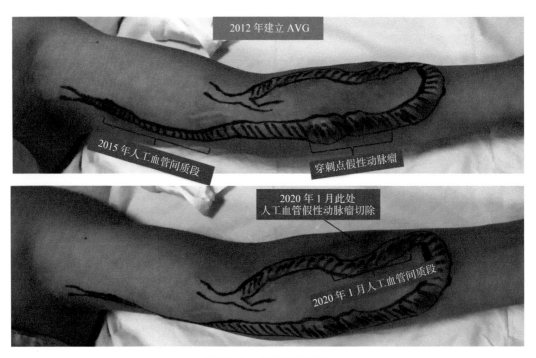

图2-3-1　术前AVG查体

【超声检查】

1.AVG动脉吻合口尚无血栓，人工血管内血栓形成（图2-3-2A）；AVG静脉吻合口为端端吻合，其近段自体静脉长段狭窄，血栓一直延伸至狭窄段，狭窄近端静脉管腔通畅无血栓（图2-3-2B）。

2.前臂内侧人工血管穿刺点假性动脉瘤形成（人工血管管壁缺如），腔内充满血栓（图2-3-3）。

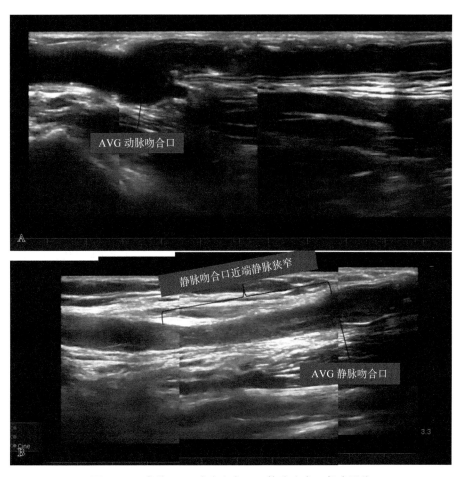

图2-3-2　术前AVG动脉吻合口、静脉吻合口超声影像

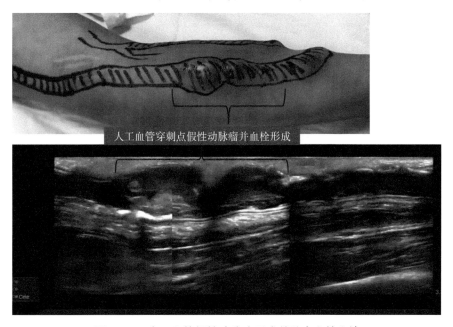

图2-3-3　人工血管假性动脉瘤形成并腔内血栓充填

【术前分析】

对于AVG血栓闭塞，本中心常规采取置单鞘腔内球囊碎栓的方式开通，腔内开通的三个关键步骤：①恢复流入道供血；②充分腔内碎化血栓；③通畅流出道。该患者由于人工血管存在假性动脉瘤并瘤壁毛糙不光滑，腔内充满血栓，无法在腔内充分碎化，此外，既往反复人工血管间置转位回流处置，人工血管已延伸至腋窝部位，并走行纤曲，不利于碎化的血栓溶于体循环，因此，拟采取切开取栓辅助腔内碎栓的方式处置。

【手术过程】

1.在人工血管假性动脉瘤近端切开取栓（靠近假性动脉瘤的人工血管切开取栓，主要是方便清除瘤腔内血栓），通过体外挤压的方式，把瘤腔内的血栓彻底挤出体外（图2-3-4A）。

2.由于人工血管已经切开取栓，所以继续用fogarty导管分别向切口两侧拖取腔内血栓（图2-3-4B），人工血管比较扭曲，开放的方式一般无法完全清除腔内血栓，尤其是动静脉吻合口区域的血栓还需要辅助腔内球囊碎化处理。

3.从人工血管切口部位置入7F鞘管（图2-3-4C），先后向流入道和流出道方向送入导丝，球囊以顺血流方向从动脉吻合口向静脉吻合口逐段进行腔内碎栓治疗，同时处理狭窄病变，直至内瘘恢复通畅。

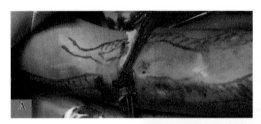
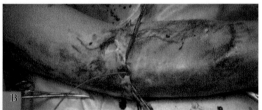
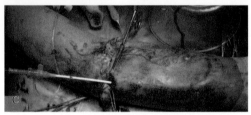

图2-3-4　人工血管开放取栓

开通后的AVG动静脉吻合口超声影像，人工血管假性动脉瘤内已无血栓残留（图2-3-5）。

AVG血流通畅后，依次缝合人工血管上的取栓切口和皮肤，小创口完全不影响即时透析，术后人工血管内测血流量1510ml/min（图2-3-6）。

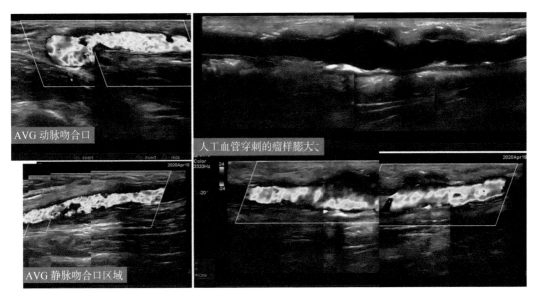

图2-3-5 AVG开通后，动脉吻合口、静脉吻合口及假性动脉瘤段彩色多普勒超声影像

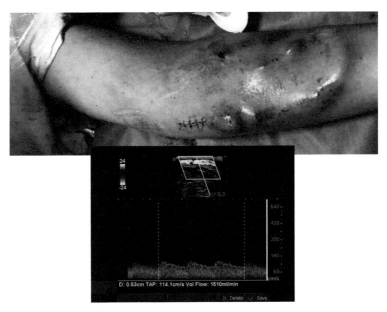

图2-3-6 术后AVG外观及超声测量人工血管内血流量

【讨论与经验分享】

1.术中开通AVG用时30分钟左右，但是由于人工血管病变多，并且走行纡曲，腔内残余附壁血栓比较多，AVG也只是恢复了血流，尚达不到通畅，采取各种腔内手段清除这些残余病变花费了很长时间，才使血流达到通畅程度，在这期间肝素化非常重要，可以避免腔内处置过程中继发血栓（只要有血流就可以利用多普勒超声评估血流动力学，发现残余病变）。由此可见，AVG合理穿刺透析及规律随访的重要性，对于狭窄病变提前PTA干预处理，不仅可以降低手术难度，更避免了血栓闭塞等并发症的发生，

更能够持久维系人工血管的通畅和形态完整。

2.控制好人工血管上的取栓切口,取栓后选择7F或8F鞘管正好可以封堵该切口,并进行腔内治疗,直至内瘘恢复通畅。

二、AVG陈旧血栓闭塞再开通——鞘管的合理利用

【病例介绍】

患者,女性,75岁,因"人工血管内瘘堵塞3个月,透析导管脱落2天"入院。患者左前臂AVG建立4年,3个月前内瘘堵塞,当地医院给予人工血管切开取栓,未能开通(图2-3-7为当时术后照片,红圈标记部位为3个手术切口),遂置入右侧带隧道和涤纶套的透析导管(tunneled cuffed catheter,TCC),现TCC脱落,无法透析。查体:左前臂袢式AVG,人工血管在动脉吻合口和静脉吻合口区域可见陈旧切口瘢痕(图2-3-8B)。

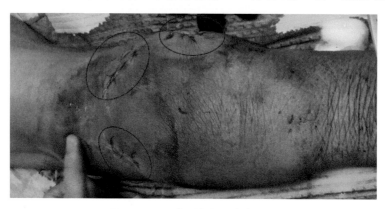

图2-3-7 开放取栓术后伤口外观

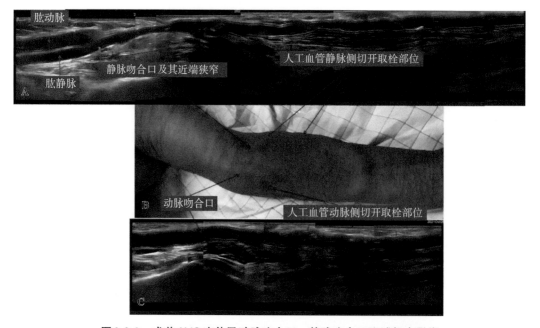

图2-3-8 术前AVG查体及动脉吻合口、静脉吻合口区域超声影像

【超声检查】

1.静脉吻合口位于肘部外侧，动脉吻合口位于肘部内侧，人工血管静脉流出道为肱静脉，静脉吻合口近端自体静脉长段狭窄。

2.人工血管开放取栓部位管腔狭窄，并且管壁非常毛糙（图2-3-8A、C）。

【术前分析】

人工血管血栓堵塞已3个月余，动脉吻合口已无法探查到血栓伴随动脉搏动的超声影像，腔内血栓完全机化；人工血管由于反复穿刺透析，以及经历切开取栓的损伤，管壁存在多段病变。开通AVG仍然是三个关键环节，即开通动静脉吻合口和腔内彻底取栓，后者需要选择在人工血管相对正常的部位切开取栓，开通动静脉吻合口的关键则在于过导丝环节，尤其是对于静脉吻合口，其近端静脉长段狭窄，吻合口存在角度，操控导丝通过可能存在困难。

【手术过程】

1.选择人工血管静脉侧向静脉吻合口方向置入5F鞘管（图2-3-9A），送入泥鳅导丝，拟将导丝钻过静脉吻合口，建立扩张路径，由于人工血管既往切开取栓部位管壁毛糙非常不光滑，导丝"J"头始终无法通过，但考虑管腔相对平直，故调整为导丝硬头在超声引导下小心推进至吻合口前方，再利用鞘芯跟进至此处（视频2-21），重新交换为导丝"J"头调整通过吻合口，再经导丝送入6mm×80mm高压球囊，首先把静脉吻合口和人工血管静脉段狭窄充分扩张（视频2-22，图2-3-9A左上为球囊扩张静脉吻合口超声影像），为下一步的开放取栓操作做准备。

2.选择人工血管管腔相对光滑无狭窄的部位切开，游离人工血管约1cm（图2-3-9B），做小切口，利用fogarty导管分别向静脉侧和动脉侧拖取血栓于体外（图2-3-9C，视频2-23：人工血管静脉侧拖取腔内血栓后，即可见回血，提示流出道方向已开通），人工血管内血栓已经完全机化收缩，量并不多。

3.由于人工血管动脉吻合口角度平直，所以fogarty导管直接通过了吻合口，深入肱动脉，拖取动脉侧血栓后，即恢复了流入道供血，此时，从人工血管开放取栓的切口向动脉吻合口方向置入8F鞘管，鞘管正好填塞住切口，避免切口喷血（图2-3-9D），经鞘管向动脉吻合口送入上述球囊，扩张动脉吻合口和处置人工血管动脉侧病变，进一步开放流入道血供（视频2-24，球囊撤压后，人工血管腔内即可见明显血流信号）。

4.此时人工血管动脉侧已可触及明显搏动，提示动脉吻合口已充分开放，动脉供血充足，人工血管静脉侧及其近端流出道方向还存在残余病变，翻转8F鞘管至静脉吻合口方向，重新经该鞘管送入泥鳅导丝并调整至下游流出道，首先利用球囊腔内压迫止血，拔除5F鞘管（图2-3-9E），继续对静脉吻合口及其近端肱静脉狭窄用7mm直径高压球囊再次腔内治疗，直至内瘘恢复通畅。

5.最后，用血管夹控制鞘管两端血流，拔除8F鞘管，用6-0普灵线缝合人工血管切口（图2-3-9F，图2-3-9G）。

6.缝合皮肤，术后人工血管即可穿刺透析，术后AVG的超声影像，肱动脉测血流量1705ml/min（图2-3-10）。

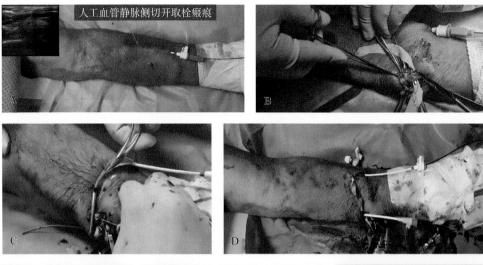

图2-3-9 超声介入辅助AVG开放取栓过程

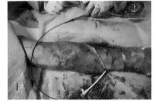 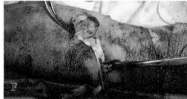 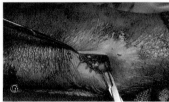

视频2-21　　视频2-22　　视频2-23　　视频2-24

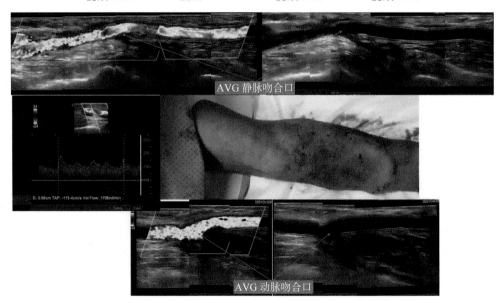

图2-3-10 术后伤口外观及AVG动静脉吻合口超声影像

【讨论与经验分享】

由于人工血管的材质特殊，其腔内的血栓无论残留多久都不至于与人工血管管壁形成粘连，通过开放的方式是可以完全清除于体外的，但是，在吻合口部位的血栓，尤其是静脉吻合口，血栓多横跨人工血管和自体血管，血栓机化后与自体血管形成粘连，导致吻合口完全闭合，因此，吻合口的开通通常是手术成败的关键，必要时可以采取锐性穿刺，或者更换吻合口的方式恢复AVG回流。

对于AVG的开放取栓操作，应选择人工血管相对正常的部位切开，避免术后残留狭窄，利用fogarty取栓导管清除人工血管内的血栓时，术中可以对人工血管内的狭窄先进行球囊扩张治疗，以方便fogarty取栓导管深入腔内拖取血栓。取栓后AVG恢复血流，可能还会存在附壁血栓或者残余狭窄等，需要超声仔细探查腔内的情况，故不要立即缝合开放取栓的切口，可以利用大内径的鞘管，如8F鞘管封堵住取栓切口避免出血并利用该鞘管进行腔内治疗，直至确定内瘘恢复通畅后再拔除鞘管，缝合人工血管取栓切口。

第四节　AVG静脉吻合口近端流出道闭锁开通策略

一、AVG静脉吻合口近心角闭锁开通——上穿下扩，无锁（所）不破

【病例介绍】

患者，男性，76岁，因"反复透析后左前臂肿胀2周"入院。患者左前臂袢式AVG建立19个月，人工血管穿刺透析，透析过程顺利，期间患者的AVG一直未随访维护，目前每次透析后左前臂肿胀加重并于次日逐渐改善。查体：人工血管触诊有明显搏动，仅静脉吻合口区域可触及细微震颤（图2-4-1）。

【超声检查】

1. 左前臂贵要静脉-肱动脉吻合AVG。

2. 静脉吻合口近端静脉闭锁，闭锁段长约1.36cm，下游流出道通畅，内瘘向吻合口远端静脉回流（所以该侧肢体肿胀在透析后加重）。

3. 肱动脉测血流量808ml/min，由于流出道远端回流尚通畅，透析中静脉压也不至于太高，透析血流量250ml/min时，静脉压170mmHg左右（图2-4-1）。

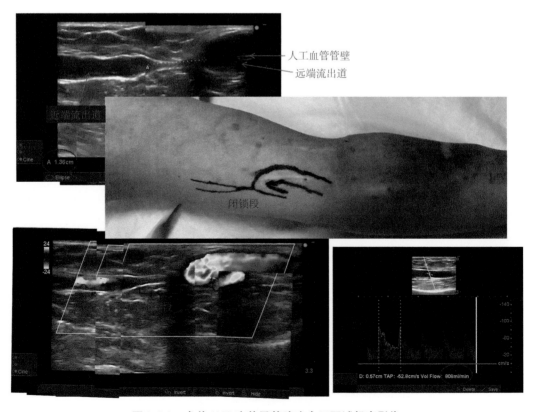

图2-4-1　术前AVG查体及静脉吻合口区域超声影像

【术前分析】

1.患者AVG近端流出道闭锁，远端流出道回流通畅，单从AVG整体回流通畅情况来看，如果患者远端侧支代偿回流充分，没有出现肿胀手，那么对于近端流出道的闭锁不去干预也未尝不可，但是，通路维护需要关注的是内瘘的"可持续"通畅，并不仅仅局限于当前的通畅，如果AVG仅远端回流，一旦出现血栓闭塞则再开通会非常困难，AVG很可能会因此废弃，所以，不能仅仅因为AVG远端回流通畅而放任近端流出道闭锁的现状。

2.对于瘘管闭锁的开通，常规还是按照"先柔后刚"的顺序进行，首先尝试泥鳅导丝是否能够钻过闭锁段，如果无法柔性钻通，再以锐性穿刺的方法捅穿闭锁。

3.拟选择人工血管近静脉吻合口部位入路（接近病变处置鞘，鞘管可以抵近病变，增加对导丝的支撑，有助于导丝通过病变），如果导丝无法通过闭锁段，则从闭锁段近端贵要静脉逆向锐性穿刺，贯穿狭窄，并从贵要静脉向人工血管方向置入鞘管，这样不仅可以开通闭锁段病变，还可以处理人工血管内穿刺点的狭窄，最后，再利用人工血管上的鞘管，送入球囊，对贵要静脉拔鞘后腔内压迫止血。

【手术过程】

1.首先人工血管置入鞘管（图2-4-2），尝试泥鳅导丝钻过吻合口近端闭锁（视频2-25），鞘管尖端抵近静脉吻合口，调整各种角度，导丝始终无法突破闭锁病变。

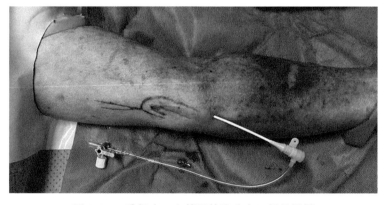

图2-4-2 选择人工血管近静脉吻合口部位置鞘

视频2-25

2.先柔后刚，继续以锐性穿刺捅穿闭锁（该闭锁比较短，如果是长段闭锁，桥接一段人工血管可能更合适），用套管针从贵要静脉逆向锐性捅穿闭锁段，套管尖端深入人工血管腔内（视频2-26，图2-4-3A），相对于穿刺方向，血管是倾斜向上的，所以进针有些别扭，局部造成了些许渗血。

3.考虑到球囊通过闭锁段可能会存在困难，所以经导丝直接把5F鞘管横跨闭锁段（图2-4-3B），这样送入球囊后，只需退鞘同时把球囊拉入闭锁病变内即可，选择4mm×40mm的高压球囊扩张闭锁段病变，球囊压力回撤时，扩开的闭锁段已可见明显血流信号（视频2-27）。另选择6mm×60mm高压球囊扩张人工血管穿刺点狭窄（此

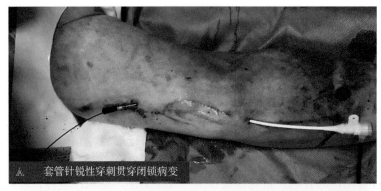

A 套管针锐性穿刺贯穿闭锁病变

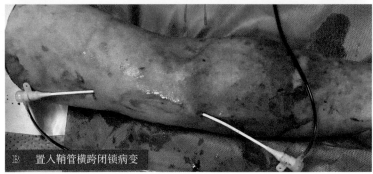

B 置入鞘管横跨闭锁病变

图2-4-3　利用锐性穿刺突破闭锁病变并置入鞘管

处略）。

4.此时，闭锁段已用4mm直径的球囊打开，但内径还是偏细，所以重新从人工血管上的鞘管送入导丝和6mm直径的球囊，进一步扩张该处病变，同时拔出留置静脉的鞘管，球囊扩张与腔内压迫止血同时进行。（视频2-28：由于流出道管径偏细，所以用鞘管摆渡导丝的方式，辅助导丝送至流出道下游，详细操作可参考第五章第二节"PTA导丝通过的特殊策略"，送入6mm×60mm高压球囊进一步扩张吻合口近端的闭锁病变，球囊压力释放后，即可见腔内丰富的血流信号）。

超声再次评估AVG，吻合口近端流出道恢复通畅，肱动脉测血流量1381ml/min（图2-4-4）。

视频2-26

视频2-27

视频2-28

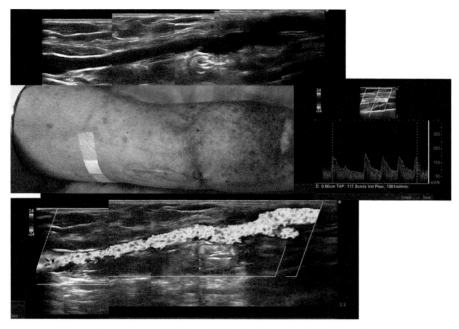

图2-4-4　术后拔鞘止血及闭锁病变开通后的超声影像

【讨论与经验分享】

人工血管静脉吻合口近端闭锁通常都是由狭窄逐渐进展而来，由于静脉吻合口多为端侧吻合，在近端流出道出现狭窄时，内瘘向远端静脉分流增多，可出现透析后肢体远端肿胀，但AVG仍然能够维持通畅，因此，AVG建立后必须要规律超声随访，一旦出现狭窄应及时处置，如果狭窄进展成闭锁，甚至导致AVG血栓闭塞，处理起来相对于单纯狭窄要繁琐得多。

如何避免锐性穿刺引发的血肿，关键在于穿刺针一定要完全贯穿闭锁病变，穿刺针的两端必须在闭锁病变两端正常血管腔内，闭锁开通后才不至于出现血肿，所以选择恰当的进针角度非常关键。此外，锐性穿刺时，闭锁病变两端的正常管腔一定要和穿刺针始终保持在超声同一平面下显影，这样才能确保穿刺针和血管在同一平面内，从而保证穿刺针在超声实时引导下，始终在管腔内推进。不过该患者局部还是有一点血肿，可能还是由于穿刺角度的原因（从人工血管向自体静脉流出道方向锐性穿刺可能会更方便，其穿刺角度是倾斜向下的），但是轻微的血肿没有造成压迫，完全不影响管腔通畅。

二、AVG静脉流出道闭锁的介入开通——超声、DSA序贯引导腔内治疗

【病例介绍及超声检查】

患者，左上臂AVG闭塞5天入院，考虑到血栓形成时间较长，已无法进行腔内碎栓开通，手术采取人工血管中段切开取栓，内瘘恢复血流后再进行腔内处置静脉吻合口和穿刺点狭窄，以及一些残留附壁血栓。本例重点不在于开放取栓环节，取栓详细过程略过（图2-4-5）。

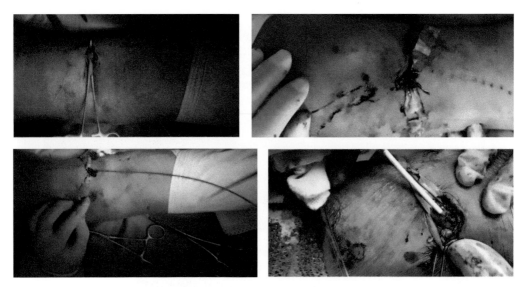

图2-4-5 人工血管局部切开取栓

人工血管彻底取栓，恢复血流后经取栓切口向内瘘下游方向置入鞘管，拟腔内继续处置狭窄病变，此时人工血管可触及强烈搏动，搏动越强越好，提示其上游流入道的供血非常充足，下一步只要再开通静脉吻合口和流出道的狭窄，内瘘就可以恢复通畅了。那么问题随之而来，超声发现静脉吻合口近端约6cm处，流出道长段闭锁，由于病变在腋窝部位，位置极高，超声仅能看到部分闭锁段病变，后方已无法探及，完全无法探查病变的长度及后方流出道情况（图2-4-6）。

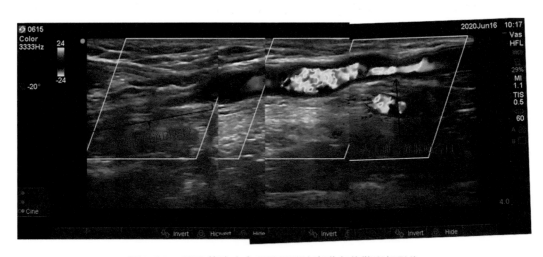

图2-4-6 AVG静脉吻合口及近端流出道多普勒彩超影像

【术前分析】

对于内瘘流出道闭锁的开通，操控导丝贯穿闭锁段病变，建立扩张路径，是能够开通的前提，也是手术的关键环节，超声无法引导的锁骨下静脉及中心静脉的腔内操作，

DSA可以接续引导，手术立即转移至杂交手术室进行，超声的尽头有DSA，两者联合序贯引导腔内操作（图2-4-7）。

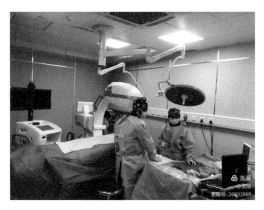

图2-4-7 杂交手术室超声、DSA序贯引导介入治疗

【手术过程】

1.人工血管内推注对比剂后，由于近段流出道闭锁，回流压力大，对比剂大量反流至肱动脉，供血动脉、人工血管、静脉流出道完全清晰显影（图2-4-8）。

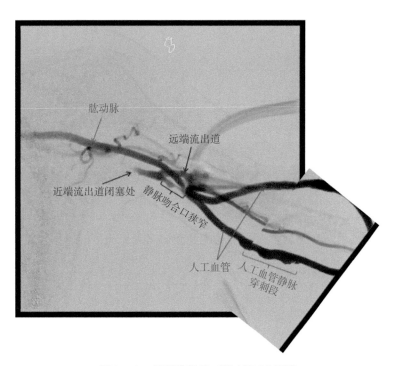

图2-4-8 经鞘管推注对比剂DSA影像

2.由于闭锁段血管入口坚硬，导丝头端柔软，支撑性不够，无法钻入腔隙（视频2-29），应用支撑导管辅助导丝钻入闭锁段腔隙（视频2-30）。

3.导丝深入闭锁腔隙，超声已无法引导（图2-4-9A），透视下接续引导导丝进入上腔静脉，导丝初始滑入了颈内静脉远端（图2-4-9B），此时，必须在透视下引导，调整导丝至上腔静脉（图2-4-9C）。

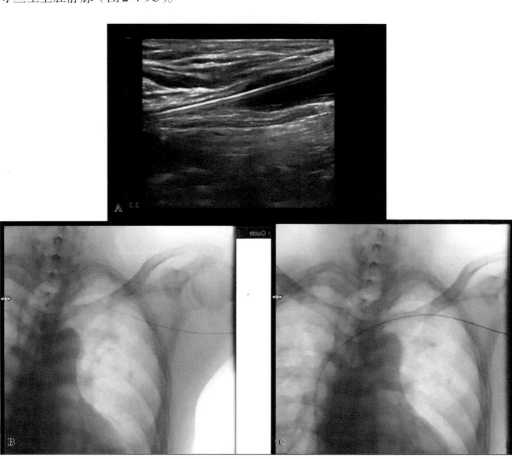

图2-4-9　超声、透视序贯引导导丝通过静脉闭锁段放置于上腔静脉内，建立扩张路径

4.超声引导下，选择7mm×80mm高压球囊通过闭锁段血管，球囊尾端放置在正常管腔内，超声已无法实时获取球囊的完整扩张过程，透视下则可清晰显示球囊的完整扩张动态（视频2-31，图2-4-10）。

5.球囊回撤后，超声下即可探及开通的管腔内出现血流信号，近段流出道恢复通畅（视频2-32，图2-4-11）。

6.重新造影获取完整AVG的DSA影像，流出道向心回流恢复通畅，远端反流侧支未再显影（图2-4-12）。

视频2-29　　　　视频2-30　　　　视频2-31　　　　视频2-32

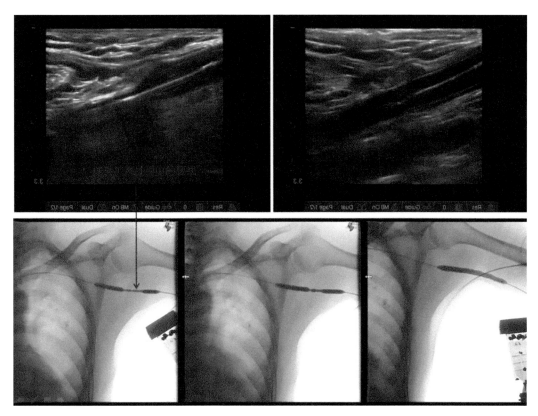

图2-4-10 超声、透析同时引导腔内球囊扩张打开闭锁病变

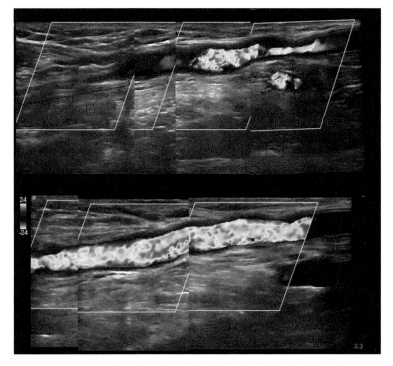

图2-4-11 流出道闭锁开通前后彩色多普勒超声影像比较

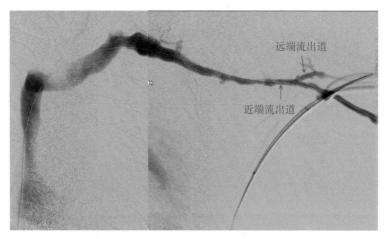

图2-4-12 流出道闭锁开通后的DSA影像

7.超声引导下逐段评估并处置人工血管内各段残余病变，最后人工血管内测得血流量1589ml/min（图2-4-13），术后即可穿刺透析。

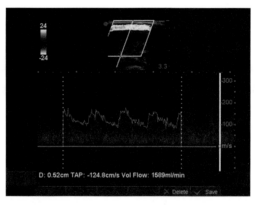

图2-4-13 术后人工血管测血流量

【讨论与经验分享】

该病例为超声联合DSA引导腔内处置内瘘通路并发症的典型案例。造影和超声作为不同的引导方式，指引腔内操作时，两者各有优劣，是整体与局部的结合，两者的特点总结如下：造影纵览全局，无所不至，从宏观视野俯视内瘘通路的整体回流状况，显示超声无法企及的中心静脉，为处置外周病变排查后顾之忧，更是处置中心静脉病变的必须手段；超声实时引导，无微不至，从细微出发，局部探查，精准定位，显示造影无法体现的局部细节并可实时引导腔内操作。

第五节　策略导图

见图 2-5-1 ～图 2-5-3。

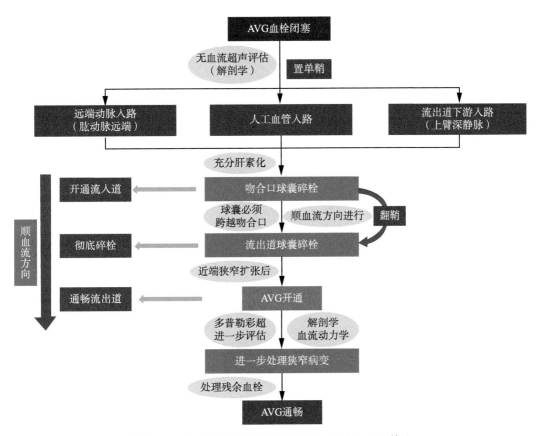

图 2-5-1　超声引导 AVG 血栓闭塞置单鞘介入处置策略

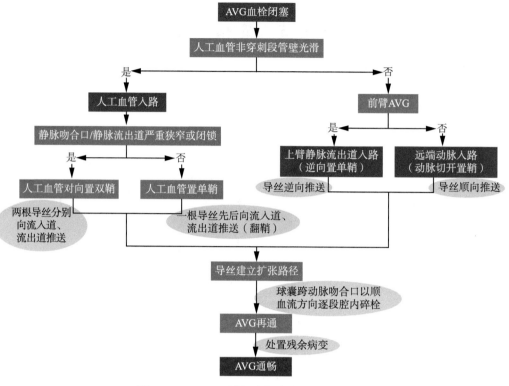

图2-5-2　AVG血栓闭塞超声介入处置流程

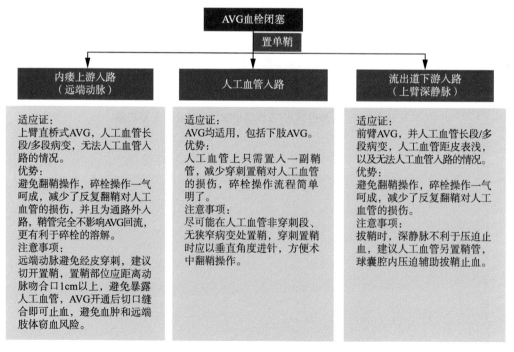

图2-5-3　AVG血栓闭塞3种入路置单鞘处置方案特点

第三章

头静脉弓病变篇

第一节 头静脉弓病变处置策略

一、上臂AVF头静脉弓长段狭窄——规律PTA维护

【病例介绍】

患者，女性，56岁，因"透析时静脉压升高3个月"入院。患者左侧高位AVF建立3年，现透析血流量200ml/min时，静脉压高达400mmHg，调整透析机报警参数可勉强透析，以此状态透析已1月余，患者透析必然存在再循环，透析不充分，透析次日入院时查血钾浓度仍高达6.7mmol/L。查体：左上臂AVF头静脉-肱动脉吻合，动、静脉穿刺点均位于上臂头静脉的远、近端，瘘口和穿刺点触及强烈搏动，头静脉弓部可触及细微震颤（图3-1-1B）。

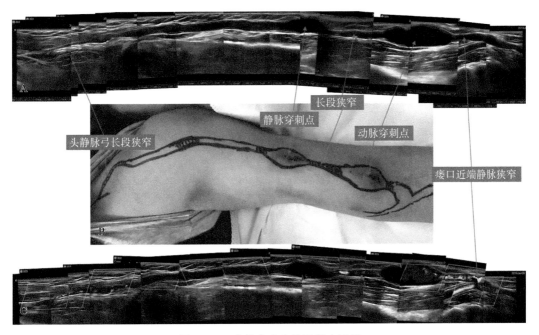

图3-1-1 术前内瘘查体及超声影像

【超声检查】

内瘘尚未闭塞，除外动、静脉两个穿刺点呈膨大样改变，余流出道均存在不同程度

的狭窄，尤其是吻合口近端静脉，以及两个穿刺点之间，静脉穿刺点近端多段、长段狭窄，头静脉弓长段狭窄（图3-1-1A、C）。

此外，经动脉穿刺点造影显示：上臂瘘管多段、长段严重狭窄，对比剂反流至肱动脉，中心静脉通畅（图3-1-2）。

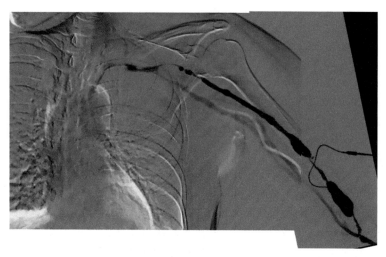

图3-1-2　内瘘DSA影像

【术前分析】

对于头静脉弓狭窄的初始治疗首选还是PTA，单纯球囊扩张可根据预后的情况决定下一次再干预时的治疗方案。

头静脉弓不仅狭窄，而且局部血管走行扭曲，导丝需要反复调整才能通过，因此，选择入路的部位距离头静脉弓不能太远，否则缺少鞘管的支撑，腔内推送导丝时更不容易通过病变部位。

【手术过程】

1.首先经内瘘静脉穿刺点向心方向置鞘（图3-1-3），调整导丝通过头静脉弓狭窄放置在上腔静脉，选择7mm×80mm高压球囊从头静脉弓狭窄开始，向瘘口方向逐段进行扩张。

2.球囊首先扩张头静脉弓长段狭窄（图3-1-4）。

3.球囊扩张头静脉弓远端狭窄（图3-1-5）。

4.翻转鞘管继续扩张上臂头静脉远端狭窄（图3-1-6）。

5.最后扩张吻合口近端静脉狭窄（图3-1-7），狭窄刻意未完全扩张开，以控制内瘘血流量（图3-1-7D，该部位狭窄扩张后的多普勒超声影像）。

术后内瘘流出道搏动明显减弱，震颤增强，治疗前后彩色多普勒超声影像对比如图3-1-8所示。

术后肱动脉测血流量2627ml/min，即可维持原穿刺点透析，透析中血流量230ml/min时，静脉压98mmHg（图3-1-9）。

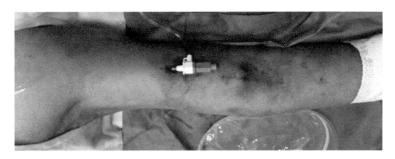

图3-1-3　静脉穿刺点近端置鞘

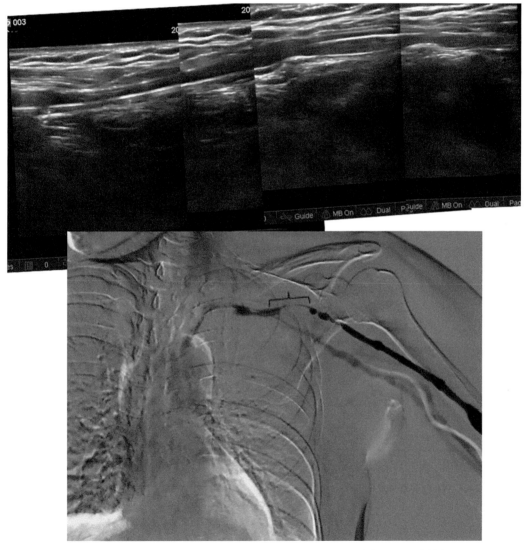

图3-1-4　超声引导球囊扩张头静脉弓长段狭窄，扩张部位对应DSA影像的标记处

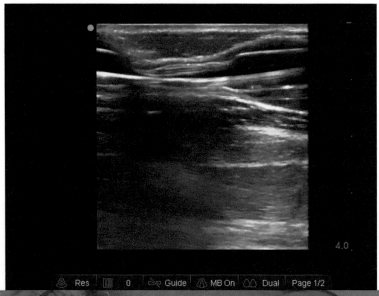

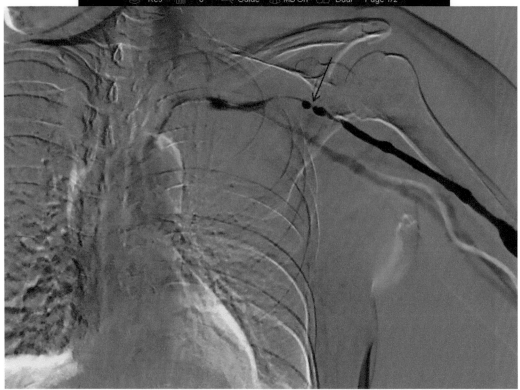

图3-1-5　超声引导球囊扩张头静脉弓远端狭窄，扩张过程中可见明显的腰线，病变对应DSA影像标记处

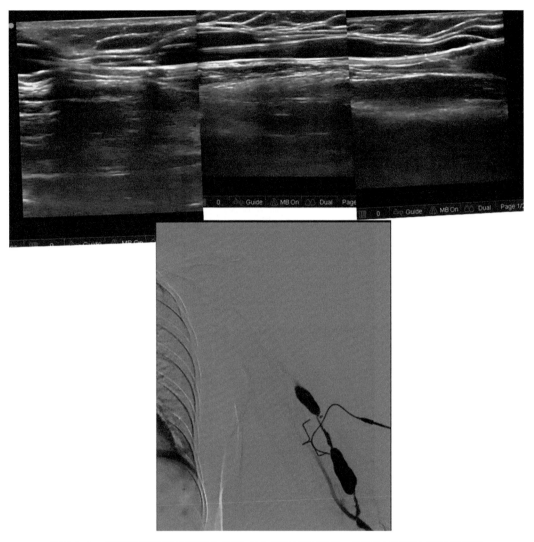

图3-1-6　超声引导球囊扩张两个穿刺点之间的长段狭窄，病变对应DSA影像标记处

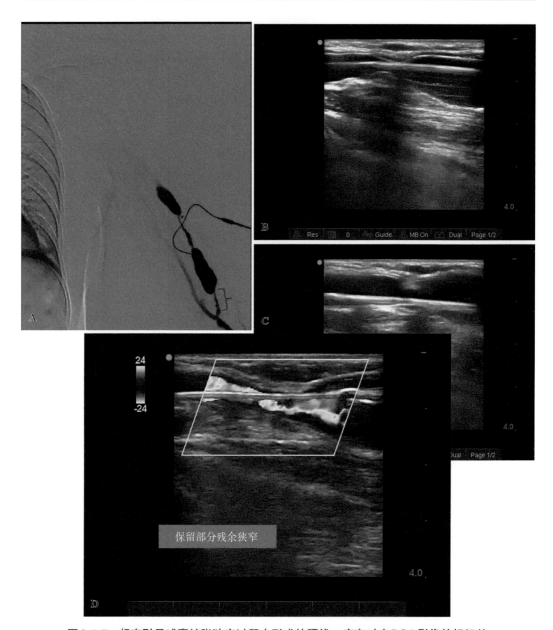

图3-1-7　超声引导球囊扩张狭窄过程中形成的腰线，病变对应DSA影像的标记处

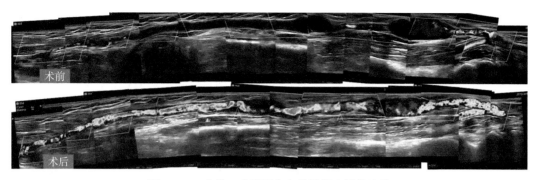

图3-1-8 术前、术后彩色多普勒超声影像比较

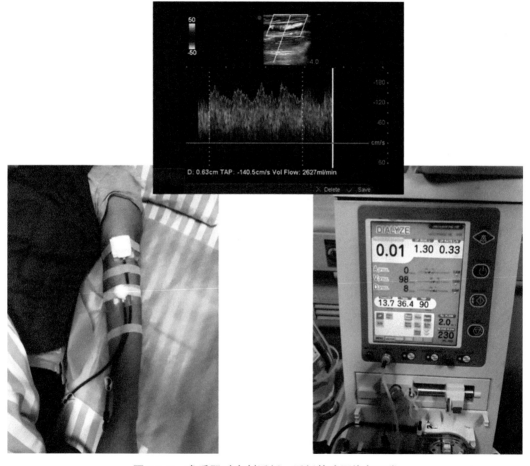

图3-1-9 术后即时穿刺透析，透析静脉压恢复正常

【讨论与经验分享】

分享本中心对于头静脉弓狭窄处置的一些心得：①头静脉弓狭窄球囊扩张后，弹性回缩明显，因此一般选择较大内径的球囊，如7mm甚至8mm直径的高压球囊，以期尽可能撕裂增厚的内膜，减少其弹性回缩。②扩张后常出现局部血肿压迫管腔，所以

在头静脉弓扩张时，切忌立即撤压退出球囊，应在超声监测下，缓慢减压，观察局部血肿的情况，必要时可用球囊低压继续支撑管腔3分钟左右腔内止血，血肿一般能很快改善，管腔压迫情况亦可恢复。③高压球囊在爆破压状态下仍无法完全扩张开狭窄的情况亦不少见，此时可以辅助应用切割球囊，或者初始即首选切割球囊扩张，狭窄多迎刃而解，并且切割球囊是依靠切割＋钝性牵拉的扩张机制，不同于高压球囊单纯的牵张撕裂机制，患者的疼痛感相对也比较轻（平滑肌对于牵拉和温度刺激敏感，对切割和针刺无感），狭窄扩张后的弹性回缩也相对要轻。④头静脉弓好发狭窄主要与其解剖特点及血流动力学因素有关，另外，可能还与肱动脉压迫有关（视频3-1红色箭头，内瘘建立后，肱动脉逐渐代偿增粗，对头静脉弓造成弹性压迫），因此，头静脉弓狭窄单纯PTA治疗整体预后不佳。对于头静脉弓狭窄的治疗，除外PTA单纯球囊扩张，还可以利用自体血管或人工血管转位回流，又或者覆膜支架置入等，可以相对改善头静脉弓狭窄治疗的预后。此外，头静脉弓再狭窄的发生与内瘘高血流量密切相关，因此，必要的内瘘缩窄术，控制内瘘流量也是需要的（关于高位AVF如何缩瘘操作，可参考第五章第三节）。总之，对于头静脉弓狭窄的处置并没有最理想的手术方案能够使其彻底改善，在初始设计规划内瘘通路时，应避免高位瘘头静脉单一流出道的通路方式，从根源上杜绝头静脉弓狭窄的发生才是上策。

该病例随访情况，患者近两年使用切割球囊进行PTA维护，再狭窄间隔时间较单纯高压球囊明显延长（最近两年内PTA维护时间分别为2019年12月13日、2020年6月10日，2020年8月26日，2021年1月29日，2021年5月19日，2021年12月29日），先后使用7mm高压球囊、6mm切割球囊＋7mm高压球囊、7mm切割球囊、7mm切割球囊＋8mm高压球囊、8mm切割球囊、8mm切割球囊＋8mm高压球囊，每次PTA维护前透析静脉压200～220mmHg，术后恢复至150mmHg左右，视频3-2为最近一次使用8mm切割球囊扩张头静脉弓狭窄超声影像。

视频3-1　　　　视频3-2

二、上臂AVF狭窄处置过程中的坑——"螳螂捕蝉，黄雀在后"

【病例介绍】

患者，女性，56岁，因"左上臂AVF流量不佳1个月余"入院。查体：瘘口搏动明显，近瘘口头静脉局部可触及明显震颤，其下游头静脉全段未触及明显搏动或震颤，上臂头静脉穿刺点下方可触及硬块（图3-1-10B）。

【超声检查】

1. 上臂AVF肘正中静脉－肱动脉端侧吻合，瘘口内径正常，流出道为上臂头静脉和贵要静脉。

2. 头静脉穿刺点膨大，内陈旧血栓，管腔不完全阻塞，后方流出道内血流稀疏缓慢（图3-1-10A、C）。

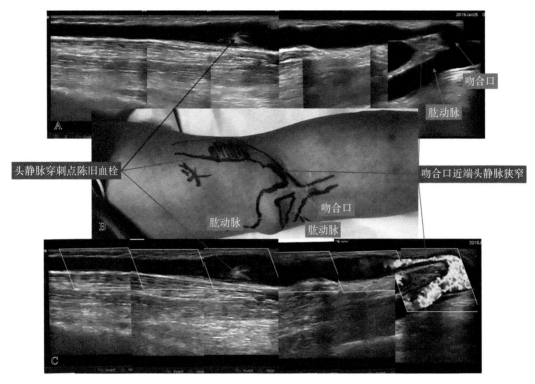

图 3-1-10　术前内瘘查体及超声影像

【术前分析】

局限在瘘管穿刺点部位的血栓多比较陈旧，血栓部分机化并与管壁粘连，其形成原因多与反复穿刺损伤诱发局部血栓形成有关，血栓形成后又导致管腔狭窄，此类血栓一般无法腔内碎栓清除，必须以开放的方式取出。

【手术过程】

1.头静脉穿刺部位侧面切开彻底取栓，瘘口比较表浅，可以利用体表按压瘘口的方式控制内瘘血流（图 3-1-11A）。

2.取栓后开放视野下向吻合口方向置入鞘管，继续球囊扩张吻合口近端静脉狭窄，狭窄解除后拔鞘缝合血管切口，开放血流后发现上臂头静脉全段呈强烈搏动感（图 3-1-11B ～ D）。

3.考虑流出道下游仍存在狭窄，利用多普勒彩超进一步探查，果然发现头静脉弓重度狭窄，继续向心方向置入鞘管，选择 7mm 直径高压球囊扩张头静脉弓狭窄（图 3-1-12）。

术后彩超评估上臂头静脉流出道及头静脉弓影像（图 3-1-13），内瘘血流恢复通畅，肱动脉测血流量 1282ml/min（图 3-1-14）。

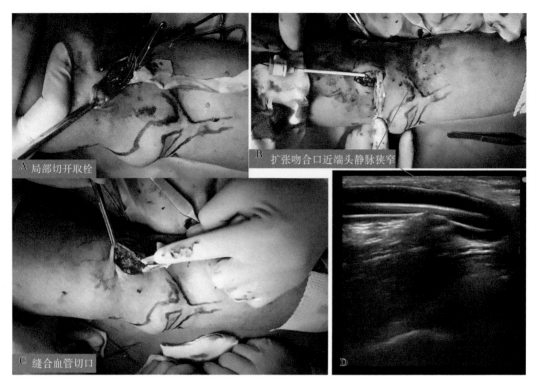

图 3-1-11 开放取栓后腔内球囊扩张瘘口近端头静脉狭窄

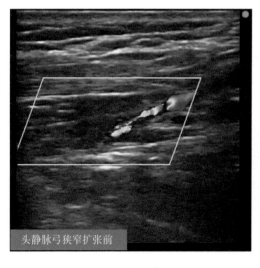

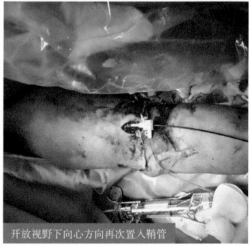

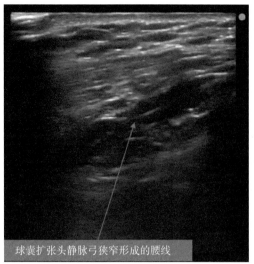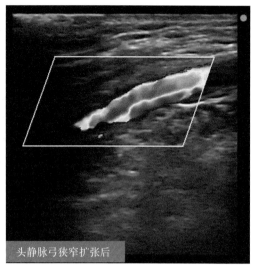

球囊扩张头静脉弓狭窄形成的腰线　　头静脉弓狭窄扩张后

图3-1-12　球囊扩张头静脉弓狭窄

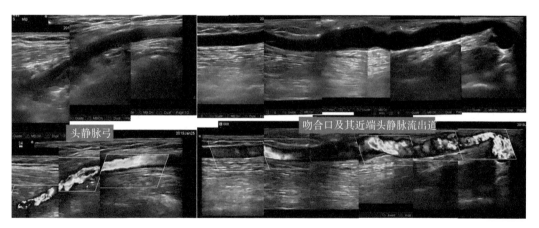

头静脉弓　　吻合口及其近端头静脉流出道

图3-1-13　术后内瘘上臂头静脉回流超声影像

【讨论与经验分享】

上臂AVF建立后，近吻合口静脉和头静脉弓为狭窄好发部位，如果两处狭窄同时存在，则内瘘吻合口可触及明显搏动，由于近吻合口部位的狭窄对内瘘有着限流的作用，则头静脉弓上游瘘管并不一定能触及明显搏动，此时头静脉整体血流缓慢，多普勒彩超检查也并不一定能清晰评估内瘘在头静脉弓处的回流情况，因此，上臂AVF近吻合口静脉的狭窄通常会掩盖

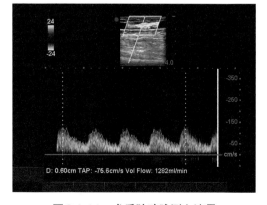

图3-1-14　术后肱动脉测血流量

头静脉弓狭窄，即内瘘上游狭窄掩盖下游病变，而一旦上游狭窄解除，则下游狭窄即刻

显现，呈现出"螳螂捕蝉，黄雀在后"的局面。

对于处理高位AVF头静脉狭窄，本中心经验如下：①术前进行详细超声评估，一定要检查至头静脉弓部位，直至锁骨下超声无法探及为止，尤其是需要结合彩色多普勒超声对血流动力学进行评估，若有条件进行DSA检查，更能清晰地反映病变；②PTA处置近吻合口部位的狭窄，应选择宽大的管腔入路，必要时方便翻鞘处理头静脉弓的狭窄；③对于上臂AVF吻合口区域的狭窄，PTA治疗可能不一定需要用太大内径的球囊把狭窄彻底扩张开，高流量内瘘会促进头静脉弓狭窄的进展；④在设计内瘘通路时，与其选择单一头静脉流出道的高位AVF，不如选择建立前臂AVG。

三、头静脉弓狭窄致瘘管瘤样扩张并血栓形成——置双鞘结合开放取栓

◆ 病例 1

【病例介绍】

患者，男性，55岁，左前臂高位AVF（头静脉单一流出道）建立3年，内瘘血栓闭塞3天。查体：瘘口及全段瘘管已无法触及震颤或搏动，上臂瘘管呈瘤样扩张状态，可触及腔内血栓（图3-1-15A）。

【超声检查】

1. 左上臂头静脉瘤样扩张并血栓形成，血栓范围位于瘘口至肩部 S_1 狭窄之间。

2. S_1 狭窄为导致内瘘血栓堵塞的主要原因，同时亦存在头静脉弓 S_2 严重狭窄（图3-1-15B）。

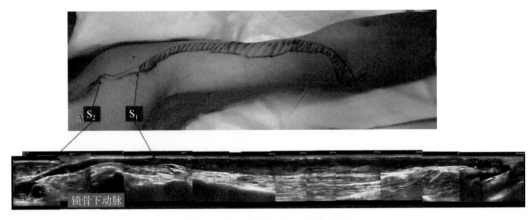

图3-1-15 术前查体及超声影像

【术前分析】

高位AVF头静脉弓狭窄导致的内瘘血栓闭塞开通起来通常会比较棘手，原因有如下三点：①头静脉弓通常非常纤细，甚或闭锁，或纡曲改道回流，导丝通过经常存在困难，尤其是在伴有大量血栓时；②高位AVF，尤其头静脉单通道的内瘘，多伴有头静脉

纤曲并瘤样扩张，内瘘一旦闭塞，则扩张的瘤腔内必然大量血栓形成，血栓负荷多，腔内碎栓困难；③肱动脉代偿扩张明显，流入道血流压力高，开放取栓须控制瘘口血流，否则容易造成伤口喷血的窘况，同时也可能出现血栓脱落栓塞的风险（肺栓塞和肢体远端动脉栓塞）。基于以上原因，一般不建议单纯以介入或开放的方式处置，而是以两者结合的方式进行。

【手术过程】

1.首先在动、静脉穿刺点区域分别对向置入5F鞘管并从两个鞘管分别送入导丝，一根导丝通过头静脉弓（内瘘能够开通的前提），另一根导丝穿过吻合口，放置在动脉（远端动脉、近端动脉均可），待球囊腔内开通流入道和封堵瘘口控制血流用（图3-1-16）。

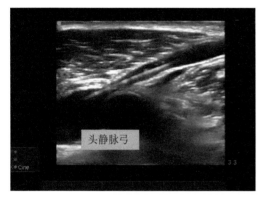
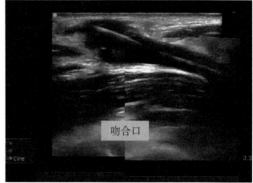
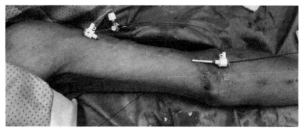

图3-1-16　头静脉入路，对向置入双鞘，导丝分别向流入道、流出道建立扩张路径

2.首先从远端鞘管向流出道下游方向送入7mm×60mm高压球囊，先后扩张S_2、S_1狭窄（视频3-3，视频3-4）。

3.再从近段鞘管向瘘口方向送入上述球囊，球囊跨吻合口扩张，压力打至5atm，阻断瘘口血流（视频3-5）。

4.此时，在两个鞘管之间，也就是动、静脉穿刺点之间做小切口开放取栓，通过体外挤压的方式，把切口两侧瘘管内的血栓充分挤压出体外（必要时流出道下游的血栓也可以用fogarty导管，从切口处拖拽出来；上游的血栓可以通过短暂释放瘘口球囊的压力，利用血流把血栓从切口处冲出来），开放取栓后再缝合血管切口（图3-1-17），释放瘘口球囊压力，内瘘即恢复再通。

5.瘘管内还会存在一些附壁血栓和残余狭窄，继续腔内操作直至内瘘恢复通畅（此过程略）（图3-1-18）。

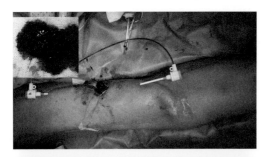

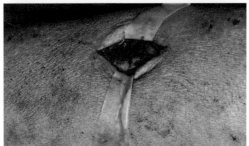

视频3-3　　　视频3-4

图3-1-17　开放取栓后缝合血管切口

视频3-5

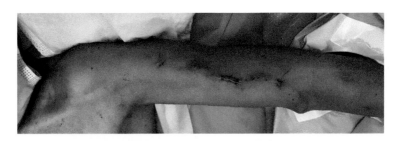

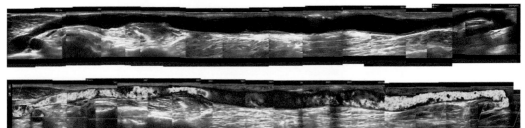

图3-1-18　术后内瘘伤口外观及超声影像

◆ 病例2

【病例介绍】

　　患者，女性，55岁，因"内瘘震颤消失1天入院"。患者左侧高位AVF建立3年，透析动脉穿刺点位于上臂头静脉中段，静脉穿刺点为下肢外周血管。查体：瘘口及上臂瘘管震颤、搏动均消失，上臂头静脉瘘管全段呈瘤样扩张状态，尤其以动脉穿刺区域更为明显，动脉穿刺点皮肤破溃结痂，触诊轻压痛（图3-1-19A）

【超声检查】

1.右上臂头静脉-肱动脉端侧吻合AVF，上臂头静脉为单一流出道。

2.上臂头静脉全段瘤样扩张，尤以动脉穿刺点区域明显，内径达10mm以上，上臂头静脉全段血栓形成。

3.头静脉弓明显狭窄（图3-1-19B）。

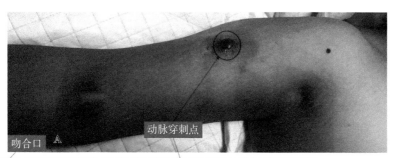

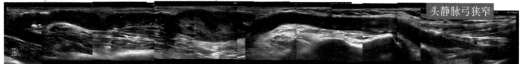

图3-1-19　内瘘查体及超声影像

【术前分析】

1.患者为高位AVF，头静脉全段呈瘤样扩张状态并血栓形成，考虑根本病因与头静脉弓狭窄有关，而头静脉弓狭窄又与高位瘘头静脉单一流出道回流有关。

2.患者上臂头静脉定点穿刺，穿刺点破溃结痂，存在感染倾向。

3.手术应解除或改善头静脉弓狭窄，对于上臂穿刺点的破溃，则予以局部清创修复，由于血栓负荷较多且瘘管全段血栓形成，拟介入辅助开放取栓术处置。

【手术过程】

1.上臂头静脉对向置入双鞘，一根导丝通过吻合口放置在肱动脉近端，另一根导丝通过头静脉弓放置在中心静脉内，即导丝分别向流入道和流出道建立扩张路径，并且拟在穿刺点破溃处切开取栓，同时修复创面（图3-1-20），术中导丝向吻合口方向通过困难，利用"鞘管摆渡"技术（参考第五章第二节"PTA导丝通过的特殊策略"）辅助导丝通过吻合口近端狭窄（视频3-6）。

2.选择7mm×80mm高压球囊，首先扩张头静脉弓狭窄（视频3-7），通畅流出道后，可以更彻底地开放取栓；其次，球囊经另一鞘管向瘘口方向送入并跨瘘口扩张，封堵住瘘口，使开放取栓更安全。

3.动脉穿刺点破溃处切开取栓，把切口两侧瘘管内的血栓充分挤压出体外（图3-1-21A、B），彻底取栓后再修复创面，缝合血管切口（图3-1-21C、D）。

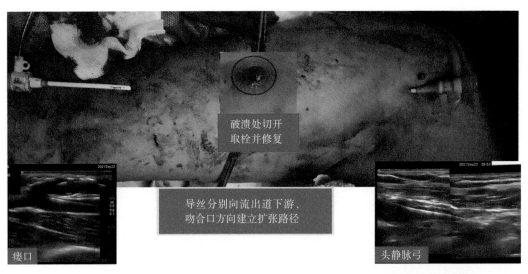

图 3-1-20　头静脉入路对向置入双鞘，导丝分别向流入道、流出道建立扩张路径

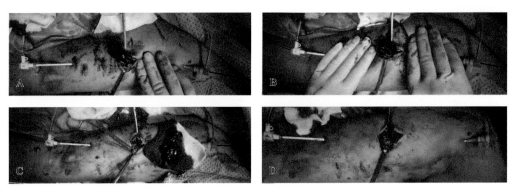

图 3-1-21　开放彻底取栓并修复穿刺点破溃

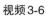

视频 3-6　　　　视频 3-7

4.撤回封堵在瘘口的球囊，内瘘恢复再通，在超声引导下进一步腔内处置残余血栓及狭窄病变，直至内瘘恢复通畅，肱动脉测血流量2180ml/min，术后上臂头静脉即可穿刺透析（图3-1-22）。

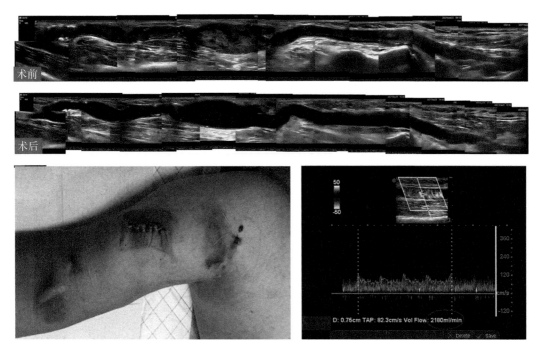

图 3-1-22 术前、术后超声影像比较及内瘘伤口外观

【讨论与经验分享】

1.对于高位 AVF，因头静脉弓狭窄导致的内瘘闭塞并上臂瘘管全段血栓形成，手术第一步，先过导丝建立扩张路径，尤其是向头静脉弓方向通过导丝，这是内瘘能够开通的前提，也是开放取栓、腔内碎栓操作的前提和安全保障。

2.利用球囊先阻断瘘口，再开放取栓，避免了切口部位的喷血，也防止大块血栓被血流冲入体循环，更杜绝了体外挤压取栓操作时血栓被挤入动脉，导致远端动脉栓塞的风险。

3.在两个鞘管，即动、静脉穿刺点之间做小切口开放取栓，血管不需要暴露太多，可以尽可能减少对瘘管的损伤，术后完全不影响即时穿刺透析。

4.对于头静脉弓狭窄致内瘘长段或全段血栓形成的处置方案解析和操作流程可以参考第一章第五节图 1-5-4 "超声引导 AVF 血栓闭塞介入联合开放处置策略"。

四、头静脉弓狭窄致瘘管瘤样扩张并血栓形成——覆膜支架置入的思考

【病例介绍】

患者，女性，72 岁，因"内瘘震颤消失 2 天"入院，患者左上臂 AVF 建立 5 年，3 年前因头静脉弓狭窄置入 6mm×100mm 覆膜支架，此次入院半年前因支架再狭窄（主要为支架两端狭窄，图 3-1-23A），选择 7mm×80mm 高压球囊进行 PTA 治疗（图 3-1-23B、C），治疗后 DSA 显影效果还是比较理想的（图 3-1-23D）。查体：上臂头静脉全段呈扩张状态，动、静脉穿刺点扩张为瘤样，瘘口未触及搏动及震颤（图 3-1-24A）。

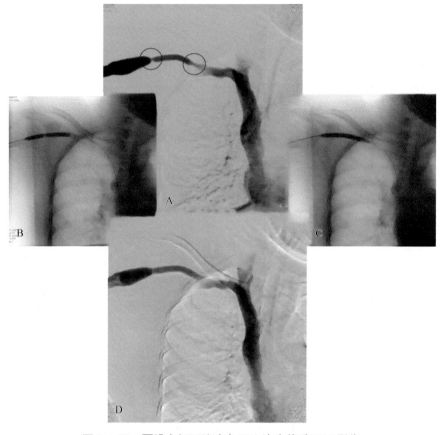

图3-1-23 覆膜支架两端狭窄PTA治疗前后DSA影像

【超声检查】

超声显示血栓从头静脉弓覆膜支架一直延伸至瘘口，导致血栓形成的根本原因应该与头静脉弓狭窄有关，由于半年前因支架两端狭窄进行过PTA治疗，目前超声显示头静脉和锁骨下静脉内径都很宽大，支架两端都悬吊于管腔内（图3-1-24B），因此支架两端可能尚不存在狭窄（这给随后的腔内碎栓治疗带来了一些麻烦）。

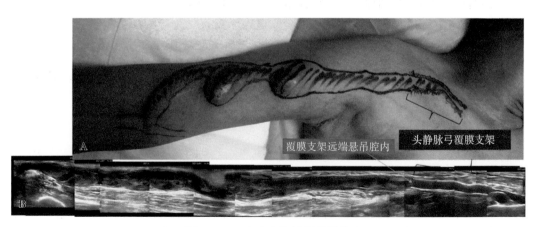

图3-1-24 内瘘查体及超声影像

【术前分析】

如此病变，瘘管瘤样扩张并大量血栓形成，近乎全段瘘管血栓堵塞，但血栓形成时间不长，治疗必须按内瘘血栓闭塞的处置策略处理，即置双鞘腔内碎栓联合开放取栓术（详细操作解析参考第一章第三节"自体动静脉内瘘血栓闭塞介入联合开放处置策略"）。

【手术过程】

1.上臂头静脉分别对向置入双鞘（图3-1-25A），经两个鞘管分别向腔内送入导丝，近端导丝通过覆膜支架、头静脉弓放置在中心静脉（图3-1-25C），远端导丝调整过瘘口，放置在近端动脉（图3-1-25B）。

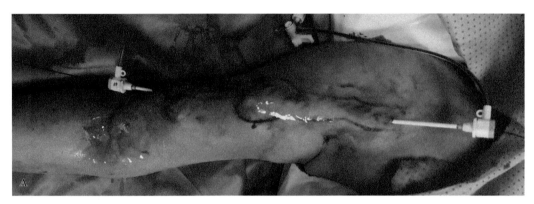

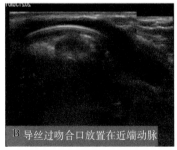

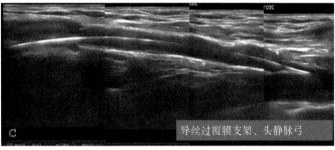

图3-1-25 头静脉入路对向置入双鞘，导丝向流入道和流出道分别建立扩张路径

2.向瘘口方向送入7mm×80mm高压球囊，球囊跨瘘口阻断血流后，在两个鞘管之间切开取栓，尽可能把瘤腔内血栓挤出来（视频3-8）。

3.开放取栓后，缝合血管切口（图3-1-26），对于瘘口部位的血栓及覆膜支架内的血栓无法开放清除，则继续以腔内碎栓的方式处置。

视频3-8

4.封堵瘘口的球囊撤压后，流入道恢复供血，残留的一小块血栓被冲至覆膜支架远端，由于支架远端悬吊于管腔内，血栓卡在支架入口处（图3-1-27，如果血栓能被冲入覆膜支架内，则使用球囊将其在支架内挤压碎化即可），由于动脉血流压力大，无论球囊挤压还是拖拽，血栓都是进退不得，填塞在覆膜支架的入口处，"一夫当关，万夫莫开"，甚是棘手，只能使用球囊重新阻断瘘口血流，用fogarty取栓导管把这块血栓拖拽至瘤腔内，再重新打开血管切口开放取栓，问题方才得以解决。

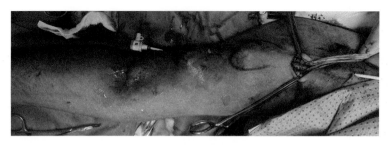

图3-1-26　开放取栓后缝合血管切口

5.将球囊继续送入覆膜支架内进行逐段碎栓操作，球囊扩张头静脉弓狭窄撤压后，彩超立即可见血流信号（视频3-9），但是支撑头静脉弓狭窄的这段覆膜支架已经完全塌

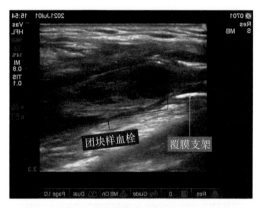

图3-1-27　血栓填塞在覆膜支架入口处

陷（视频3-10为内瘘开通后头静脉弓的超声影像，黄色箭头所指部位为支架近端悬吊于血管腔内时支架与血管壁之间的间隙，红色箭头所指部位为覆膜支架在头静脉弓处呈完全坍缩状态，支架完全失去了支撑性）。笔者分析，可能是由于此处肱动脉持续脉冲式压迫（视频3-10中清晰可见），覆膜支架局部骨架已经完全断裂。

内瘘开通后，超声评估头静脉弓狭窄得到部分改善，肱动脉测血流量1890ml/min（图3-1-28）。

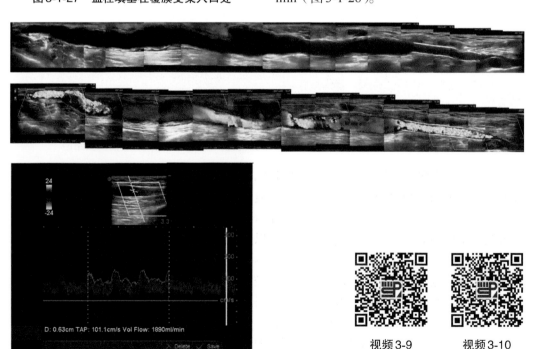

视频3-9　　　　视频3-10

图3-1-28　术后内瘘超声影像

【讨论与经验分享】

1.高位AVF头静脉弓狭窄的四种主要处置方式：①反复PTA；②置入裸支架；③置入覆膜支架；④开放手术，即自体血管或人工血管转位回流术。第四种开放手术暂且不论，关于PTA和置入支架的预后分析目前各种文献数据也很多，总结如下：①PTA治疗，术中狭窄弹性回缩明显，狭窄只能部分改善，且再狭窄复发快，反复PTA治疗的频率高；②置入裸支架，术中可以获得更好的治疗效果，但是支架内再狭窄多在一年之内发生，其术中效果比单纯PTA好，但是其预后并不比PTA好多少；③覆膜支架置入，术中和预后应该是最好的，但是支架的两端也会出现狭窄，因此，支架的内径选择不建议超过参考血管内径，这样可以使通畅时间维持更久，该患者维持了不到3年。此外，支架置入后需要抗血小板治疗，有一定的出血风险。

2.覆膜支架的骨架在经过反复机械性尤其是头静脉弓下方的动脉压迫后，也会出现断裂，失去支撑性，即使进行PTA治疗也无法恢复，此时覆膜支架也就失去其功能。

3.覆膜支架两端悬吊于血管腔内有助于延缓支架两端狭窄的发生，但是，对于腔内碎栓治疗可能会造成一定麻烦。

综上所述，对于头静脉弓狭窄的3种腔内治疗方式需要根据患者个体的情况权衡，可能并不存在哪种治疗方式更优越。

五、头静脉弓狭窄致高位AVF血栓闭塞——递进处置方案探讨

高位AVF血栓闭塞多与头静脉弓狭窄有关，头静脉弓狭窄对AVF造成的影响主要体现在以下三个方面：①高位AVF血流量大，狭窄出现后内瘘并不会很快形成血栓，狭窄的进展呈递进过程，从相对狭窄到绝对狭窄直至管腔闭锁；②在头静脉弓狭窄进展过程中，由于静脉高压，上臂头静脉逐渐出现横向（瘤样）和纵向（纡曲延伸）扩张；③在AVF闭塞前，上臂头静脉高压并不影响透析穿刺引血，患者直至瘘闭后才来就诊，常会出现以下后果：上臂头静脉瘤样扩张并全段血栓形成，头静脉弓狭窄走行纡曲甚或闭锁，导丝通常很难通过。

综上所述，本中心对于头静脉弓狭窄导致的高位AVF血栓闭塞，采取如下的递进处置策略：①单纯PTA碎栓开通；②PTA联合开放取栓术开通；③PTA联合开放取栓＋流出道转位回流术开通。

（一）单纯PTA开通

手术前提：①超声评估，头静脉弓狭窄必须可见管腔（导丝顺利通过是能够开通的前提）；②上臂头静脉形态规整，没有出现纡曲、扭转样改变（方便碎化的血栓溶于体循环）；③上臂头静脉没有形成长段瘤样扩张，节段扩张内径一般不大于8mm（可以通过腔内球囊挤压充分碎化血栓）。

◆ **病例 1**

【病例介绍】

患者，男性，35 岁，因"内瘘震颤消失 1 天"入院，患者左上臂 AVF 建立 3 年，动、静脉穿刺点均位于上臂头静脉。查体：上臂头静脉扩张，形态规整无扭曲，瘘口及其近端静脉仍可触及明显搏动（图 3-1-29B）。

【超声检查】

1. 吻合口区域尚无血栓，瘘口近段至头静脉弓全段血栓形成（图 3-1-29A）。
2. 上臂头静脉远端扩张明显，近端管腔均匀一致。
3. 仍可见头静脉弓狭窄腔隙（图 3-1-29C）。

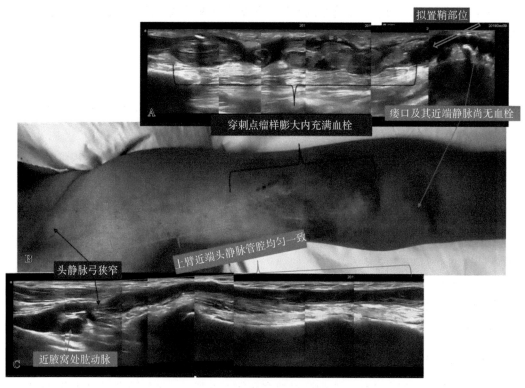

图 3-1-29 术前内瘘查体及超声影像

【术前分析】

鉴于头静脉呈节段性瘤样扩张，扩张程度尚轻，瘘管形态比较规整无扭曲，血栓负荷有限，更关键的在于头静脉弓狭窄管腔仍可见，可以操控导丝通过，手术拟采用单纯 PTA 腔内球囊碎栓开通。

【手术过程】

首先选择瘘口近端尚未形成血栓的部位入路（图3-1-29A标记处），导丝通过头静脉弓狭窄，建立扩张路径后，向腔内送入球囊，顺血流方向充分挤压碎栓（腔内碎栓结合体外按压碎栓），碎栓前可以腔内推注尿激酶5万～10万U辅助血栓碎化，需要注意的是，体外挤压碎栓时，应将球囊阻断在吻合口，避免血栓被挤压至动脉内，造成远端肢体窃血，最后扩张头静脉弓狭窄，通畅流出道，内瘘即恢复通畅（腔内碎栓的详细操作流程可参考第一章第二节"自体动静脉内瘘血栓闭塞介入处置策略"）。

（二）PTA联合开放取栓术开通

手术前提：①同样超声下也必须可见头静脉弓狭窄的管腔；②对于头静脉血栓负荷多，如瘘管全段扩张，或明显的瘤样膨大，又或血栓机化粘连无法腔内彻底碎化，可以介入结合开放手术取栓。

◆ 病例 2

【病例介绍】

患者，男性，56岁，因"内瘘震颤消失1天"入院。患者左前臂肘下内瘘建立4年，透析动、静脉穿刺点均位于前臂。查体：瘘口区域仍可触及搏动，前臂瘘管全段扩张，穿刺部位明显呈瘤样，内瘘主要向瘘口远端回流，即经前臂正中静脉逆向回流，在前臂中段与头静脉交汇后再向心回流（图3-1-30）。

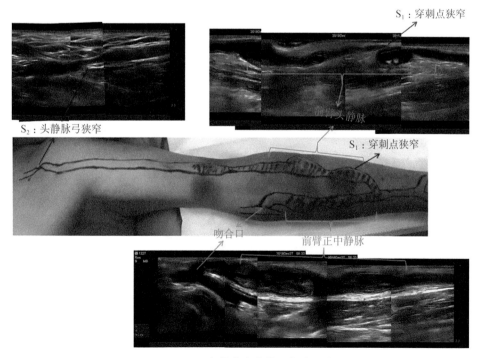

图3-1-30　术前内瘘查体及超声影像

【超声检查】

1.瘘口位于肘部内侧,前臂正中静脉-肱动脉端侧吻合(正中静脉近端结扎),吻合口尚无血栓,内瘘前臂流出道至上臂头静脉中段穿刺点区域长段血栓形成。

2.瘘管多处瘤样扩张(主要为穿刺部位区域)并两处严重狭窄,一处位于前臂穿刺点,为血肿机化压迫所致(图3-1-30S_1标记处),另一处为头静脉弓(图3-1-30S_2标记处)。

【手术过程】

1.选择前臂远端头静脉盲端入路(选择此处置鞘,导丝可以经血管分叉分别向吻合口方向和流出道下游方向送入,对瘘管上游和下游分别进行腔内治疗)(图3-1-31A)。

2.导丝经鞘管首先向流出道下游方向送入,分别通过S_1和S_2狭窄,导丝顺利通过S_2头静脉弓的狭窄,是手术能够继续进行的前提(视频3-11,努力调整导丝通过头静脉弓并将其放置在中心静脉内)。

3.球囊先后扩张S_2和S_1狭窄后,在前臂头静脉置鞘部位做小切口,利用取栓导管拖取腔内(头静脉)血栓(图3-1-31B,图3-1-31C)。

4.经鞘管向吻合口方向重新送入导丝,导丝通过吻合口放置在近端动脉内,利用球囊对吻合口进行封堵,阻断血流(视频3-12),以方便挤压碎化并拖取前臂正中静脉内大量血栓[球囊封堵吻合口的两个目的:①挤压碎化血栓时,避免血栓进入动脉内;②充分彻底取栓,防止切口喷血]。

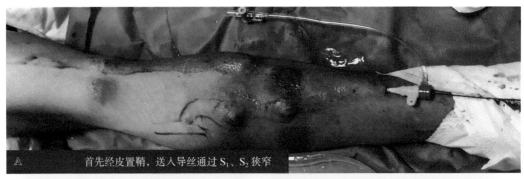

A 首先经皮置鞘,送入导丝通过S_1、S_2狭窄

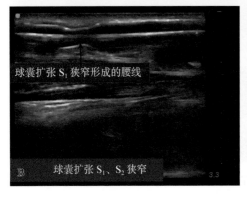

球囊扩张S_1狭窄形成的腰线

B 球囊扩张S_1、S_2狭窄

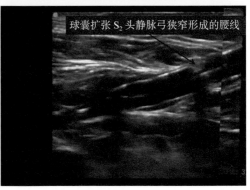

球囊扩张S_2头静脉弓狭窄形成的腰线

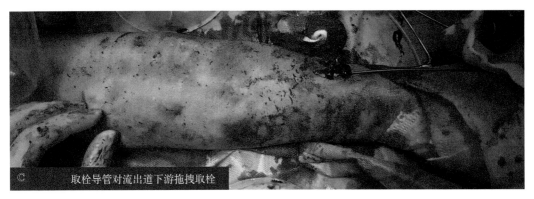

图 3-1-31 PTA 结合开放取栓

视频 3-11 视频 3-12

在进行第 3、4 步骤时，需退出鞘管以方便拖拽血栓。

处理狭窄、彻底取栓后（腔内碎栓结合开放取栓），内瘘血流恢复通畅，腔内无血栓残留，上臂头静脉测血流量达 2021ml/min，术后维持原穿刺点即时透析（图 3-1-32，图 3-1-33）。

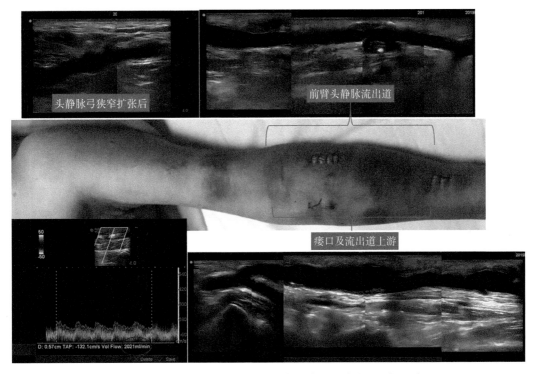

图 3-1-32 术后内瘘伤口外观及超声影像，肱动脉亦呈低阻波形

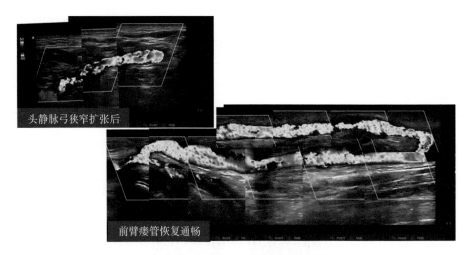

图3-1-33 术后彩色多普勒超声影像

（三）PTA联合开放取栓＋流出道转位回流术开通

对于头静脉弓狭窄，如果超声下已无法探查到确切的狭窄腔隙，又或者病变部位极端扭曲，导丝无法通过，则可以考虑转位至贵要静脉的方式恢复内瘘回流，转位方式可以采用自体静脉转位，也可以桥接人工血管转位，转位吻合前，头静脉应彻底取栓，恢复流入道供血及通畅上游瘘管。

◆ 病例3

【病例介绍】

患者，女性，38岁，因"内瘘震颤消失2天"入院。患者为左上肢AVF，头静脉单一流出道，因头静脉弓病变致上臂头静脉全段血栓形成，超声探查已无法辨识头静脉弓管腔形态，但上臂头静脉整体形态尚好，无扭曲及狭窄，拟转位至贵要静脉回流，恢复内瘘通畅，保留头静脉穿刺部位（图3-1-34A）。

【手术过程】

1.长段游离上臂头静脉近心段，另游离近腋窝部位贵要静脉（图3-1-34B、C）。

2.头静脉近心端离断结扎，远端彻底取栓（对于瘘口部位的血栓，必要时可结合腔内球囊碎栓处置）（图3-1-34D）。

3.取栓后的头静脉经皮下隧道转位至上臂内侧，与贵要静脉做端侧吻合（图3-1-35），内瘘血流经贵要静脉回流，恢复通畅，术后仍可维持原穿刺点透析。

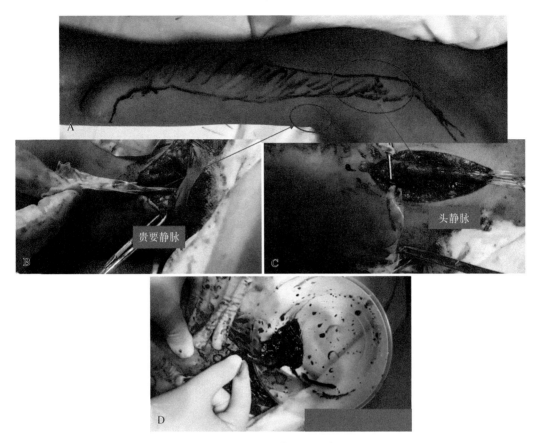

图 3-1-34　开放彻底取栓

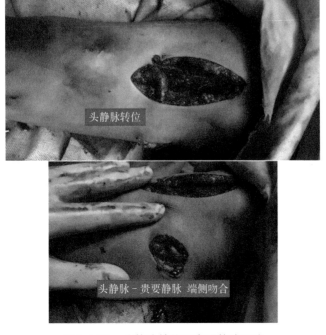

图 3-1-35　头静脉转位至贵要静脉回流

◆ 病例 4

【病例介绍】

患者，女性，55岁，因"内瘘震颤消失1天"入院。患者左上肢内瘘（头静脉－肱动脉吻合）建立5年，同样为头静脉单一流出道回流，透析动、静脉穿刺点均位于上臂头静脉。查体及超声提示：①上臂头静脉全段血栓形成，但头静脉形态尚可，无扭曲及瘤样膨大，静脉穿刺点近端管腔存在狭窄（图3-1-36）；②超声下头静脉弓已无法辨识（推测头静脉弓已经闭塞许久，内瘘经代偿侧支勉强回流直至血栓形成）。

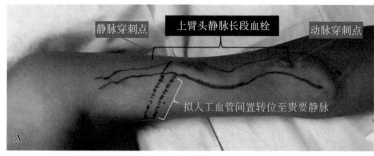

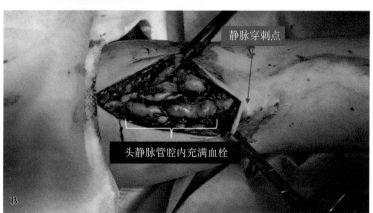

图3-1-36 分离出静脉穿刺点近端头静脉，外观欠光整

【术前分析】

考虑到上臂头静脉虽然全段血栓形成，但是整体形态尚好，仍可继续穿刺透析，如果彻底放弃不免可惜，但是头静脉近心段管壁欠光整，并存在狭窄（图3-1-36B），故手术拟在静脉穿刺点近端桥接人工血管转位至贵要静脉回流，避免长段游离头静脉，以保留动、静脉穿刺点。

【手术过程】

1.分别游离近腋窝处贵要静脉与头静脉，人工血管一端与贵要静脉做端侧吻合，另一端经皮下隧道转位至头静脉侧（图3-1-37A、B）。

2.头静脉离断，近端结扎，远端彻底取栓，恢复流入道供血后与人工血管另一端做端端吻合（图3-1-37C），吻合后内瘘即恢复通畅，手术保留了头静脉的穿刺点，术后即可穿刺透析。

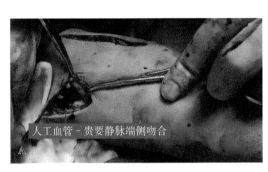
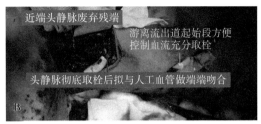
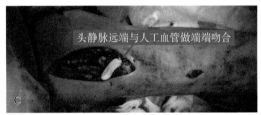

图3-1-37　头静脉桥接人工血管转位至贵要静脉回流

【讨论与经验分享】

1.头静脉弓狭窄预防重于治疗：①内瘘在初始设计规划时，应避免上臂头静脉作为单一流出道的回流方式；②高位AVF使用过程中，医、护、患三方应做到规律监测；③出现狭窄及时PTA干预维护，降低内瘘回流阻力，有助于减缓瘘管瘤样膨大的进展，避免血栓形成。

2.对于头静脉弓狭窄导致的内瘘血栓闭塞的处置：①首先超声探查头静脉弓的形态，判断导丝能否通过，导丝能顺利通过病变部位是PTA处置的前提；②如果导丝可以通过头静脉弓狭窄，则进一步评估上臂头静脉血栓情况，能否腔内球囊碎化处置或者结合开放取栓处置；③对导丝无法通过的头静脉弓狭窄，则判断上臂头静脉能否保留利用（保留利用的目的在于术后可以即时穿刺透析，避免深静脉置管过度）；④上臂头静脉从哪个部位保留，是自体血管转位还是桥接人工血管转位，是否需要结合腔内处置内瘘上游或瘘口病变等，详细手术处置流程可以参考本章"策略导图"（图3-2-1）；⑤上臂AVF经人工血管转位后，需要按AVG要求规律随访维护。

第二节 策略导图

见图 3-2-1。

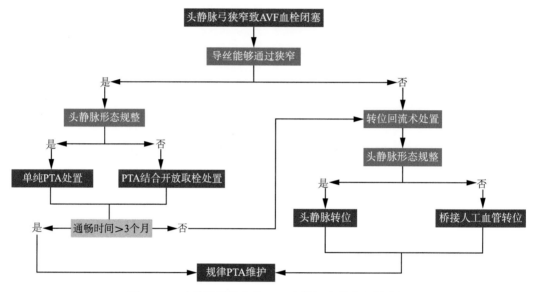

图 3-2-1 头静脉弓狭窄致AVF血栓闭塞递进处置流程

第四章

内瘘供血动脉篇

第一节 近端桡动脉闭锁开通策略

一、近端桡动脉闭锁开通（1）——肱动脉切开入路

【病例介绍】

患者，老年女性，84岁，主因"内瘘震颤减弱1个月"入院。查体：瘘口位于左前臂近腕部，仅瘘口部位可触及细微震颤，前臂近端桡动脉全段完全无法触及搏动，瘘口远端桡动脉则可触及明显搏动（图4-1-1A）。

【超声检查】

1.瘘口为端侧吻合，内瘘完全为远端桡动脉供血，近端桡动脉在二维超声下几乎无法分辨，仅能通过多普勒彩超隐约探查到断断续续的血流信号，依稀可以分辨出可能的管腔，瘘口亦存在狭窄。

2.肘部尺桡分叉处，可以探及肱动脉主要向尺动脉大量分流，桡动脉起始部的血流信号则极其微弱，考虑尺动脉通过掌弓动脉逆向向远端桡动脉供血。

3.远端桡动脉测血流量也仅148ml/min（图4-1-1B，图4-1-2）。

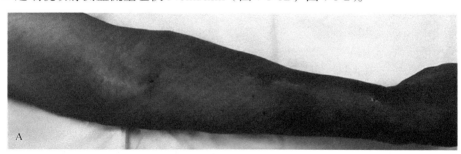

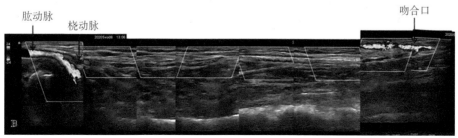

图4-1-1 内瘘查体及彩色多普勒超声影像

【术前分析】

如此完全依靠远端桡动脉供血的AVF，如果选择流出道逆向入路，把瘘口稍作扩张，血流量应该也能够得到一些改善，但毕竟是远端桡动脉供血，稳定的血流量肯定不能持久，彻底解决问题还需要开通近端桡动脉。此外，瘘口近端桡动脉的病变，其主要病变点通常是端侧吻合口"足跟"部位的闭锁或严重狭窄，导致内瘘流量不够，长此以往还会导致近端桡动脉的失用性萎缩，正如该病例。因此，选择合适的入路打通"足跟"部位的闭锁或狭窄是治疗的关键。

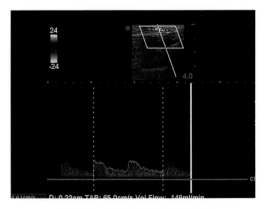

图4-1-2 远端桡动脉测血流量

【手术过程】

1.选择肘部肱动脉切开置鞘（图4-1-3），经鞘管送入导丝容易滑向宽大的尺动脉，所以需要在超声引导下调整泥鳅导丝进入桡动脉并把鞘管头端也放置在桡动脉起始部，防止导丝滑出（视频4-1）。

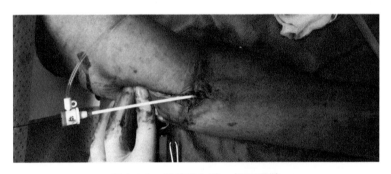

图4-1-3 肱动脉入路，切开置鞘

视频4-1

2.下一步则是最关键的过导丝步骤，导丝一定要安全贯穿闭锁的桡动脉，避免钻入夹层，通过吻合口放置在静脉流出道下游，建立扩张路径，操作时需要双手精细配合：左手一定要平稳控制超声探头，尽可能实时获取桡动脉长轴影像并保持对导丝头端的持续跟踪，右手操控导丝，推送导丝的同时也要感触其反馈，避免导丝进入夹层或成袢打折，努力调整导丝通过吻合口，送至静脉内，导丝安全建立扩张路径是近端桡动脉能够开通的前提（视频4-2）。

3.选择4mm直径的高压球囊扩张动脉，球囊从跨吻合口开始，向近端逐段扩张桡动脉（视频4-3），其间可见多处狭窄被球囊强力扩张开（视频4-4），第一遍球囊扩张后，多普勒彩超近端桡动脉已可探及明显血流信号，当然，局部撕裂血肿也是在所难免的，应及时予以腔内止血和处理残余狭窄（视频4-5）。

4.再次经过一系列腔内操作，多普勒彩超近端桡动脉已经十分通畅，因为有了流畅的血流，在桡动脉中段得以发现一处五彩血流信号（视频4-6），提示残余狭窄，继续球囊扩张，最终通过球囊把桡动脉重新塑型，超声已可清晰显影近端桡动脉完整形态，近端桡动脉测血流量也达到了623ml/min（图4-1-4，图4-1-5）。

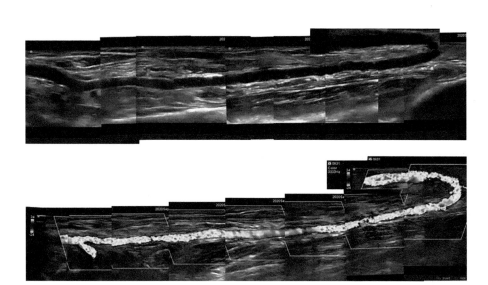

图4-1-4　术后瘘口及近端桡动脉超声影像

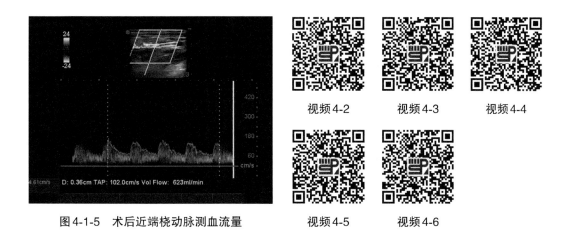

图4-1-5　术后近端桡动脉测血流量

视频4-2　　　　视频4-3　　　　视频4-4

视频4-5　　　　视频4-6

5.肱动脉置鞘部位缝合止血，避免了压迫止血，完全不影响肱动脉供血，虽然开放术局部游离出肱动脉，但是创伤极小，也属于准微创手术，术后即可原穿刺点透析，避免插管过度（图4-1-6）。

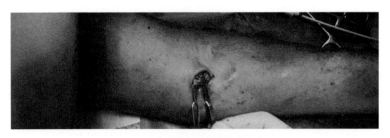

图4-1-6　缝合肱动脉置鞘处创口

【讨论与经验分享】

1.术前应充分进行医患沟通，毕竟扩张外周动脉存在出血、血肿的风险，该类手术经常是全或无的结果，要么成功，要么达不到预期效果，因此，绝对不能强求患者及其家属去治疗。

2.手术可归纳为以下四个步骤：①安全置鞘并调整泥鳅导丝进入桡动脉；②努力操控泥鳅导丝穿越闭锁的桡动脉，通过吻合口放置在流出道下游；③球囊逐段扩张桡动脉，恢复动脉血流（以逆血流方向，即从跨吻合口开始逐段扩张全段桡动脉有助于减少出血、血肿风险）；④桡动脉腔内及时止血并对一些残余狭窄再次腔内治疗，直至动脉血流恢复通畅。

3.PTA选择肱动脉入路以切开置鞘比较稳妥，毕竟肘部肱动脉非常表浅，切口不需要太大，更关键在于拔鞘后的安全止血。经皮穿刺置鞘，拔鞘后需要局部按压止血，按压太紧，则内瘘供血减少，容易形成血栓导致瘘闭，甚或造成肢体远端窃血；压迫太松，又不容易止血，导致血肿压迫。因此，肱动脉选择切开置鞘，拔鞘后缝合即可有效止血，避免了动脉压迫不当带来的各种风险。

4.桡动脉全程扩张虽然撕裂血肿可能会很严重，但是及时进行腔内压迫止血，也是完全没问题的，球囊腔内压迫止血应以球囊低压撑起管腔，在刚好封堵血管撕裂破口的同时，避免球囊对管腔呈过度的扩张状态为妥。

二、近端桡动脉闭锁开通（2）——远端桡动脉入路

【病例介绍】

患者，男性，76岁，因"内瘘震颤减弱1个月余"入院。查体：瘘口位于右前臂中段，可触及细微震颤，震颤仅局限于瘘口附近，前臂瘘管整体充盈不良，瘘体触诊柔软，但无法触及搏动和震颤，瘘口近端桡动脉无法触及搏动，远端桡动脉则可触及明显搏动（图4-1-7A）。

【超声检查】

1.右前臂AVF端侧吻合，近端桡动脉近乎闭锁，血流极其微弱，多普勒彩超隐约可见断断续续的血流信号。

2.内瘘主要为远端桡动脉供血，近吻合口静脉亦存在狭窄。

3.肱动脉测血流量 523ml/min，血流呈高阻波形（图4-1-7B，图4-1-8）。

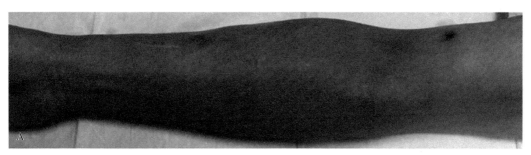

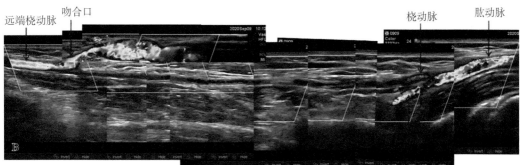

远端桡动脉　吻合口　　　　　　　　　　　　　　　　桡动脉　　肱动脉

图4-1-7　术前内瘘查体及彩色多普勒超声影像

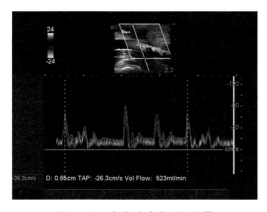

图4-1-8　术前肱动脉测血流量

【术前分析】

对于前臂AVF近端桡动脉闭锁的开通，选择恰当的入路是手术的关键，可以选择三种入路方式，即肱动脉入路，远端桡动脉入路和静脉入路。静脉入路，导丝通过吻合口，需要逆向钻入桡动脉内，导丝通常很难反向推送至闭锁的腔隙；肱动脉入路，正如上述案例，需要以开放的方式置入鞘管；远端桡动脉入路，置鞘部位距离病变点最短，处置更方便，但是对于近端桡动脉闭锁的内瘘，其供血都是来自远端桡动脉，一旦远端桡动脉置入鞘管，内瘘血流量必然受影响，如果近端桡动脉闭锁开通失败，则术后内瘘血流量会进一步下降，并且在术中，由于远端桡动脉置鞘，降低了其供血流量，术中也可能继发血栓形成，增加手术难度。因此，三种入路方式均各有利弊，应综合考虑。

【手术过程】

1.考虑吻合口远、近端桡动脉角度比较平直，选择远端桡动脉入路，套管针穿刺，突破血管后，套管继续跟进至吻合口，尝试从套管推送导丝钻入近端桡动脉，反复尝试无果（视频4-7）。

2.退出套管，换成鞘芯增加支撑力，继续尝试从鞘芯推送导丝，鞘芯直接对准近端桡动脉开口处，也始终无法送入导丝（视频4-8），由于远、近端桡动脉比较平直，尝试把鞘芯小心抵入近端桡动脉内（有明显突破感），同时导丝跟进，导丝能够顺利送入，提示没有在夹层，导丝继续推送至上臂肱动脉（视频4-9），如此，远端桡动脉入路，鞘管放置在吻合口远端，导丝放置在近端肱动脉内，一切就绪，只等球囊打开闭锁（图4-1-9）。

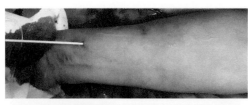

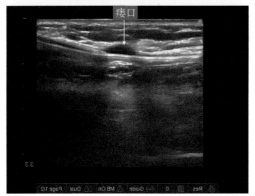

图4-1-9 远端桡动脉入路，置入5F鞘管

视频4-7 视频4-8

视频4-9

3.选择4mm直径高压球囊从吻合口向尺桡分叉处以逆血流方向逐段扩张（视频4-10），经过一番操作，近端桡动脉已经可见明显血流信号，但近吻合口静脉仍存在狭窄（视频4-11）。

4.重新调整导丝至静脉方向，另选择6mm直径高压球囊处置静脉狭窄（视频4-12），扩张后再次测量肱动脉血流量已达2012ml/min，呈低阻波形（图4-1-10），治疗前后多普勒超声影像对比可见，桡动脉开通后，血流阻力降低，肱动脉向桡动脉分流增多，尺动脉及瘘口远端桡动脉血流则明显减少（图4-1-11）。

视频4-10 视频4-11 视频4-12

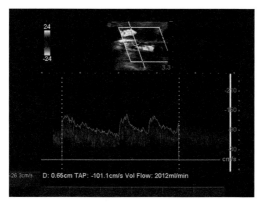

图 4-1-10 术后肱动脉复测血流量

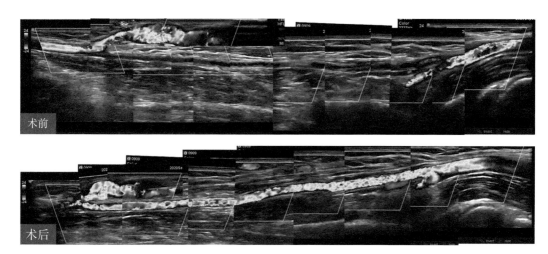

图 4-1-11 术前、术后彩色多普勒超声瘘口及近端桡动脉影像比较

【讨论与经验分享】

AVF 近端桡动脉闭锁，病变通常都位于吻合口近心角部位，也就是"足跟"处的严重狭窄或者闭锁，导丝通过该处病变是腔内治疗成功的关键。对于 AVF 端侧吻合瘘口，如果远端桡动脉和近端桡动脉角度平直，此时可以选择远端桡动脉入路，即使导丝无法钻过"足跟"，也可以辅助器械突破，如果远端桡动脉和近端桡动脉形成一定角度，此时若选择静脉入路，导丝逆向很难通过吻合口至近端桡动脉内，这时选择肱动脉入路，导丝顺向过"足跟"处的闭锁点可能会更容易，因此，超声下对吻合口形态的评估，即近端桡动脉、远端桡动脉和静脉三者的角度关系，决定了如何选择入路（参考本章"策略导图"）。

三、近端桡动脉闭锁开通（3）——肱动脉穿针，远桡引线

【病例介绍】

患者，男性，45岁，主诉：规律透析15年余，透析流量欠佳10天。患者于15年前

被诊断为尿毒症，建立左前臂头静脉－桡动脉自体动静脉内瘘，内瘘使用至今，其间一直未曾修复过，10天前透析过程中出现流量欠佳。查体：远端桡动脉和瘘口膨大处可触及搏动，瘘口近端可触及细微震颤，上臂瘘管触诊质软，充盈不良（图4-1-12B）。

【超声检查】

1. 左前臂端侧吻合AVF。
2. 吻合口近端桡动脉近乎闭锁，远端桡动脉勉强供血。
3. 近瘘口静脉狭窄，瘘口呈膨大扩张状态。
4. 肱动脉测血流量388ml/min，前臂静脉穿刺段测血流量仅124ml/min。

内瘘病变特点可以总结为前塞后淤，近桡闭，远桡续（图4-1-12）。

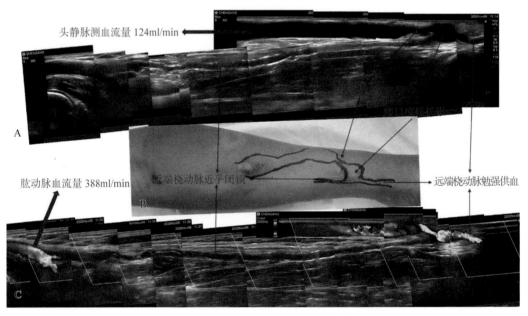

图4-1-12　术前内瘘查体及超声影像

【术前分析】

手术方案设计如下：拟肘部肱动脉套管针穿刺并留置套管于腔内，泥鳅导丝经套管送入，尝试顺血流方向穿过近端桡动脉闭锁段，直至瘘口并将其调至远端桡动脉内；另从远端桡动脉入路，置入鞘管，把贯穿桡动脉的导丝从鞘管引出体外，即以"穿针引线"的方式，导丝建立扩张路径，通过远端桡动脉的鞘管送入球囊分别扩张近桡闭锁病变和流出道的狭窄。手术方案可归纳为上套（套管）下鞘（鞘管），前扩桡（桡动脉），后通道（流出道）。

【手术过程】

1. 超声引导肘部肱动脉套管针穿刺并留置套管（图4-1-13），经套管送入泥鳅导丝（初始进入了尺动脉）并将其调至桡动脉内。泥鳅导丝在穿过桡动脉近端一处纡曲段后，始终无法突破一处狭窄点（此处可能是导致近桡闭锁的病变部位之一）（视频4-13），拟准备尝试用0.018in导丝通过，但是根据经验，泰尔茂鞘管配套的导丝要比0.035in的泥鳅导丝略微细一点（图4-1-14），在交换0.018in导丝前，尝试用泰尔茂鞘管配套的导丝通过一下，结果导丝非常顺利便通过了该处狭窄（视频4-14）（术后详细查询得知泰尔茂配套导丝的内径是0.87mm，亲水涂层泥鳅导丝内径是0.89mm，所以该处病变确实十分狭窄，内径约是0.88mm，刚好容纳鞘管配套导丝的通过）。

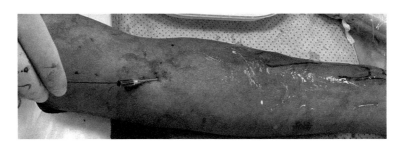

图4-1-13　肱动脉套管针穿刺并留置套管推送导丝

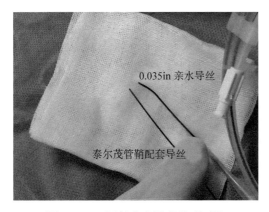

图4-1-14　两款亲水导丝外观对比

视频4-13

视频4-14

2.由于后续还需泥鳅导丝进行各种腔内操作，所以把肘部肱动脉留置的套管换成4F鞘管的鞘芯以尽可能减少对肱动脉的损伤（图4-1-15），鞘芯经导丝穿过该处狭窄，跟近至吻合口近端，交换为泥鳅导丝进行后续操作（视频4-15），调整泥鳅导丝通过瘘口"足跟"处病变（也是导致近桡闭锁的病变之一），此处导丝极易钻入内膜下形成夹层，超声应持续跟踪导丝"J"头，同时指尖实时感触导丝的反馈，切忌盲目推送导丝，导丝通过闭锁段后，头端暂放置在瘘口扩张处（视频4-16）。

3.远端桡动脉入路，置入5F鞘管（图4-1-16，视频4-17）。

4.继续调整贯穿近桡闭锁段的导丝进入远端桡动脉并将其逆向从鞘管引出体外（视频4-18，远桡内径不粗，导丝逆向进鞘相对容易）。

5.如此，导丝已建立近端桡动脉扩张路径（图4-1-17），经远桡的鞘管送入4mm×40cm高压球囊，从瘘口向近端桡动脉逐段扩张，直至尺桡分叉处（视频4-19），一系列操作之后，多普勒彩超近端桡动脉已见明显血流信号，瘘口近端流出道可见增强的血流信号（视频4-20），瘘口膨大处已能触及强烈搏动（提示瘘口近端静脉还存在狭窄）。

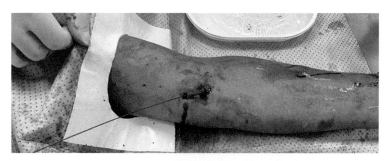

图 4-1-15 肱动脉留置鞘芯推送导丝

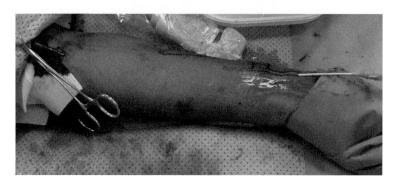

图 4-1-16 远端桡动脉入路，置入5F鞘管

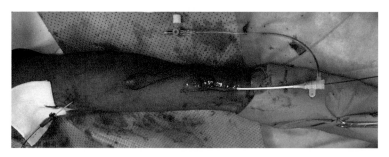

图 4-1-17 导丝贯穿近端桡动脉

视频4-15　　视频4-16　　视频4-17　　视频4-18　　视频4-19　　视频4-20

6.安全顺利拔除肱动脉留置的鞘芯需要进行如下操作：首先把4mm直径高压球囊放置在肱动脉尺桡分叉处，抽出腔内的泥鳅导丝，再从球囊导管重新送泥鳅导丝（导丝"J"头向心方向），放置在肱动脉近端，撤出4mm球囊，另送入6mm直径球囊至肱动脉穿刺部位，低压撑起球囊，同时拔出鞘芯，腔内球囊压迫3分钟即可有效止血（视频4-21）。

7.最后，调整导丝通过吻合口至静脉流出道方向，选择6mm直径高压球囊继续扩张近吻合口静脉狭窄，球囊释放后，多普勒彩超即可见丰富血流信号（视频4-22），此时肱动脉测血流量1387ml/min，术后内瘘超声影像如图4-1-18所示。

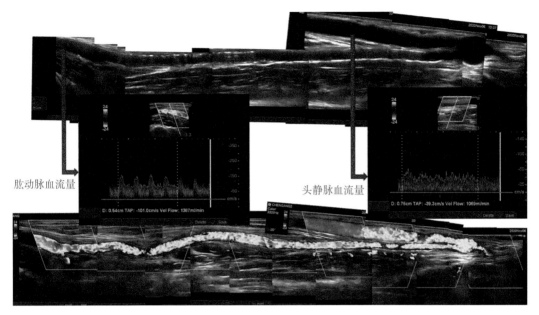

图4-1-18　术后内瘘超声影像，肱动脉及前臂瘘管测血流量

视频4-21　　　视频4-22

【讨论与经验分享】

手术选择肱动脉"穿针"、远桡"引线"（远端桡动脉入路）的考量如下：首先，患者肘部肱动脉粗大，内径5mm以上，经皮穿刺置鞘术后不易止血；其次，瘘口近端静脉也存在一重度狭窄，且瘘口呈扩张状态，导丝从肱动脉可能很难调整至静脉流出道；再次，若从远端桡动脉入路，调整导丝至静脉流出道会很方便，但是，导丝逆向开通近端桡动脉闭锁段会比较困难（瘘口近端桡动脉闭锁通常都是动脉某一点的闭锁，最常见的是"足跟"部位的严重狭窄或者闭锁，导丝逆向一般很难通过，顺血流方向则相对容易），此外，内瘘是靠远端桡动供血勉强"续命"，远桡置入鞘管，必然会影响内瘘供血，在长时间进行腔内操作时，内瘘很容易形成血栓，加剧手术难度；最后，也是手术的第6个步骤，可以利用远桡鞘管送入球囊至肘部肱动脉穿刺部位，进行肱动脉腔内压迫止血（效果远好于体外压迫）。

总体来看，该内瘘通路其实前臂流出道的血管条件非常好，瘘管可穿刺段资源丰富，正是因为流入道（供血动脉）的病变导致内瘘将废弃（远桡供血也仅仅是勉强维系），当前情况下无法开放修复，但如果放弃，也浪费了前臂的静脉资源，而 PTA 是开通桡动脉闭锁的唯一方法，虽然存在难度和风险，却值得努力尝试，毕竟如果能够开通，内瘘即可"起死回生"立竿见影，即使失败，对患者下一步通路的构建也没有任何影响。

此外，需要强调的是，如果首先进行远桡入路置入鞘管，那么内瘘供血必然会进一步减少，而导丝逆向开通近桡并不是短时间内能完成的，在低血流量的状况下长时间腔内操作极易诱发血栓，加剧手术难度。

最后，桡动脉开通后，目前流量虽然尚稳定，但是仍旧会再狭窄甚或闭锁，所以，术后的监测随访、规律维护还是维系内瘘通畅的王道，即合理开通，规律维护，长久使用。

四、近端桡动脉闭锁开通（4）——肱动脉穿针，静脉引线

【病例介绍】

患者，男性，75岁，主因"内瘘透析流量欠佳2个月"入院。患者左侧前臂 AVF 建立3年，透析动、静脉穿刺点分别位于前臂和肘部瘘管，近2个月来透析流量欠佳，勉强维持在200ml/min，1个月前曾于外院行 PTA 治疗，术后透析流量略有改善，但不久再次出现透析过程中不能维持稳定的血流量。查体：前臂动脉穿刺区域瘘管呈扩张状态，上臂加压后肘部静脉穿刺区域充盈尚可，瘘口搏动、震颤均不强，近端桡动脉在前臂中段才能触及微弱搏动，远端桡动脉可触及明显搏动。

【超声检查】

1.左前臂 AVF 端侧吻合瘘口，内瘘完全为远端桡动脉供血。

2.瘘口近端桡动脉无血流信号，考虑与瘘口近心角，即"足跟"部位闭锁有关，并且该部位桡动脉呈扭曲状，其近端桡动脉仍可分辨清晰管腔，管壁全层钙化（图4-1-19）。

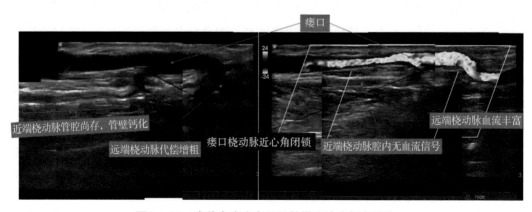

图4-1-19　术前内瘘吻合口及其供血动脉超声影像

【术前分析】

1.患者内瘘流量欠佳根本原因与近端桡动脉闭锁有关,远端桡动脉由尺动脉经掌弓动脉反向供血,虽能维系内瘘通畅,但透析中并不能提供持久稳定的血流量,因此,1个月前PTA解除静脉狭窄,仍不能从根本上改善内瘘流量问题。

2.对于前臂AVF近端桡动脉闭锁的开通,本章已经分享了各个部位入路处置的利弊(肱动脉、瘘口锐性穿刺、远端桡动脉),当前近端桡动脉病变主要为瘘口近心角的闭锁,并且该部位动脉极其扭曲,因此,若选择静脉或者远端桡动脉入路,导丝几无可能钻过闭锁,当然也无法从瘘口锐性穿刺,唯有从肱动脉入路,尝试导丝顺向柔性钻通。

3.肱动脉应避免经皮穿刺置鞘,可以选择套管针穿刺并留置套管进行导丝推送,贯穿闭锁病变后如果导丝进入远端桡动脉,则再从远端桡动脉穿刺置鞘,如果导丝拐至静脉,则从静脉再穿刺置鞘,必须把导丝从鞘管逆向引出体外,建立扩张路径。

【手术过程】

1.首先在肘部肱动脉套管针穿刺,留置套管于肱动脉内推送导丝(图4-1-20)。

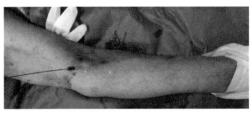

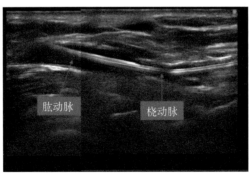

图4-1-20　套管针穿刺并经套管推送导丝进入桡动脉

2.泥鳅导丝顺利突破瘘口近心角闭锁点,反转至静脉,遂在肘部静脉穿刺点置入鞘管(置鞘过程略),导丝从鞘管逆向钻入并引出体外(视频4-23),导丝贯穿动静脉,两端在体外,必要时还可以牵张导丝以方便球囊推送过瘘口及闭锁点(图4-1-21)。

3.经导丝把4mm×60mm球囊推送过吻合瘘及闭锁点至近端桡动脉内(视频4-24),从尺桡分叉处开始逐段扩张桡动脉,球囊扩张"足跟"部位闭锁点时可见狭窄异常坚硬,最终还是逐渐被完全扩张开,球囊撤压后,近端桡动脉腔内立即恢复丰富血流信号(视频4-25)。

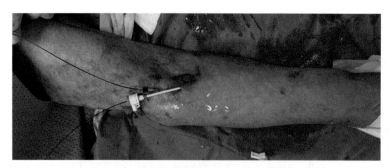

图4-1-21 导丝两端位于体外，贯穿近端桡动脉

视频4-23　　　视频4-24　　　视频4-25

术后内瘘超声影像，近端桡动脉恢复充足供血（图4-1-22），肱动脉测血流量1091ml/min（图4-1-23）。

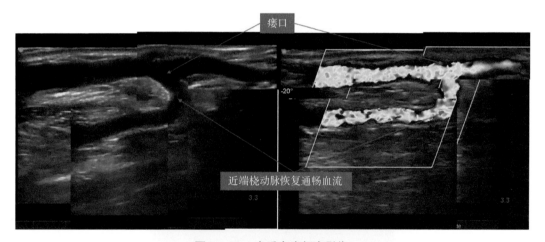

图4-1-22 术后内瘘超声影像

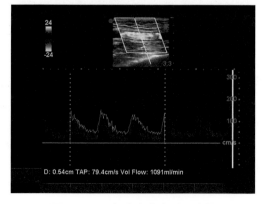

图4-1-23 术后肱动脉测血流量

【讨论与经验分享】

对于前臂AVF近端桡动脉闭锁的腔内开通，选择肱动脉穿针，远端桡动脉或者静脉引线的方式导丝建立扩张路径不失为一种比较理想的处置策略：①近端桡动脉闭锁，其根本病变通常位于瘘口近心角"足跟"处，局部动脉常呈悬吊扭曲状态，导丝以顺向通过病变的可能性最高；②肱动脉套管针穿刺的目的仅在于推送导丝通过病变，球囊并不需要从肱动脉送入，因此只需留置套管推送导丝即可；③鞘管的作用也仅在于把导丝逆向引出体外，因此，可以在导丝通过病变后再置入鞘管，尤其是对于远端桡动脉应避免贸然置鞘，以免对内瘘供血造成进一步影响；④导丝以该方式建立扩张路径，两端均在体外，对于瘘口角度极端或者狭窄严重的病变，还可以利用体外绷紧导丝两端，牵张导丝的方式方便球囊推送通过瘘口，最后再由球囊扩张解除病变，近端桡动脉终究是内瘘稳定血供的来源。

五、近端桡动脉闭锁开通（5）——瘘口入路，捅穿闭锁，"P"出坦途

【病例介绍】

患者，女性，45岁，主因"规律透析4年，内瘘流量欠佳1个月"入院。患者左前臂AVF建立4年，动脉穿刺点位于前臂中段瘘管膨大处，静脉穿刺点位于前臂贵要静脉。查体：瘘口呈膨大扩张状态，可触及搏动，震颤不强，其近端静脉震颤感增强，近端桡动脉无法触及搏动，远端桡动脉可触及明显搏动（图4-1-24B）。

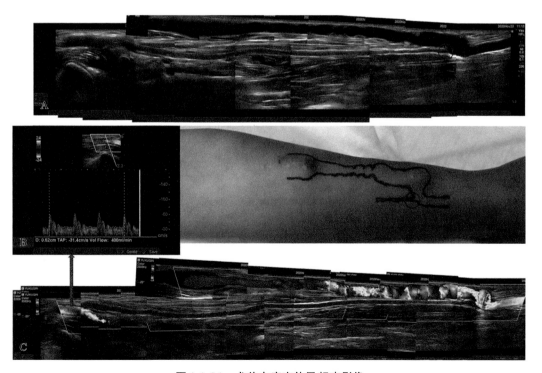

图4-1-24 术前内瘘查体及超声影像

【超声检查】

1.左前臂AVF端侧吻合,内瘘主要为远端桡动脉供血,并且远端桡动脉已经代偿增粗(图4-1-24A、C)。

2.近端桡动脉近乎闭锁,多普勒彩超桡动脉近端仍可见稀疏血流信号,越接近瘘口,桡动脉血流信号越弱,提示主要闭锁点可能为吻合口桡动脉近心角,即内瘘吻合口"足跟"部位(图4-1-24红圈处)。

3.近吻合口静脉也存在多处狭窄,瘘管呈串珠样改变。

4.肱动脉测血流量仅400ml/min(图4-1-24B)。

【术前分析】

1.远端桡动脉已经代偿增粗,导致患者目前流量不够的原因主要是近吻合口静脉的多处狭窄,解除这些静脉狭窄,内瘘应该也可以恢复足够流量,但内瘘毕竟是由远端桡动脉供血,近端桡动脉虽然闭锁,但是在超声下其腔隙还是可见的,可以尝试腔内开通。

2.手术方案拟"动脉穿针,静脉引线":①前臂动脉穿刺点入路,向瘘口方向置入鞘管;②肱动脉套管针穿刺,经套管送入泥鳅导丝,尝试顺血流方向贯穿近端桡动脉并通过瘘口调整至静脉,再从鞘管逆向引出体外,导丝以该方式建立扩张路径,球囊可以顺导丝扩张所有病变。

【手术过程】

1.选择内瘘动脉穿刺点入路,向远端置入鞘管,另肘部肱动脉套管针穿刺并经套管向动脉内送入导丝(图4-1-25),肱动脉套管针穿刺其实不难,关键是把导丝调至桡动脉内,此时肱动脉血流大量向尺动脉分流,所以超声下需要仔细寻找尺桡分叉部位,把导丝调入桡动脉(视频4-26)。

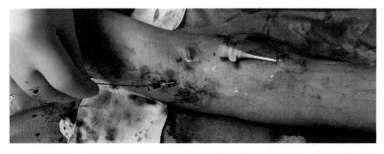

图4-1-25 选择内瘘前臂穿刺点入路,置入5F鞘管,另肱动脉套管针穿刺,留置套管推送导丝

视频4-26

2.泥鳅导丝很顺利地从肱动脉进入桡动脉,到达瘘口动脉近心角处,即"足跟"部位,但导丝始终无法突破,更换套管为鞘芯,抵近支撑推送导丝也无济于事

（视频4-27）。

3.基于上述情况只能调整策略，导丝顺血流方向没能开通闭锁，若选择远端桡动脉入路，导丝逆血流更是无法开通，因此，只能选择从瘘口膨大处套管针锐性穿刺，直接捅穿"足跟"部位的闭锁，此时锐性穿刺极易穿至内膜下，造成夹层，因此在超声实时引导下，近端动脉内的导丝也在腔内做同步导向指引，套管针贯穿闭锁点，撤出针芯，送入导丝，导丝推送顺畅，毫无阻力，确定是真腔而不是夹层内（视频4-28），如此，导丝建立扩张路径后，瘘口膨大处另置入5F鞘管（图4-1-26）。

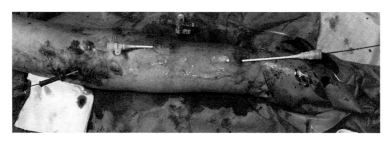

图4-1-26　瘘口膨大扩张处另置入5F鞘管

4.选择4mm直径高压球囊扩张并开通近端桡动脉，球囊扩张后，可见导致桡动脉闭锁的根源果然在"足跟"处，球囊压力释放后，近端桡动脉内即可见血流信号（视频4-29），肘部肱动脉拔出鞘芯，腔内球囊压迫止血（此处略）。

5.从鞘管撤出导丝后，在超声引导下，把鞘管从动脉调整至静脉流出道方向（视频4-30），另选择6mm×80mm高压球囊扩张近吻合口静脉狭窄，球囊扩张过程中可见静脉多处狭窄被打开（视频4-31）。

术后肱动脉测血流量1750ml/min，术前、术后内瘘彩色多普勒超声影像比较如图4-1-27所示。

视频4-27　　　视频4-28　　　视频4-29　　　视频4-30　　　视频4-31

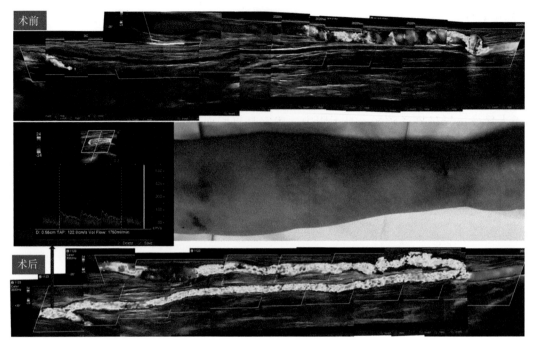

图4-1-27 术前、术后内瘘彩色多普勒超声影像比较

【讨论与经验分享】

初始手术设计选择在肱动脉行套管针穿刺，送入泥鳅导丝并拟从静脉鞘管逆向引出，主要是基于如下考量：①近端桡动脉闭锁，导丝必须从闭锁两端以平直的角度推送，这样才更有利于钻过闭锁，导丝从静脉入路，经瘘口再折返至动脉的方式开通，几无可能；②远端桡动脉代偿增粗，血供足够，即使不能开通近端桡动脉，单纯解除静脉狭窄，内瘘也能恢复足够血供，因此，应避免远端桡动脉置鞘损伤；③该AVF吻合口形态规则，导丝如果能贯穿桡动脉闭锁段到达瘘口，也完全可以调整至静脉，但是，静脉也存在多处隔膜样狭窄，导丝从动脉折返至静脉，再通过静脉各狭窄则是比较困难的（导丝折返后，操控性降低），所以应在静脉先留置鞘管，并且鞘管向瘘口方向穿过各狭窄，等待导丝逆向引入；④如此，导丝两端均在体外，还可以建立牵张导丝，这对于辅助球囊通过吻合口和动脉的闭锁病变非常关键；⑤对于透析患者，还是尽可能地避免肱动脉经皮置鞘，毕竟拔鞘后的压迫止血是非常棘手的问题，必要时可以选择肱动脉切开置鞘。

关于前臂端侧吻合AVF近端桡动脉闭锁的开通，已经分享了五篇案例，分别为肱动脉切开入路，远端桡动脉入路，肱动脉穿针、远桡引线或静脉引线，以及本篇的瘘口入路。近桡闭锁的原因多与吻合口"足跟"部位的病变有关，因此对于不同入路的选择，笔者的一些经验体会如下：①肱动脉入路，泥鳅导丝顺血流方向开通桡动脉的可行性最高，导丝腔内推送时应注意避免造成夹层，但是对于透析患者，涉及透析抗凝剂的应用，以及内瘘血供等原因，直接经皮置鞘的话，拔鞘后止血会存在双重风险；②远桡入路，适合吻合口远、近端桡动脉角度相对平直的情况下操作，"足跟"部位的闭锁通常可通过鞘芯或者导丝硬头辅助顶穿，但需要注意的是，若近端桡动脉开通不了，远端桡动脉又置鞘损伤，那内瘘可能就"雪上加霜"，流量更加不够；③当瘘口存在瘤样扩张时，可以选择瘘口入路锐性穿刺，捅穿闭锁，"P"出坦途，这种方式可以作为以上两种入路的备选方案，毕竟锐性穿刺对技术要求高，存在一定风险，如果能以导丝"J"头柔性钻通，损伤和风险是最小的，因此手术方式应"先柔后刚"，导丝柔性钻通为首选，锐性的操作则作为备选；④综上所述，笔者比较喜欢肱动脉套管针穿刺，经套管送入泥鳅导丝（避免经皮置鞘），导丝顺血流贯穿近端桡动脉后，从远端桡动脉的鞘管引出，或者导丝通过吻合口，反折至静脉从静脉鞘管引出，建立扩张路径，如此，既增加了开通概率，又避免了置鞘损伤肱动脉的风险，必要时还可以利用牵张导丝辅助球囊通过闭锁病变。

第二节　吻合口入路策略

一、吻合口入路（1）——手术操作自如，治疗承上启下，结果两全其美

【病例介绍】

患者，男性，49岁，主因"规律透析12年，内瘘功能不良2周"入院。患者左前臂AVF建立11年，瘘口位于鼻烟窝处，动脉穿刺点位于前臂瘘管中段，静脉穿刺点位于肘部。查体：瘘口呈膨大扩张并隆起，触诊细微震颤，动、静脉穿刺点均呈膨大状态，触诊质软，未触及震颤（图4-2-1）。

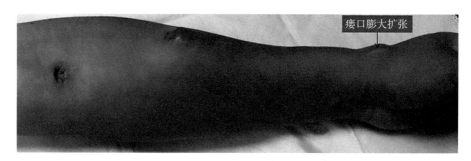

图4-2-1　术前内瘘查体

【超声检查】

1.瘘口为端侧吻合，瘘口呈膨大扩张状态。

2.吻合口远、近端桡动脉纡曲，近端桡动脉开口处狭窄（端侧吻合口"足跟"部位），近吻合口静脉流出道也存在狭窄。

3.肱动脉测血流量已低于500ml/min（图4-2-2）。

【术前分析】

由于瘘口"足跟"部位狭窄，其近端静脉亦存在狭窄，PTA治疗如何选择合适入路分析如下：①AVF建立在腕部远端的鼻烟窝处，无法从远端桡动脉入路；②静脉流出道逆向入路，吻合口角度极端，近端桡动脉开口处狭窄，如此形态，操控导丝从静脉逆向入近端桡动脉也是相当困难的；③肱动脉入路是可以选择的一种方式，但是肱动脉入路存在出血和窃血双风险，一般还是谨慎经皮穿刺置鞘；④瘘口存在膨大隆起，选择吻合口入路，可以调整穿刺针或鞘管分别指向近端桡动脉和静脉流出道，先后处理流入道和流出道病变，则治疗可以承上启下，操纵自如，不失为一种理想的方式，但是鞘管在腔内的空间有限，操作时应避免鞘管脱出。

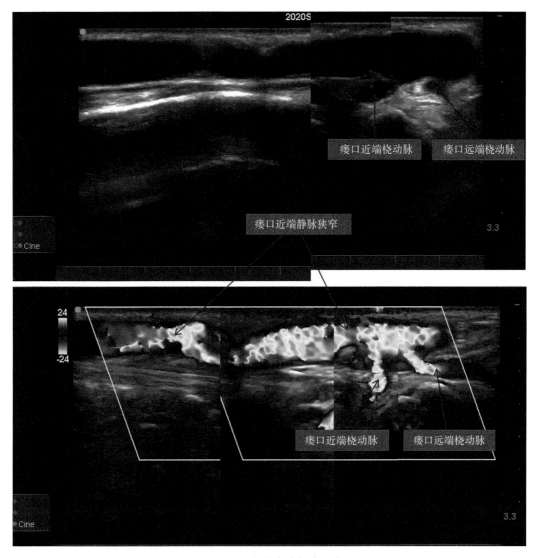

图 4-2-2　术前内瘘超声影像

【手术过程】

1. 选择瘘口膨大处入路，套管针穿刺，在超声引导下，将套管直接推送至近端桡动脉内并经套管送入导丝（视频 4-32）。

2. 瘘口膨大处置入 5F 鞘管，超声显示，鞘管已经放置在近端桡动脉内（图 4-2-3）。

3. 选择 5mm 直径高压球囊经鞘管送入近端桡动脉内，在超声引导下将其回撤至吻合口，扩张"足跟"狭窄，扩张过程中可见球囊在狭窄部位形成的腰线被逐渐打开（视频 4-33）。

4. "足跟"狭窄处理后，撤出球囊及导丝（视频 4-34），在超声引导下，调整鞘管至静脉方向，继续处理流出道狭窄，另选择 7mm 直径球囊扩张吻合口近端静脉狭窄（视频 4-35）。

近吻合口动、静脉狭窄分别处理后，彩超再次评估内瘘，桡动脉和静脉狭窄均得到明显改善，结果两全其美，肱动脉测血流量达 1981ml/min，由于近端桡动脉阻力降低，肱动脉分流桡动脉增多，远端桡动脉系尺动脉反向供血，血流相应减少（图 4-2-4，图 4-2-5）。

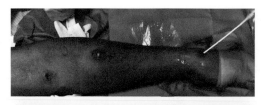

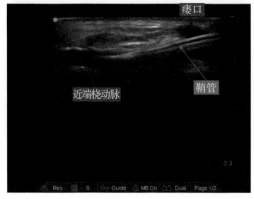

图4-2-3　瘘口入路，向近端桡动脉置入5F鞘管

视频4-32　　视频4-33

视频4-34　　视频4-35

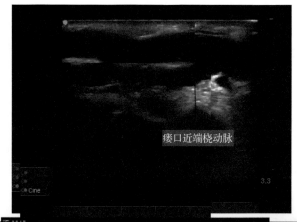

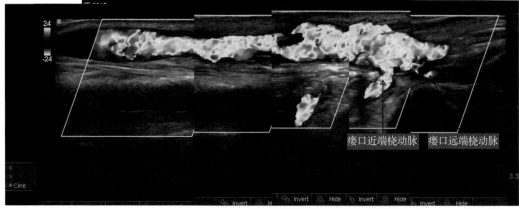

图4-2-4　术后彩色多普勒超声影像

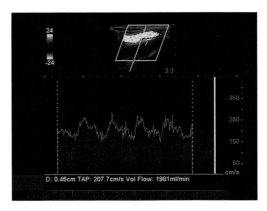

图4-2-5　术后肱动脉测血流量

瘘口置鞘部位为膨大扩张，拔鞘局部荷包缝合止血也非常方便（图4-2-6）。

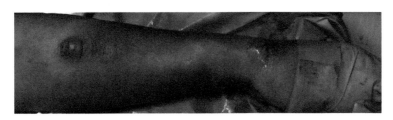

图4-2-6　拔鞘后荷包缝合止血

【讨论与经验分享】

患者流入道、流出道同时存在狭窄，尤其是吻合口近端动脉开口处的狭窄，若从静脉入路，导丝需要从吻合口折返至狭窄的动脉内，导丝通过通常存在困难，因此，选择合适的入路，方便导丝建立扩张路径，是手术能够进行的前提。选择瘘口膨大处入路，可以分别调整导丝和鞘管至动脉和静脉，腔内操纵自如，可以承上启下地处置流入道和流出道病变，获得一举两得的结果，但是由于吻合口腔内空间有限，需要超声精确引导套管针直接深入近端桡动脉内，再置入鞘管，这是手术能够顺利实施的关键；超声下选择合适的穿刺部位并以恰当的角度进针则成为手术中关键的操作细节。最后，吻合口入路其实也非常适合近端桡动脉闭锁的开通治疗（参考本章第一节"近端桡动脉闭锁开通策略"）。

此外，对于一些瘘口远端呈盲端样的吻合口（图4-2-7），如果内瘘同时存在动脉和静脉的病变，又或者在静脉流出道不适合置鞘的情况下，如内瘘促成熟治疗时，也可以选择从瘘口远端的盲端置入鞘管，此时鞘管不影响瘘口的回流，也方便调整导丝进入动脉或静脉，但穿刺置鞘时需要超声的精细引导（视频4-36，图4-2-8）。

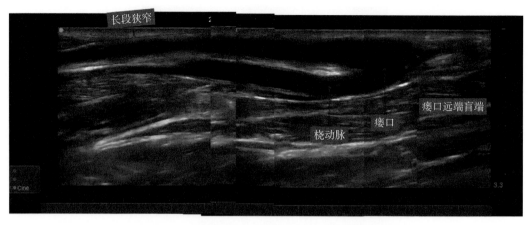

图4-2-7　内瘘动脉吻合口影像，瘘口存在远端盲端

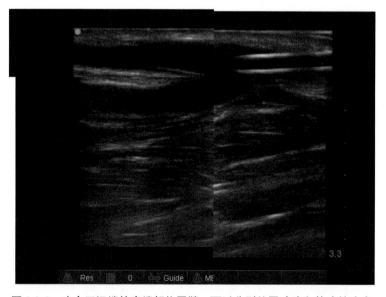

图4-2-8　吻合口远端的盲端部位置鞘，可以分别处置动脉和静脉的病变

视频4-36

二、吻合口入路（2）——手术操作自如，治疗承上启下，结果两全其美

【病例介绍】

患者，女性，36岁，主因"规律透析3年，内瘘功能不良1个月"入院。目前透析时内瘘流量欠佳，不能稳定维持4小时透析。查体：左前臂AVF，吻合口和流出道存在两处瘤样膨大，膨大处可触及搏动，强度偏弱，膨大近段亦可触及细微震颤（图4-2-9A）。

【超声检查】

1. 瘘口为端侧吻合，呈膨大扩张状态，远端桡动脉已经萎缩。

2. 吻合口区域存在3处严重狭窄，即近吻合口动脉狭窄（狭窄1），近吻合口静脉狭窄（狭窄2），吻合口近段2cm处静脉狭窄（狭窄3，可能与透析穿刺有关，其远端亦呈瘤样膨大）（图4-2-9C）。

3. 桡动脉测血流量仅为169ml/min（图4-2-9B）。

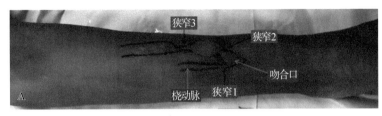

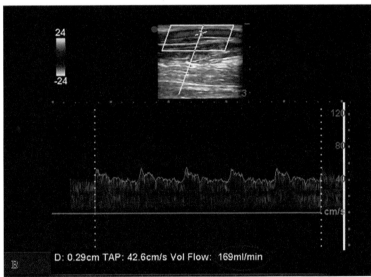

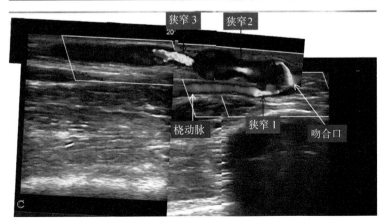

图4-2-9 术前内瘘查体及彩色多普勒超声影像

【术前分析】

PTA处理如何选择入路：

1.流出道下游入路，可以处理狭窄2和狭窄3，但是对于狭窄1（近吻合口动脉狭窄）的处置会很困难，原因如下：①内瘘为端侧吻合，吻合口存在瘤样扩张，同时动、静脉又存在明显折角（动、静脉呈极小的锐角），导丝很难通过吻合口拐入动脉内（导丝尖端需要放置在肘部肱动脉）；②即使导丝进入了动脉，则球囊也很难顺导丝通过吻合口进入动脉扩张狭窄1，球囊穿过狭窄病变需要支撑性，通过呈锐角的吻合口则需要柔顺性，支撑性和柔顺性相互矛盾，一般情况下球囊在未开合的初始状态时，支撑性会更好一些，一旦开合过以后，支撑性下降，柔顺性则会相对提高一些，而扩张狭窄1既需要球囊的顺应性通过吻合口，又需要支撑性穿过狭窄部位，所以球囊通过会比较困难。

2.肘部肱动脉入路，导丝应该可以建立扩张路径，处理所有的狭窄，但是考虑肱动脉入路经皮置鞘存在出血、血肿及压迫止血等风险，或者肱动脉切开置鞘，可以作为备选方案。

3.吻合口膨大处入路，可以避免跨吻合口操作，缺点是不能一个路径处理所有狭窄，需要先处理流出道狭窄，然后调整鞘管和导丝至动脉，再处理动脉狭窄，另外，由于入路距离吻合口两处狭窄非常近，鞘管在腔内操作空间有限，需要时刻谨防鞘管脱出。

【手术过程】

1.综合考虑选择第三种入路方案，吻合口膨大扩张部位经超声引导穿刺置鞘，鞘管直接穿过狭窄2，拟首先处理狭窄3（视频4-37，图4-2-10）。

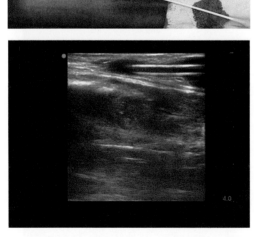

图4-2-10　吻合口入路，鞘管前端放置在静脉内，并已贯穿狭窄2

视频4-37

2.选择6mm×40m高压球囊首先处理狭窄3（视频4-38）。

3.小心回撤鞘管和球囊，避免鞘管脱出，同时确保球囊全部覆盖狭窄2进行扩张（视频4-39）。

4.先后处理完狭窄3、狭窄2病变后，撤出球囊和导丝，在超声引导下调整鞘管对准吻合口近端动脉，将导丝送入动脉内（视频4-40），球囊再顺导丝送入桡动脉，扩张狭窄1，即近吻合口动脉狭窄（视频4-41），扩张此处动脉狭窄，球囊压力增至8atm时，狭窄仍未完全扩张开（图4-2-11A），但是考虑到6mm内径的球囊太大，为避免损伤桡动脉，未再继续加压，球囊压力回撤后，多普勒彩超评估此处血流已明显改善（图4-2-11B，视频4-42），故未再进一步处理此处动脉的残余狭窄（必要时可再选择4mm内径高压球囊扩张）。

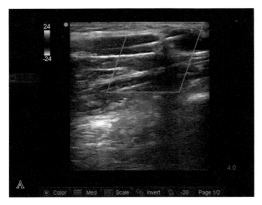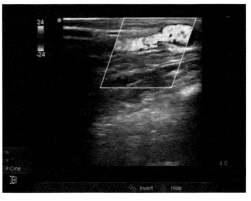

图4-2-11　球囊扩张吻合口近端动脉狭窄时的腰线（红色箭头），以及扩张后的影像

视频4-38　　　视频4-39　　　视频4-40　　　视频4-41　　　视频4-42

5.撤出球囊后发现近段动脉痉挛（图4-2-12A、B红色箭头处），球囊扩张动脉或者吻合口狭窄后不要急于撤鞘，一旦发现近段动脉痉挛，可以用球囊对痉挛部位低压支撑数秒，一般都可以顺利解除痉挛（图4-2-12）。

术后多普勒彩超再次评估内瘘，虽然近吻合口动脉仍存在残余狭窄，但是桡动脉测血流量已达939ml/min，完全满足透析需要（图4-2-13）。

考虑吻合口部位压力大，皮下组织少，拔鞘时局部需荷包缝合辅助止血，次日拆线，术后即可维持原穿刺点透析（图4-2-14）。

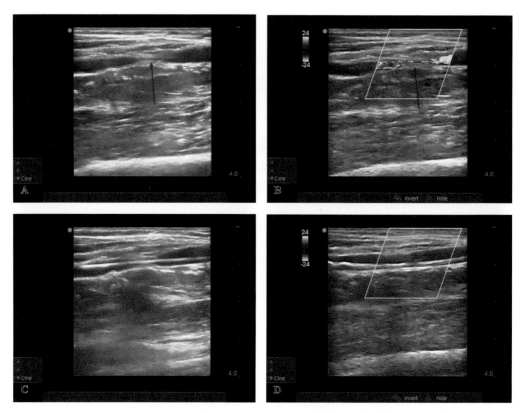

图4-2-12　动脉痉挛及重新送入导丝后低压撑起球囊

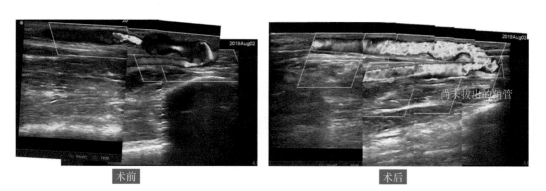

术前　　　　　　　　　　　　　　术后

图4-2-13　狭窄病变扩张前、后彩色多普勒超声影像比较

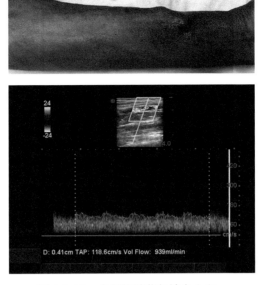

图 4-2-14 术后拔鞘荷包缝合止血

【讨论与经验分享】

处理 AVF 外周狭窄病变一般有 3 种主要的入路方式，即静脉流出道（以穿刺点为首选）、远端桡动脉、肘部肱动脉，各部位入路特点分析如下。

1.静脉流出道入路：穿刺置鞘相对容易，但是由于 AVF 吻合口存在不同的吻合方式，动静脉夹角及吻合口瘤样扩张或者狭窄等情况，对于一些需要跨越吻合口操作的病变，可能会存在一些困难。

2.远端桡动脉入路：由于是内瘘通路外入路，因此，穿刺置鞘对内瘘一般无影响，可以分别处理流出道和流入道的病变，但是，远端桡动脉的内径一般比较细小，操作难点在于穿刺置鞘，此外，对于一些严重的吻合口区域狭窄，过导丝可能也会有一定的难度。

3.肘部肱动脉入路：肘部肱动脉比较表浅，动脉切开置鞘亦未尝不可，手术创伤小，动脉置鞘处可以用 7-0 普灵线缝合止血，避免了出血和压迫止血的风险。

4.此外，当瘘口存在膨大扩张时，还可以选择瘘口入路，通过调整鞘管也可以承上启下分别处置静脉流出道和动脉流入道的病变，正如本文案例。

第三节 策略导图

见图4-3-1。

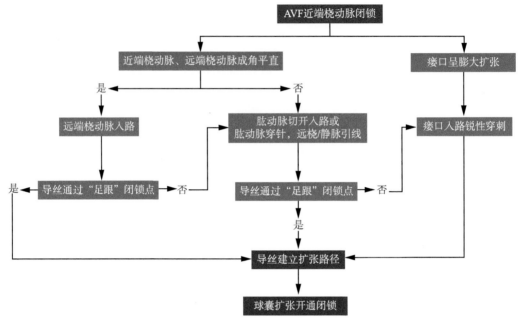

图 4-3-1 近端桡动脉闭锁处置流程：手术方案应由简到繁，腔内操作应"先柔后刚"

第五章

特殊技巧篇

第一节 锐性穿刺技术的应用策略

一、活瓣狭窄的打开方式——锐性贯穿，中心开花

◆ 病例 1

【病例介绍及超声检查】

　　患者，前臂AVF，并前臂穿刺点瘤样膨大及血栓形成，同时肘部流出道短段闭锁，经过切开取栓、吻合口碎栓、流出道锐性开通等一系列操作，内瘘已经开通并恢复血流（操作过程略），但是流出道在肘部贵要正中静脉方向存在一瓣膜狭窄（图5-1-1）。对于该狭窄，已经用7mm的球囊反复扩张多次，导丝可以从瓣膜上方的缝隙调整过去，球囊很容易便可将狭窄打开，但是球囊撤压后，狭窄随即又恢复原状，血流通过严重受限。

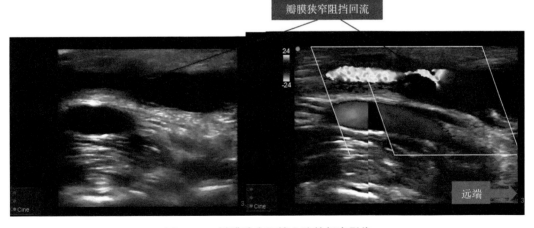

图5-1-1　瓣膜狭窄阻挡血流的超声影像

【术前分析】

　　此时肱动脉为高阻力血流波形，测血流量也仅523ml/min（图5-1-2），吻合口及动脉穿刺区域可以触及明显搏动，虽然瘘管也可以穿刺透析，但是瓣膜狭窄远端血液回流极度淤滞，内瘘最终还会再次形成血栓，由于狭窄呈活瓣样，常规方法无法根本解除病变，因此，必须采取特殊办法，破坏该瓣膜，恢复血流通畅。

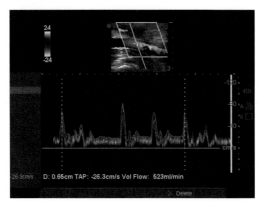

图 5-1-2　肱动脉测血流量，由于狭窄血流呈高阻波形

【手术过程】

对于如此漏斗样的瓣膜狭窄，只能锐性穿刺捅穿瓣膜（视频 5-1，套管针捅穿瓣膜后送入导丝），然后送入球囊扩张，让瓣膜中心开花，彻底被撕裂开，为了尽可能充分破坏瓣膜，选择 8mm 直径的球囊扩张（图 5-1-3）。

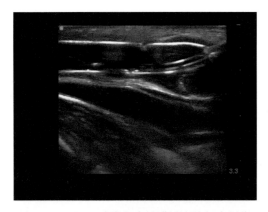

图 5-1-3　8mm 球囊扩张瓣膜狭窄的超声影像

视频 5-1

瓣膜狭窄扩张破坏后的超声影像可见，血流得到明显改善，肱动脉已经不再是高阻波形，测血流量 2012ml/min（图 5-1-4，图 5-1-5）。

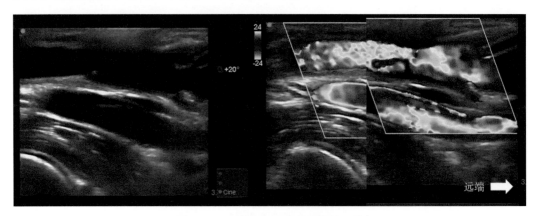

图 5-1-4　瓣膜狭窄扩张后的超声影像

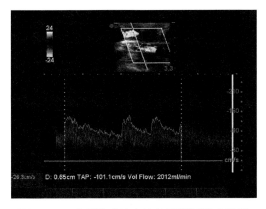

图5-1-5　术后肱动脉血流波形并测得血流量

◆ 病例 2

【病例介绍】

患者，左前臂AVF建立3年，主诉："动脉穿刺点压力增高，止血时间延长1月余"。查体：动脉穿刺区域位于前臂中段，已呈膨大形态，静脉穿刺区域位于肘部，瘘口及前臂AVF动脉穿刺区域触诊明显搏动，动脉穿刺点近端可触及细微震颤（图5-1-6）。

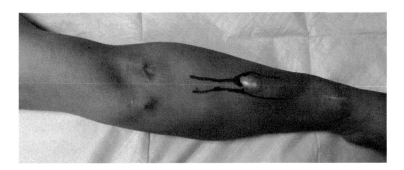

图5-1-6　术前内瘘查体

【超声检查】

动脉穿刺区域近端一处增厚的瓣膜"盖"在血管的出口处，严重阻挡血流（图5-1-7）。

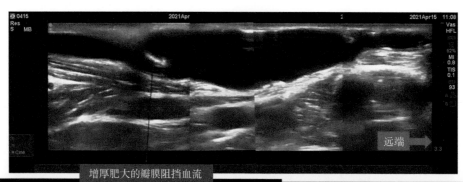

增厚肥大的瓣膜阻挡血流

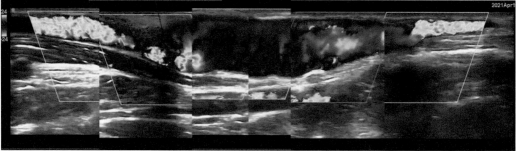

图5-1-7 术前内瘘狭窄病变超声影像特点

【术前分析】

对于瓣膜样狭窄，由于有瓣膜阻挡，常规扩张效果可能不理想，手术拟采用"先柔后刚"，循序渐进的方式进行，首先仍尝试从狭窄间隙通过导丝后利用球囊扩张，如果狭窄无法解除，则以锐性穿刺的方式捅穿并彻底破坏瓣膜，恢复血流通畅。

【手术过程】

1.选择动脉穿刺点入路，导丝通过瓣膜狭窄后选择7mm×40mm高压球囊扩张狭窄部位，扩张后狭窄略有改善，但整体通畅效果仍不够理想，瓣膜如同一个赘生物，挂在开口处，阻挡血流（图5-1-8）。

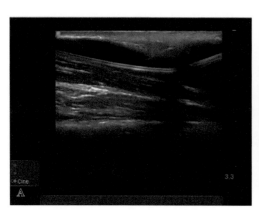
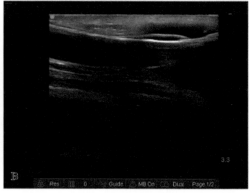

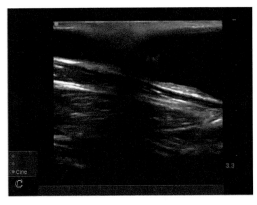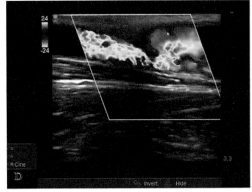

图 5-1-8　狭窄病变的常规处置过程

A. 导丝通过，B. 球囊扩张，C、D. 为扩张后的超声影像

2. 改变策略，采取钢针锐性捅穿瓣膜（视频 5-2），鞘管以贯穿瓣膜的方式置入（图 5-1-9），方便随后球囊的推送，拟通过球囊扩张并撕裂破坏瓣膜。

3. 经鞘管送入球囊，球囊回撤至狭窄部位后开始扩张，撕裂破坏瓣膜，打开狭窄（视频 5-3）。

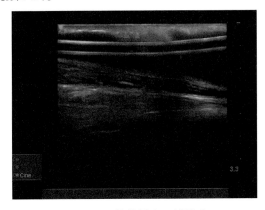

图 5-1-9　鞘管贯穿于瓣膜中

视频 5-2　　　　视频 5-3

球囊扩张后，可能是由于瓣膜过于肥厚，球囊并没能完全撕裂瓣膜，但是锐性穿刺经瓣膜内另辟蹊径，又开出一条通道，这样在瓣膜的上下分别有两条通道回流（图 5-1-10），如此已经不存在狭窄问题了。

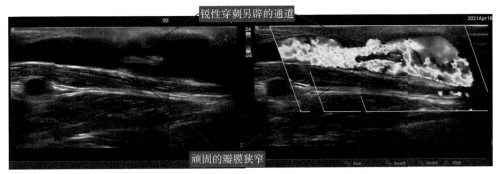

图 5-1-10　术后超声影像

【讨论与经验分享】

外周静脉在血管分叉部位通常都会存在瓣膜，多呈漏斗样以确保血液向心回流，防止逆流，一旦内瘘建立后，静脉内膜逐渐增厚并动脉化，瓣膜也会随着血管内膜的增厚而逐渐代偿肥大，甚至伴有钙化附着，此时的瓣膜常导致管腔狭窄，对于这种瓣膜狭窄，处理起来通常比较棘手，主要表现在以下两个方面：①由于瓣膜呈漏斗样，静脉入路导丝逆血流方向很难通过瓣膜狭窄，导丝顺血流方向通过则会容易得多；②即使导丝通过了狭窄的间隙，球囊也可以轻松打开瓣膜狭窄，但是一旦撤出球囊，狭窄又立即缩回去了，瓣膜仿佛弹簧门的开合一样。因此，处置类似狭窄只能设法以开放的方式剪除隔膜，或以微创的方式破坏瓣膜，即利用锐性穿刺技术，在超声引导下捅穿瓣膜后，送入导丝，再利用球囊扩张，彻底破坏撕裂瓣膜，解除狭窄。

锐性穿刺对超声引导技术要求较高，穿刺针以损伤的方式捅穿狭窄，球囊强力撕裂增厚的瓣膜或隔膜，风险性相对高，因此，手术应以"先柔后刚"，循序渐进的方式进行，在常规治疗无效的情况再采取该方法，避免直接暴力操作。

二、钙化狭窄的处置方式——开山辟路，强迫通道

笔者曾有过一次难忘的经历，AVF 主要病变是跨吻合口的钙化狭窄，吻合口因钙化阻挡，血流严重受限，球囊扩张后内瘘血流明显改善，但是一旦导丝撤出吻合口，血流立即大幅降低，重新过导丝后流量随即又可恢复。本篇分享的也是一例 AVF 吻合口区域严重钙化狭窄处置的案例。

【病例介绍】

患者，女性，75 岁，主因"内瘘功能不良 1 个月"入院。患者 2004 年建立左前臂近腕部 AVF 并使用至今，期间内瘘从未修复过，目前内瘘功能不良，表现为透析流量不够。查体：动、静脉穿刺点均位于前臂，瘘口近端触诊质硬块状，内瘘震颤微弱（图5-1-11）。

【超声检查】

1.左前臂腕部端端吻合 AVF。

2.内瘘整体存在 5 处狭窄（图5-1-11 红色标记），顺血流方向依次为 S_1 吻合口近段动脉狭窄，S_2 吻合口 U 形段狭窄，S_3 吻合口近段钙化狭窄，S_4 内瘘远端狭窄，S_5 动脉穿刺点远端狭窄。

3.吻合口近段静脉严重团块状钙化，病灶阻塞管腔，血流不畅，下方可见声影。

4.吻合口近段桡动脉钙化明显，管壁呈盔甲样一直延伸至前臂中段方有所改善（图5-1-11 黄色标记）。

5.肱动脉测血流量 397ml/min（图5-1-11，图5-1-12）。

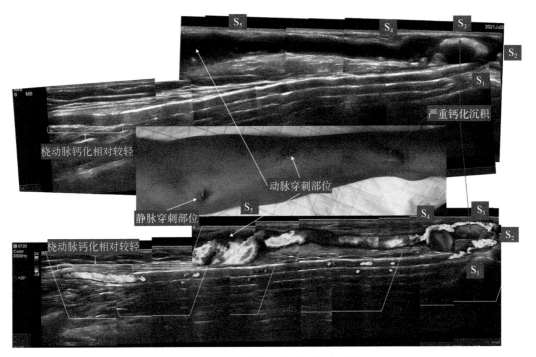

图5-1-11　术前内瘘查体及超声影像

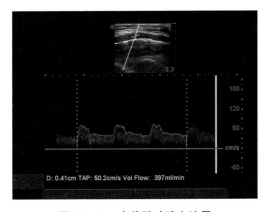

图5-1-12　术前肱动脉血流量

【术前分析】

1.患者内瘘存在5处狭窄病变，但最主要且最棘手的狭窄当数S₃吻合口近段的钙化狭窄。

2.对于钙化类狭窄，球囊常规扩张可能效果不佳（详细原因见本篇讨论部分），因此，鉴于该钙化病灶位于内瘘远端，也可以考虑在其近端重建瘘口。

3.如果避开钙化灶，近端重建内瘘的话，患者前臂桡动脉状态也不理想，桡动脉远端管壁完全呈盔甲样钙化，几乎不透超声波，对动脉腔内情况探查不清，在前臂中段重建可能更稳妥（图5-1-11桡动脉黄色标记处），但是，在此处重建的话，由于位置较高，必然要放弃原先的动脉穿刺点，着实可惜。

4.手术方案决定保全内瘘，对于5处狭窄均采取腔内治疗，对于S₃的钙化狭窄拟放弃原先的狭窄管腔，以打隧道的方式进行"开山辟路，强迫通道"，在钙化灶内另辟蹊径。

5.手术方案拟如下（图5-1-13）：动脉穿刺点置鞘，另从吻合口远端锐性穿刺（图5-1-13红色箭头），贯穿钙化灶并送入导丝，导丝从鞘管逆向引出（穿针引线），从鞘管送入球囊，依次扩张各处狭窄，在钙化灶内撑出隧道（另辟蹊径）并经球囊导管重新把导丝送入近段桡动脉，即"球囊摆渡"技术（可参考本章第二节"PTA导丝通过的特殊策略"），继续扩张吻合口和动脉的狭窄。

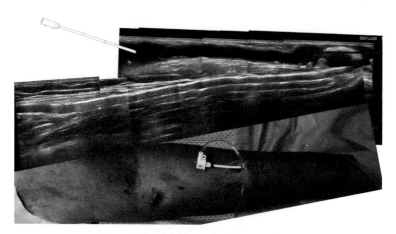

图5-1-13 手术拟锐性穿刺贯穿钙化病灶

【手术过程】

1.前臂中段动脉穿刺部位置入鞘管（图5-1-14A）。

2.套管针从瘘口远端锐性穿刺，贯穿钙化病灶（视频5-4），另从套管送入导丝，由鞘管逆向引出体外，即"穿针引线"（视频5-5，图5-1-14B）。

3.从鞘管经导丝送入7mm×40mm高压球囊，球囊完全突破钙化灶内，球囊的尖端刚好从皮下钻出，以确保球囊完全在钙化病灶内（图5-1-14C），球囊扩张，强行在钙化灶内扩出一条隧道（视频5-6）。

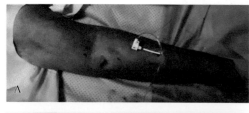
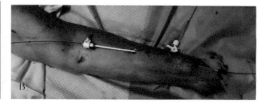
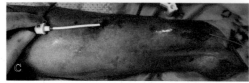

图5-1-14 手术以"穿针引线"操作过程图解

4.球囊撤压后，其尖端退至管腔内，重新经球囊导管送入导丝，并调整通过吻合口，将其放置于近段动脉内，即"球囊摆渡"辅助导丝通过（视频5-7）。

5.继续利用7mm直径的高压球囊扩张S_5狭窄（视频5-8）。

6.撤出7mm直径球囊，重新经导丝送入4mm×60mm高压球囊，扩张S_1、S_2狭窄，并顺势把近段桡动脉也全部扩张一遍（视频5-9），桡动脉血管壁全层钙化，球囊腔内操作超声显影不是特别清晰，球囊在扩张吻合口近段动脉时，其上游动脉可见强烈的搏动，提示上游动脉供血充足（视频5-10）。

术后多普勒超声显示：钙化灶内"另辟蹊径"开通的隧道非常稳固，肱动脉测血流量1047ml/min，患者术后即可维持原穿刺点透析，手术效果非常理想（图5-1-15，图5-1-16）。

视频5-4　　　视频5-5　　　视频5-6　　　视频5-7　　　视频5-8

视频5-9　　　视频5-10

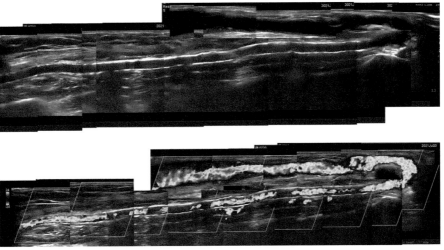

图5-1-15　术后内瘘超声影像

【讨论与经验分享】

透析患者血管内沉积的团块样钙化灶，其质地常呈沙粒样，堆积于腔内阻挡血流，球囊常规方式扩张狭窄间隙时，由于血管壁的弹性，钙化灶通常被挤压至血管壁一侧，当球囊回撤时，钙化灶随即又被弹回来，因此球囊常规扩张不能从根本上解决此类问题，对于如此团块样钙化引起的狭窄，必须采取非常规方法处置。针对一些无法PTA处置的狭窄或闭锁病变，可以采取搭桥改道、转位回流的方式

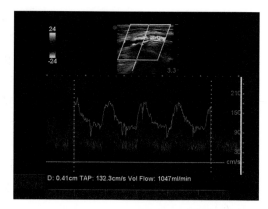

图5-1-16   术后肱动脉血流量

恢复内瘘通畅，如果不能重建搭桥，就得打通隧道贯穿病变，本节上述腔内操作正是利用锐性穿刺，在钙化灶内建立腔隙，再辅以球囊把腔隙强行扩张成了隧道。由于该病例不仅是钙化狭窄的问题，内瘘上游、下游还存在多处病变，因此术中又以"穿针引线，导丝摆渡"等技巧辅助导丝建立扩张路径，仅置入一副鞘管即彻底治疗了所有狭窄病变。

"开山辟路，强迫通道"建立隧道的处置方式需要利用锐性穿刺技术，因此只适用于处置平直血管内的钙化病灶，对于吻合口的钙化沉积则只有重建瘘口了，回到本文最初的病例，由于病变是吻合口的钙化狭窄，球囊扩张后，钙化灶仍会悬吊下来阻挡血流，但是导丝在跨吻合口时，由于其弯曲后的牵张作用（导丝越硬其牵张性越强），对瘘口有一定的支撑性，因此，吻合口在导丝的支撑悬吊下，血流得以改善，但最终也逃不了重建的命运。

三、回流障碍的破解方式——从无到有，变曲为直

【病例介绍】

患者，男性，60岁，主因"穿刺点压力增高1个月"入院。患者左前臂AVF建立5年，动、静脉穿刺点分别位于前臂中段和肘部外侧，静脉穿刺点进针后无回血。查体：瘘口近端前臂瘘管扩张呈瘤样，尤以动静脉穿刺部位更为明显，瘘口及前臂瘘管触诊强烈搏动，无震颤，静脉穿刺点瘤体触诊质硬，其近端头静脉在上臂中段以后无法触及，前臂近端内侧浅表侧支充盈开放并可触及细微震颤（图5-1-17）。

【超声及DSA检查】

静脉穿刺点瘤腔内血栓形成，上臂头静脉闭锁，内瘘在肘部经侧支纡曲汇入贵要静脉回流，内瘘向心回流不畅，导致前臂瘘管压力极高（图5-1-17）。

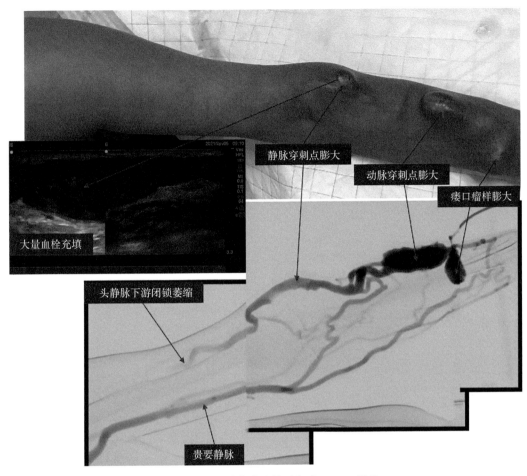

图5-1-17　术前内瘘查体及超声、DSA影像

【术前分析】

前臂AVF在肘部一般分流为头正中静脉和贵要正中静脉，分别向上臂头静脉和贵要静脉回流，此外还可经穿静脉汇入深静脉至肱静脉回流，上臂的这三条流出道多呈此消彼长的关系，一般都可以满足内瘘的向心回流。分析该患者的流出道特点：上臂头静脉闭锁，造影未见明确穿静脉回流，内瘘在肘部经侧支汇入贵要静脉回流，侧支纤曲并存在狭窄，不能完全代偿，因此出现了前臂瘘管高压。治疗方案可以考虑开通头静脉闭锁，或者桥接人工血管转位回流，再或者对侧支进行腔内治疗，加强其代偿回流能力。

【手术过程】

1.手术首先还是考虑开通上臂头静脉的长段闭锁，在超声、DSA联合引导下，导丝钻过闭锁段放置于上腔静脉，但是血管病变相当严重，7mm直径高压球囊在20atm爆破压下都未能打开病变，同时还造成了严重撕裂血肿，只能放弃头静脉这条流出道（图5-1-18）。

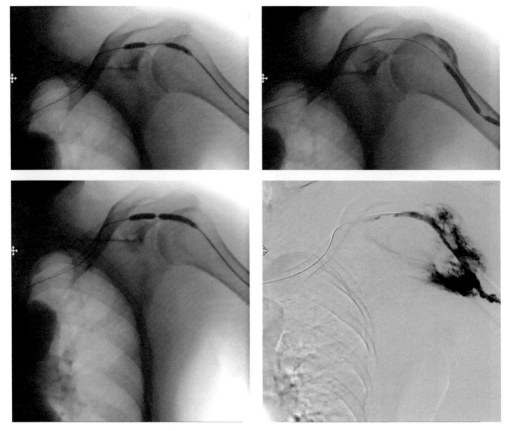

图5-1-18　DSA引导PTA开通头静脉手术过程

2.内瘘向贵要静脉方向回流不畅，侧支蜿蜒纡曲，拟锐性穿刺，另辟蹊径，变曲折回流为直接回流，通畅贵要静脉方向回流通道（图5-1-19白色箭头为锐性穿刺进针方向）。

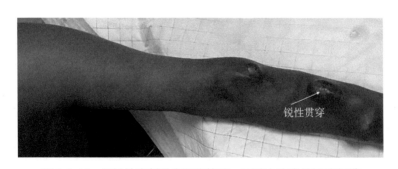

锐性贯穿

图5-1-19　拟锐性穿刺贯穿两端管腔，开辟内瘘直接回流通道　　视频5-11

3.套管针贯穿两端正常管腔后，利用"搭桥牵线，套管摆渡"技术，把导丝送至贵要静脉下游，经导丝送入7mm×80mm高压球囊扩张塑形，另辟蹊径并扩张代偿的侧支狭窄，尽可能通畅贵要静脉方向回流通道，降低前臂瘘管压力（视频5-11中红色箭头即为锐性穿刺贯穿段）。

术前、术后DSA对比如下：代偿侧支从无到有，变曲为直，两点之间距离以直线最短（图5-1-20）。

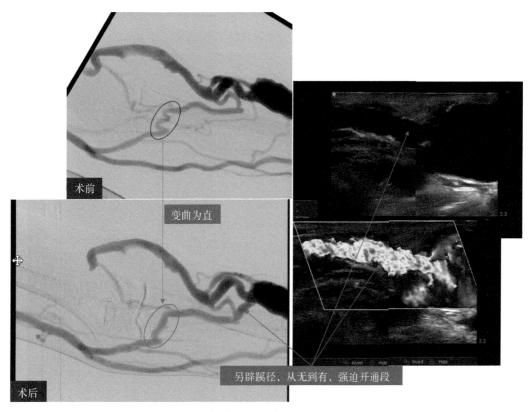

图 5-1-20 术后超声影像及术前、术后DSA影像比较

【讨论与经验分享】

对于内瘘回流障碍导致的前臂静脉高压的处置，通畅主干流出道回流是最根本且最有效的手术方案；在无法开通主干流出道的情况下，桥接人工血管转位至下游流出道回流也是可选方案；本病例中通过腔内技术，即"锐性穿刺，另辟蹊径"，开通捷径并加强侧支血管的代偿回流能力，也可以改善患者静脉高压的症状，简化了手术过程，术中还同时利用了特殊技巧辅助导丝通过，可以参考本章第二节"PTA导丝通过的特殊策略"详细解析。

四、特殊病变的非常处置——一剑封喉，开通瘘口

【病例介绍】

患者，男性，78岁，主因"内瘘血栓闭塞5天"入院。患者左侧肘部AVF建立6年，透析动脉穿刺点位于肘部瘤样膨大处，静脉穿刺点位于肘部外侧副头静脉，患者心功能也比较差，目前暂时在下肢股静脉临时导管透析。查体：瘘口及瘘体均无法触及搏动或

震颤，瘘口近端动脉穿刺点呈瘤样膨大，触诊质地硬（图5-1-21A、C）。

【超声检查】

1.内瘘为贵要正中静脉-肱动脉端侧吻合，流出道为单一贵要静脉方向。

2.瘘口区域严重钙化，其近端的动脉穿刺点膨大为瘤样，腔内大量血栓充填，血栓较为陈旧。

3.瘤样膨大近端也存在一处钙化狭窄（图5-1-21B）。

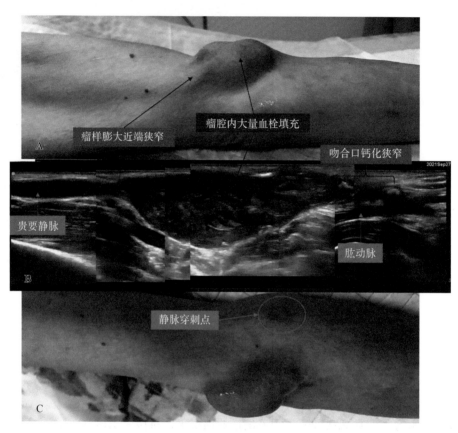

图5-1-21 术前内瘘查体及超声影像

【术前分析】

根据当前通路指南，最适合患者的通路方案应该是颈内静脉TCC，原因如下：①患者长期卧床，一般状况差，心功能也不好，整体预后不佳；②当前内瘘为贵要静脉单一流出道，内瘘全段病变严重，穿刺范围也仅局限在瘤样膨大处；③下肢临时导管更换为TCC最方便，但是下肢TCC预后最差，而且以患者长期卧床的卫生状况，以及患者存在不自主的自行拔管风险等并不适宜。因此，颈部TCC应该是最适合的，但是，由于患者既往反复两侧颈内静脉插管史，目前超声下探查不到颈部静脉。

综合考虑，只有先尝试开通内瘘，内瘘整体病变严重，尤其是吻合口存在严重钙化狭窄，导丝几乎无法通过，开通不易，此外又是高位瘘，即使开通，又切忌流量太大，要把握度的问题。

【手术过程】

由于瘘口及流出道病变严重，且均是严重的钙化狭窄，同时穿刺点的膨大瘤腔内大量陈旧血栓，对于这些极端病变采取非常规方法处置。

1.对于瘤样膨大近端的钙化狭窄，选择贵要静脉入路，以锐性穿刺突破狭窄并置入鞘管贯穿狭窄段（视频5-12，图5-1-22），球囊扩张打开狭窄，首先解决内瘘回流问题。

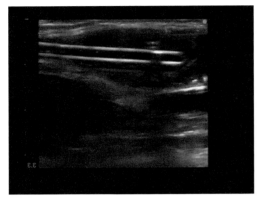

图5-1-22　利用锐性穿刺置入鞘管贯穿狭窄段　　　　视频5-12

2.对于瘘口的严重钙化狭窄，导丝经静脉逆向钻过几无可能，肱动脉套管针穿刺，导丝经动脉顺向反复尝试也无法通过瘘口狭窄，只能采取锐性穿刺的方法，套管针"一剑封喉"，从瘤体进针锐性穿刺突破狭窄直至瘘口远端动脉内（图5-1-23，视频5-13中动脉内存在的导丝是先前尝试从肱动脉顺向推送导丝通过吻合口始终无法突破，故导丝继续留在动脉内，为锐性穿刺做腔内导引）。

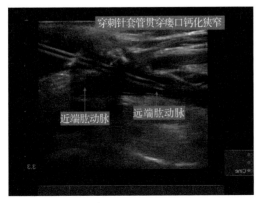

图5-1-23　穿刺针套管贯穿瘘口狭窄至远端动脉内　　　　视频5-13

3.对于瘘口的钙化狭窄，选择6mm的高压球囊开通，恢复流入道供血（扩张过程略），在扩张狭窄前，对瘤腔内的血栓以开放的方式彻底清除。

4.经过以上腔内结合开放操作，流出道回流、流入道供血、瘤体内的血栓问题均得到解决，内瘘获得开通，瘘口部位由于钙化的阻挡，又起到了限流的作用，肱动脉测血流量1079ml/min左右（图5-1-24），血流量适宜，患者未出现心功能恶化的表现（图5-1-25为开通后的内瘘，瘤腔内血栓彻底清除，术后即可维持原穿刺点透析）。

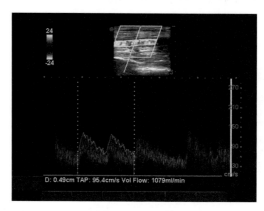

图5-1-24　内瘘开通后肱动脉测血流量

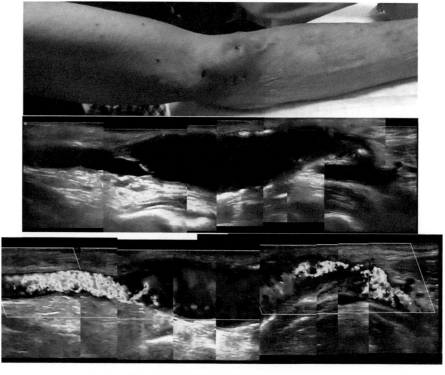

图5-1-25　术后内瘘外观及超声影像

【讨论与经验分享】

对于内瘘血栓闭塞的处置，首先考虑的并不是如何开通的问题，而应该分析当前内瘘是否适合开通，以及内瘘是否为患者当前最适合的通路方式，因此，首先要以患者为中心进行评估，其次，开通后是否可以即时穿刺透析，最后，再从技术角度考虑开通的可行性和手术的具体实施策略，决定手术的具体方案。

对于瘘口区域狭窄或闭锁的锐性穿刺操作对技术要求高，因此并不作为首选，手术应以"先柔后刚"的顺序进行，在泥鳅导丝确实无法钻过狭窄并瘘口区域存在膨大扩张时，才考虑实施，超声精确引导套管针从膨大腔内向吻合口动脉端锐性穿刺，贯穿病变。

五、通路狭窄的另类处置——旁敲侧击，另辟蹊径

【病例介绍】

患者，女性，63岁，主因"透析时静脉压进行性升高1个月"入院，患者右前臂AVF建立8年，目前内瘘主要问题在于静脉回路穿刺困难，以及透析时静脉压增高达200mmHg（透析血流量240ml/min），导致透析再循环增加，透析效率下降。查体：①吻合口可触及震颤，前臂瘘管触诊呈明显的搏动；②动脉穿刺点位于瘘口近端4cm处，瘘管触诊充盈可，内无硬结，静脉穿刺点位于肘部内侧区域，穿刺区域瘢痕增生严重，局部触诊呈条索状，长约3cm，质地硬，已无法触及瘘管形态（图5-1-26A）。

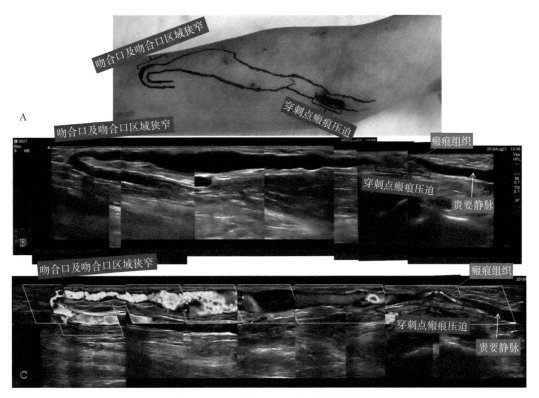

图5-1-26　术前内瘘查体及超声影像

【超声检查】

1.右前臂端端吻合AVF，流出道主要为贵要静脉。

2.吻合口及近吻合口静脉狭窄。

3.肘部静脉穿刺点区域因反复穿刺，瘢痕增生严重，挤压血管，多普勒彩超可见此处血管扭曲，血流极细，管腔近乎闭锁，流出道下游贵要静脉通畅（图5-1-26B、C）。

【术前分析】

1.患者内瘘病变主要为吻合口区域狭窄和肘部贵要静脉穿刺区域狭窄，而贵要静脉为内瘘的主要流出道，因此，静脉穿刺点的狭窄是内瘘病变的根本原因，也是手术处置的关键。

2.处理内瘘各种狭窄病变的方式无外乎PTA和开放手术，当前肘部静脉穿刺点的狭窄病变是反复穿刺后瘢痕组织增生牵拉压迫所致，局部血管扭曲，血流极其细微，如果采取常规的PTA处置方式，导丝和球囊通过狭窄病变可能比较困难；如果采取开放手术方式，局部瘢痕增生严重，狭窄病变也无法直接修复，可以采取狭窄段间置人工血管的方式转位至下游流出道，恢复内瘘回流通畅，术后亦可维持原穿刺点透析。

3.考虑静脉穿刺部位瘢痕组织长约3cm，虽然局部管腔受压近乎闭锁，但瘢痕组织两端仍可见正常管腔，因此，拟锐性穿刺，贯穿瘢痕组织（图5-1-27红色箭头为穿刺针拟进针方向），并通过球囊扩张塑形，在瘢痕组织内另辟出通道连接两端正常管腔，恢复内瘘回流通畅，操作上相对于人工血管间置要简化很多。

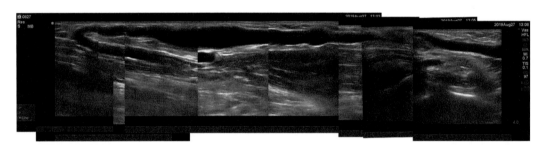

图5-1-27   超声下拟锐性穿刺进针方向

【手术过程】

1.选择套管针从狭窄远端正常管腔顺向锐性穿刺，套管针贯穿瘢痕组织至另一端正常管腔并经套管送入导丝（视频5-14，图5-1-28）。

2.经导丝置入鞘管，并将鞘管贯穿于瘢痕组织内（图5-1-29）。

3.选择6mm×60mm高压球囊在瘢痕组织内扩张塑形，另辟出通道，球囊释放后，多普勒彩超可见明显血流信号，内瘘血流经瘢痕组织内新辟通道回流，其上方亦可见细微的原始腔隙，两者汇合于上臂贵要静脉（视频5-15）。

4.继续处理吻合口区域狭窄（视频5-16）。

内瘘恢复通畅（图5-1-30为治疗前后多普勒超声影像对比：治疗后，瘢痕组织上方仍可见挤压扭曲的原始血管腔隙，其下方瘢痕组织内可见新开辟的内瘘回流通道）。

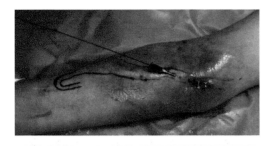
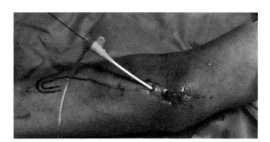

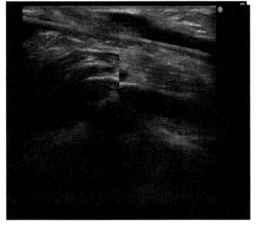
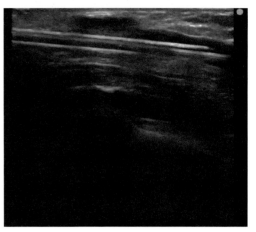

图 5-1-28　锐性穿刺贯穿病变，送入导丝　　　　图 5-1-29　置入鞘管贯穿病变段

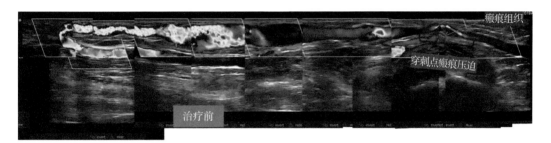

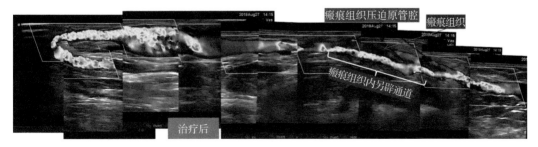

图 5-1-30　术前、术后多普勒彩超影像比较

视频 5-14　　　　　视频 5-15　　　　　视频 5-16

【讨论与经验分享】

1.以上方法利用锐性穿刺技术，"旁敲侧击，另辟蹊径"开辟出的内瘘回流通道，其实并不算是血管，而应该是窦道，用以连通两端正常的管腔，恢复血液向心回流，减轻瘘管内的压力。

2.锐性穿刺对于超声引导技术要求高，穿刺全程需要在超声实时引导下进行，穿刺针一定要从正常管腔进针贯穿至对侧的正常管腔，在进针过程中，穿刺针与对侧正常管腔要始终保持在超声同一平面内显影，这样才能确保正确的进针方向，虽然超声影像是二维的，而锐性穿刺进针方向是多维的，但是可以通过对体外针柄的操控，使得穿刺针在超声探头下（必须平面内引导）始终保持显影，以确保超声对锐性穿刺进针的实时引导，即超声引导路径，穿刺针进针时需始终在超声下显影。

3.任何狭窄病变的PTA治疗都不是一劳永逸的，规律地随访监测、必要时PTA再干预是维护内瘘通畅的关键。

六、锐性穿刺的进阶操作——孤注一掷，前后夹击

◆ 病例 1

【病例介绍及超声检查】

1.患者，右前臂AVF建立5年，主因"前臂动脉穿刺点压力增高1个月"入院。查体：瘘口以搏动为主，震颤弱，前臂动脉穿刺点呈瘤样膨大，触诊亦为强烈搏动，静脉穿刺点位于肘部正中静脉，触诊血管塌陷，无震颤及搏动。

2.瘘口为端端吻合，近吻合口静脉明显钙化，前臂瘘管动脉穿刺点呈瘤样膨大，瘤壁明显增厚，其近端短段闭锁，闭锁段下游流出道通畅，仍可见管腔（图5-1-31）。

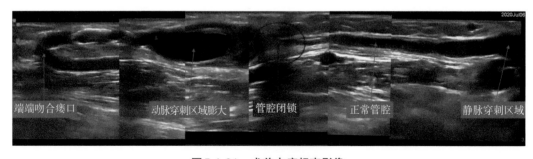

图5-1-31　术前内瘘超声影像

【术前分析】

内瘘根本病变主要为动脉穿刺点近端的狭窄（现已进展为闭锁），导致内瘘回流不畅，动脉穿刺点压力增高，逐渐膨大呈瘤样改变，对于血管闭锁的开通，导丝通过闭锁段，建立扩张路径是治疗的关键。

【手术过程】

1.选择肘部静脉穿刺点入路，尝试"导丝探路"，即操控导丝尝试逆向柔性钻通该闭锁进入瘤腔内，导丝已抵近瘤体近端，却始终无法突破闭锁（视频5-17）。

2.由于闭锁病变近端管腔纤细，穿刺针也无法直接锐性穿刺贯穿病变，遂将球囊通过导丝跟进至瘤体近端，球囊尖端顶住瘤体的管壁，此时撤出导丝，换成导丝硬头并将其经球囊导管也推送至瘤体近端，尝试用导丝硬头"孤注一掷"，即捅穿瘤体的管壁，努力尝试数次后，导丝硬头突破至瘤腔内（视频5-18）。

3.此时，球囊再顺导丝跟进至腔内，扩张并打开该闭锁病变（图5-1-32，球囊扩张闭锁病变时的超声影像，可见明显的腰线）。

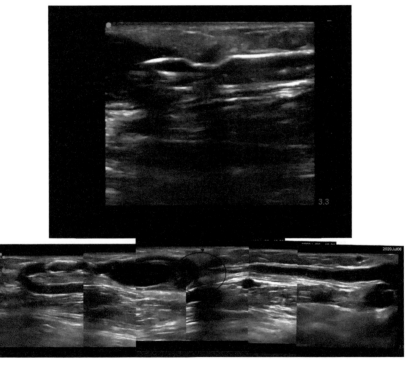

图5-1-32　球囊扩张打开闭锁病变

视频5-17　　　视频5-18

如果遇到导丝硬头也无法捅穿管壁的情况又该如何破解呢，见下方病例2详细解析。

◆ 病例 2

【病例介绍及超声检查】

1.患者，左前臂AVF建立3年，主因"内瘘功能不良1个月"入院。查体：瘘口震颤减弱，震颤向远端侧支传导，透析动脉穿刺点位于前臂远端，呈瘤样扩张，静脉穿刺点位于肘正中静脉，前臂瘘管无法触及。

2.内瘘为前臂头静脉-桡动脉吻合，吻合口呈瘤样扩张，瘘口近端血管分叉部位亦呈瘤样扩张，其近端血管闭锁并伴有局部严重的钙化（图5-1-33红圈处），导致前臂头静脉中段塌陷，管腔充盈不良，但由于存在远端侧支逆向回流，内瘘也尚未闭塞，肱动脉测血流量仅372ml/min，呈高阻波形。

【术前分析】

内瘘吻合口近端静脉分叉处狭窄并闭锁，导致内瘘经侧支向远端回流，内瘘功能不良，由于内瘘向心回流不畅，此时还可能出现肿胀手的症状，而解除瘘口近端的闭锁，恢复向心回流是治疗的关键，以泥鳅导丝钻过病变段，是开通闭锁最为稳妥安全的处置方式。

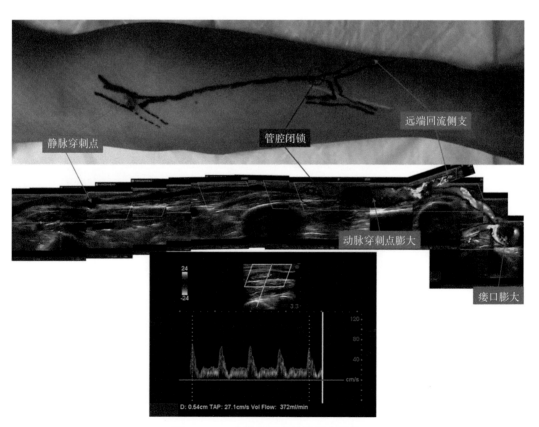

图5-1-33　术前内瘘查体及超声影像

【手术过程】

1.选择肘部静脉穿刺点近端入路（图5-1-34红色箭头为置鞘部位）。

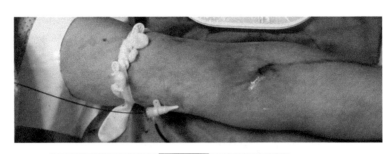
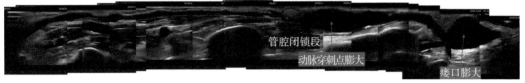

图5-1-34　选择肘部静脉穿刺点入路，置入鞘管

2.首先仍然尝试泥鳅导丝钻通闭锁，即使无法钻通也努力让导丝头端尽可能接近远端扩张的瘘管，再实施"孤注一掷"的方法（视频5-19，导丝软头始终无法突破病变）。

3.球囊顺导丝跟进至闭锁病变处，球囊尖端顶着远端瘘管扩张的管壁，尝试导丝硬头"孤注一掷"，但是无法突破，而且极有可能捅至夹层内，遂撑起球囊（6mm×40mm高压球囊），把血管腔隙尽可能扩张开（视频5-20）。

4.塌陷的血管被球囊扩张后，超声下已可见明显的管腔，下一步利用套管针从远端膨大的瘤腔向已扩张成形的管腔锐性穿刺（图5-1-35，红箭头为套管针拟锐性穿刺路径），套管针贯穿病变后，从套管送入泥鳅导丝，建立扩张路径后置入鞘管，球囊彻底打开闭锁病变，即以"前后夹击"（先扩再穿）的方式开通闭锁病变（视频5-21，套管针锐性穿刺时，导丝在对侧腔内起着引导穿刺针的作用，避免其穿入夹层），球囊扩张

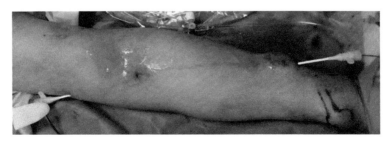
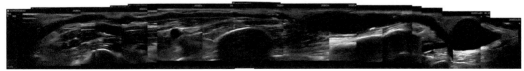

图5-1-35　利用锐性穿刺贯穿闭锁病变并置入鞘管

闭锁病变，撤压后即可见恢复的血流信号，闭锁段再通，继续处理其余狭窄病变，直至内瘘达到通畅。

术后肱动脉测血流量 1321ml/min（图 5-1-36）。

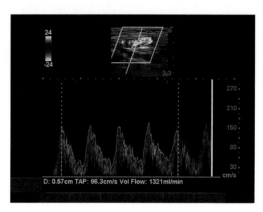

图 5-1-36　术后肱动脉测血流量

【讨论与经验分享】

透析瘘管瘤样扩张或膨大的原因多与其近端或下游流出道狭窄有关，长期放任而不干预，狭窄逐渐加重甚至闭锁，必然会导致上述两种病例的情况。在瘤体明显膨大的情况下，导丝硬头贴近瘤体更有可能捅穿管壁至腔内，可以采取"导丝探路，孤注一掷"的方法开通；在瘘管扩张程度还不够，或者管壁增厚坚硬时，导丝硬头捅穿风险较大，或者无法捅穿的情况下，采取"前后夹击"的方式可能更安全，即先扩再穿，导丝尽可能抵进闭锁点部位，球囊先行扩张，撑开血管腔隙，套管针再从闭锁点对侧正常管腔锐性穿刺，突破至已扩张成型的管腔，再送入导丝建立扩张路径，临床中利用该方法开通了很多极端闭锁病变。总之，对于内瘘外周流出道的各种狭窄或者闭锁病变，如果操控导丝无法通过病变，只要下游流出道通畅，都可以采取锐性穿刺的各种策略开通各类闭锁病变，以期"无锁不破"。

第二节　PTA导丝通过的特殊策略

一、PTA导丝通过的特殊技巧——建隧穿线，导丝过渡

【病例介绍】

患者，男性，50岁，因"规律透析两年半，透析静脉压升高1个月入院"。2018年7月因"尿毒症"建立左前臂AVG（肱动脉-贵要静脉吻合），2020年4月因AVG静脉吻合口狭窄行PTA治疗，此次入院前透析血流量250ml/min，静脉压220mmHg以上。查体：①人工血管触诊明显搏动，人工血管动、静脉穿刺点呈瘤样扩张状态；②人工血管静脉穿刺点和静脉吻合口之间触诊为质硬团块（图5-2-1B红圈部位）。

【超声检查】

人工血管腔内多处团块状致密钙化灶，其下方可见声影，尤以静脉穿刺段近端严重，管腔几乎被填塞，多普勒彩超仅见隐约血流信号（图5-2-1C），人工血管内测血流量仅210ml/min（图5-2-1A）。

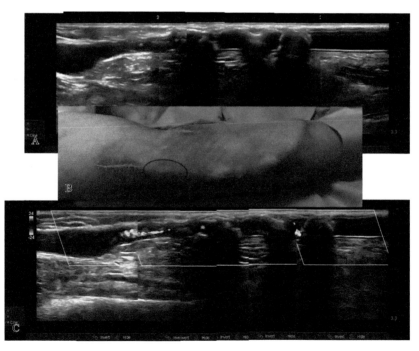

图5-2-1　术前AVG查体及静脉吻合口区域超声影像

【术前分析】

1.人工血管腔内如此多的钙化病灶，呈团块样沉积腔内，几乎填塞管腔，如果无法

通畅管腔，那么AVG随时可能形成血栓堵塞，可以PTA的方式处置，又或者以开放的方式废弃这段充满钙化的人工血管，另间置一段人工血管，转位至下游流出道回流以恢复AVG通畅。

2.手术拟以微创PTA的方式进行，但是泥鳅导丝通过病变段几无可能，必须要采取"建隧穿线，导丝过渡"的方式辅助导丝通过病变。

【手术过程】

1.首先选择套管针锐性穿刺，由于针芯比较细小（21G），着实无法捅穿钙化灶（视频5-22）。

2.更换为18G的钢针锐性穿刺，超声引导下连续贯穿两处坚硬钙化沉积病灶后（视频5-23），将鞘管以隧道的方式置于病灶内，贯穿两端正常的人工血管管腔（图5-2-2），经鞘管送入导丝，放置在自体静脉流出道下游。

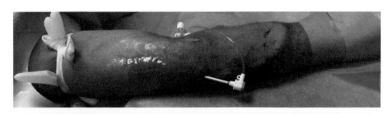
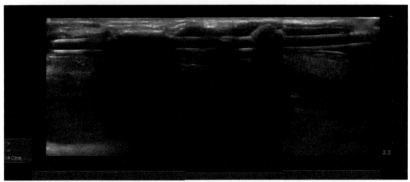

图5-2-2 人工血管穿刺置鞘，鞘管以隧道贯穿的方式置于钙化病灶内

3.经导丝向腔内完全送入6mm×80mm高压球囊并回撤鞘管和球囊，球囊于钙化灶内扩张塑形，在钙化灶内完美撑出一条"隧道"，球囊压力回撤时，多普勒彩超可见明显血流信号（视频5-24）。

治疗后的多普勒彩超影像，肱动脉测血流量1397ml/min（图5-2-3）。

视频5-22　　　　视频5-23　　　　视频5-24

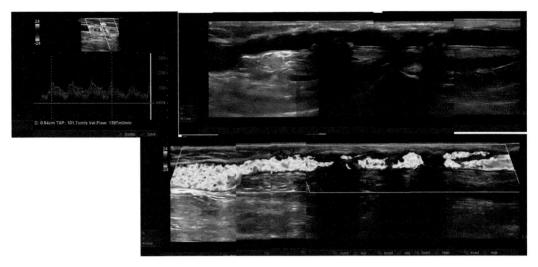

图5-2-3　术后AVG静脉吻合口区域超声影像

【讨论与经验分享】

对于一些瓣膜狭窄或者坚硬的钙化狭窄，导丝通常很难通过病变，在上述病例中，即使导丝能够通过钙化狭窄段，球囊经导丝送入病变内也是非常困难的，因此，在入路与病变距离较短的情况下，可以采取"建隧穿线，导丝过渡"的方式，即利用穿刺针锐性穿刺，置入鞘管贯穿于狭窄病变内，辅助导丝通过，同时，鞘管贯穿于病灶内也非常方便球囊的推送（球囊完全送入后，再回撤鞘管和球囊至病变部位扩张更容易）。

病变处理妥当后，对于人工血管腔内如此多的团块样钙化病变值得仔细分析：

1.规律透析的患者，由于继发性甲旁亢，高钙高磷现象相当多见，长此以往必然造成异位钙化，尤以血管钙化最为多见。

2.规律透析患者动脉钙化、瘘管钙化确实很常见，但是多出现在吻合口区域、血管纡曲和分叉部位，这些部位由于血流量大，同时血流方向急剧改变，会出现明显的湍流，血液中的钙、磷极易析出附着于血管壁；类似的机制，如含沙量大的江河，在河流拐弯部位通常都会形成沙洲，这也是由于拐弯处的水流湍急，河流中的砂石被卷至周围的岸堤上，逐渐形成沙洲或滩涂。

3.该患者确实存在异常高的钙磷沉积（图5-2-4：入院时血钙2.41mmol/L，血磷4.41mmol/L），但是该患者人工血管内钙化堆积的部位只在静脉穿刺点和静脉吻合口之间，这段血管长约5cm，非常平直，为何会有如此严重的钙化沉积呢？如图5-2-1，透析静脉回路的穿刺针针尖正是位于该段人工血管，透析时250ml/min流量的血流从穿刺针汇入人工血管内，在此处必然激起大量湍流，加之患者异常增高的钙磷沉积，导致了此处的极端钙化堆积。

由此可见，维持性血液透析的患者，在满足透析充分性的同时，钙磷调控也是任重而道远。

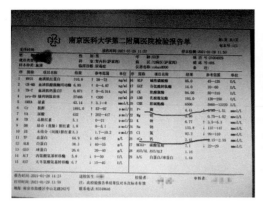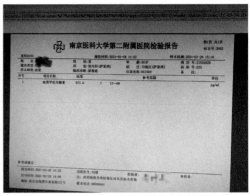

图 5-2-4　患者入院后钙、磷和 PTH 检查结果

二、PTA 导丝通过的特殊技巧——搭桥牵线，套管摆渡

【病例介绍】

患者，男性，45 岁，因 "规律透析 3 年，内瘘震颤消失 1 天" 入院。查体：动脉穿刺点位于前臂中段，静脉穿刺点位于肘正中静脉，瘘口已无法触及震颤和搏动，瘘口和动脉穿刺点之间区域可触及腔内质软血栓（图 5-2-5A）。

【超声检查】

1. 左前臂端侧吻合 AVF。

2. 内瘘血栓形成，血栓位于瘘口和动脉穿刺点之间区域，动脉穿刺点膨大且腔内血栓形成，动脉穿刺点近端下游流出道腔内均无血栓。

3. 内瘘存在两处狭窄，即近吻合口静脉（S_1）和动脉穿刺点近端静脉（S_2），均为短段狭窄病变（图 5-2-5B）。

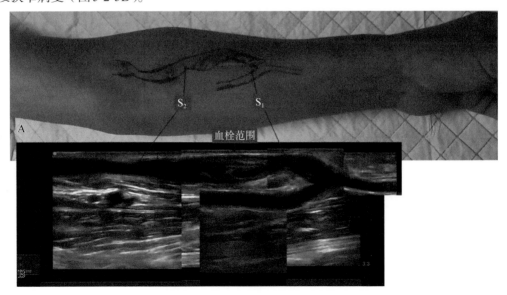

图 5-2-5　术前内瘘查体及超声影像

【术前分析】

该病例为典型的且常见的前臂AVF血栓闭塞，血栓范围不长，局限在瘘口和穿刺点之间，血栓形成的根本病因与上述两处狭窄有关。PTA治疗也很简单，即选择尚未形成血栓的静脉穿刺点入路，导丝逆向通过吻合口，放置在肱动脉内，球囊跨吻合口碎栓的同时扩张狭窄，血栓碎化，狭窄打开后，内瘘即可恢复通畅。

【手术过程】

1. 选择肘部静脉穿刺点入路，置入鞘管（图5-2-6）。

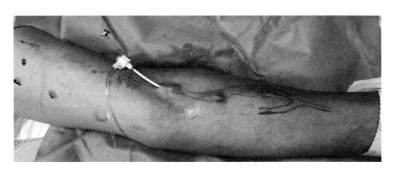

图5-2-6　肘部静脉穿刺点逆向置鞘

2. 逆向推送导丝，在吻合口近端静脉狭窄处，导丝始终无法通过，反复钻入夹层内（视频5-25）。

3. 拟采取"搭桥牵线，套管摆渡"的方式，辅助导丝通过该处狭窄：套管针从狭窄远端，即瘘口的膨大处进针，在超声引导下，锐性贯穿狭窄后，调整套管针直接进入鞘管内（搭桥），撤出针芯，将泥鳅导丝硬端从套管送入，并由鞘管逆向引出体外（牵线）（视频5-26）。

4. 此时，继续从鞘管向外引出导丝，直至导丝软头（J端）完全进入套管内并缓慢回退套管，导丝在套管的"辅助"下通过狭窄（套管摆渡），再操控导丝通过吻合口至近端桡动脉内，完成扩张路径的建立（视频5-27）。

5. 经鞘管送入6mm×60mm高压球囊，从跨吻合口开始逐段碎栓，由于血栓段比较短，球囊仅开合两次，扩张完动脉穿刺点近端的狭窄后，内瘘即出现血流信号，恢复通畅（视频5-28）。

视频5-25　　　视频5-26　　　视频5-27　　　视频5-28

内瘘开通后的超声影像和肱动脉测血流量911ml/min（图5-2-7）。

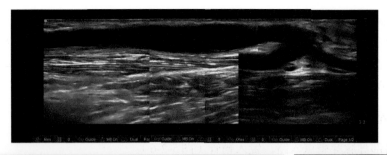
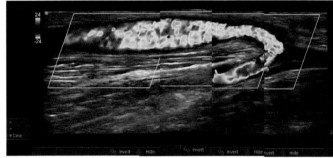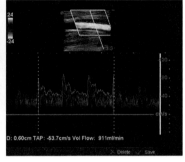

图5-2-7　术后内瘘超声影像

【讨论与经验分享】

1.上述案例为典型的看似简单的前臂AVF血栓闭塞病例，因为导丝无法通过狭窄，无法建立扩张路径，导致术中出现困难，可见对于通路并发症的腔内治疗，过导丝是最关键的环节。

2."搭桥牵线，套管摆渡"适用于在鞘管抵近狭窄增加导丝支撑时，导丝仍然无法通过的情况，这些狭窄病变多与瓣膜、血管扭曲或者闭锁有关。由于套管针穿刺损伤极小，无论是对于动脉还是静脉或是瘘管，拔针后稍微压迫即可止血，完全不会造成大血肿影响血管通畅，因此，可以利用套管针从狭窄对侧锐性穿刺，即从瘘口膨大处进针，贯穿狭窄病变后直接深入鞘内，利用套管、鞘管建立桥接，再以套管"摆渡"导丝的方式辅助导丝通过病变，建立扩张路径。

三、PTA导丝通过的特殊技巧——穿针引线，鞘管摆渡

【病例介绍】

患者，男性，因"规律透析10年，内瘘震颤消失2天"入院。患者3年前建立左前臂AVG并使用至今，半个月前出现透析时静脉压逐渐增高，达180mmHg以上，且穿刺点拔针止血时间延长，两天前发现AVG震颤及搏动消失。查体：人工血管动脉穿刺段、静脉穿刺段多处假性动脉瘤形成，局部触诊质地坚硬，动脉吻合口无法触及震颤和搏动（图5-2-8B）。

【超声检查】

1.左前臂贵要静脉-肱动脉吻合袢式人工血管内瘘，动脉吻合口位于前臂肘部外侧，静脉吻合口位于前臂肘部内侧。

2.人工血管腔内完全血栓形成，由于人工血管反复定点穿刺，动脉穿刺段、静脉穿刺段人工血管管壁已缺失，管腔已完全呈假性动脉瘤样并伴有严重钙化及狭窄（图5-2-8A、C）。

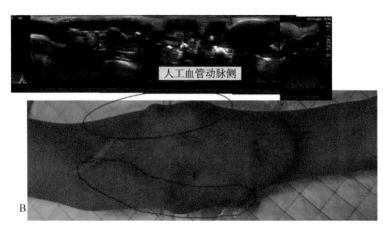

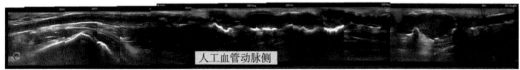

图5-2-8　术前内瘘查体及超声影像

【术前分析】

对于AVG血栓闭塞的处置，本中心通常以置单鞘超声引导腔内球囊碎栓的方式开通，一般是在人工血管上置入一个鞘管（详细操作可参考第二章第二节"AVG血栓闭塞置单鞘介入处置策略"），对于上述病例，由于人工血管病变多，假性动脉瘤、狭窄、钙化掺杂其中，并不适合置鞘，因此，可以选择流出道下游，即上臂深静脉入路。但选择流出道下游入路，导丝须逆向通过静脉吻合口及人工血管腔内的各段病变，放置到近端肱动脉内，导丝推送距离长、需穿过的病变多，并且从人工血管静脉侧折返至动脉侧后导丝的操控性下降，在通过人工血管内各段病变时可能会存在困难。

【手术过程】

1.超声引导穿刺置鞘，导丝逆向分别通过静脉吻合口、人工血管静脉穿刺段（视频5-29）。

2.由于导丝返转至人工血管动脉侧后操控性变差，且动脉穿刺点各种病变错综复杂，导丝难以推进至动脉吻合口，故在动脉吻合口区域另置入一鞘管，将鞘管前端放置在人工血管动脉穿刺段的瘤腔内，拟通过鞘管摆渡将导丝引至动脉吻合口，建立扩张路径（图5-2-9，自体静脉流出道和人工血管近动脉吻合口处各置入一个鞘管）。

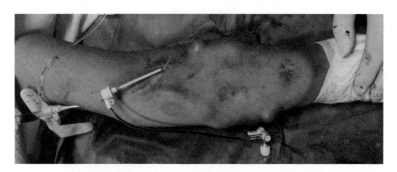

图5-2-9　选择自体静脉流出道和人工血管双入路，对向置入两根鞘管

3.努力调整导丝逆向入鞘，通过鞘管将导丝摆渡至动脉吻合口（视频5-30），此时，导丝已建立扩张路径，选择7mm×80mm高压球囊从动脉吻合口开始，顺血流方向逐段腔内碎栓，在球囊碎栓过程中，由于人工血管腔内严重钙化，先后扩破两根高压球囊（视频5-31，画中画内的球囊破口较大），于是换成抗爆性更好的Conquest球囊（图5-2-10）才完成后续操作（关于通路用各类球囊的特性，详见第六章"透析通路用球囊篇"）。

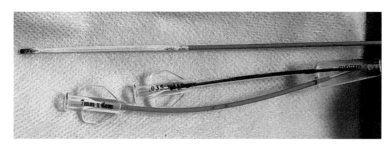

图5-2-10　Conquest 30超高压球囊

4.AVG开通后，对于贵要静脉置入的鞘管采取腔内球囊压迫止血的方式拔除，安全、高效、省时、几乎无血肿：将球囊中段放置在鞘管穿刺部位，低压撑起球囊的同时，拔除鞘管，球囊腔内压迫3分钟左右，撤出球囊时，超声显示血管壁几乎无血肿影像（视频5-32）。

AVG开通后，多普勒彩超人工血管动脉穿刺段、静脉穿刺段血流通畅，术后人工血管即可穿刺透析（图5-2-11）。

视频5-29　　　　视频5-30　　　　视频5-31　　　　视频5-32

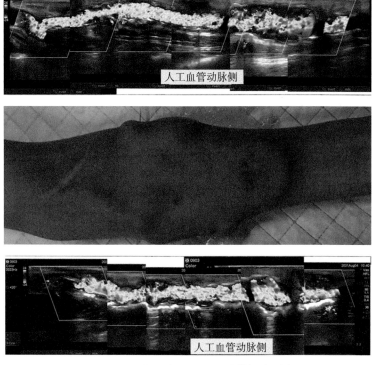

图5-2-11　术后内瘘彩色多普勒超声影像

【讨论与经验分享】

1.AVG血栓闭塞，人工血管全段病变严重，假性动脉瘤、钙化、狭窄等问题错综复杂，导丝建立扩张路径是关键，再将球囊以顺血流方向逐段腔内碎栓处理，仍然可以介入的方式开通。

2."穿针引线，鞘管摆渡"，适用于入路距离病变部位远，其间又存在多段病变的情况，由于导丝过弯后操控性下降，通常难以通过所有狭窄病变，此时，可以在近狭窄部位利用穿刺针锐性穿刺，对向贯穿狭窄病变并置入另一鞘管，导丝逆向钻入该鞘管，由鞘管"摆渡"导丝通过病变后，再继续推送导丝建立扩张路径。

3.上臂深静脉入路，直接拔除鞘管体外压迫止血容易出现血肿、血管痉挛等情况，采取腔内球囊压迫止血的方式更安全有效。

四、PTA导丝通过的特殊技巧——穿针引线，球囊摆渡

【病例介绍】

患者左前臂AVF，病变为Ⅰ型狭窄（吻合口近端0.5cm处静脉狭窄，瘘口略呈扩张状态），治疗给予肘部静脉流出道置入鞘管，导丝拟逆向通过狭窄及吻合口，放置在吻合口近端动脉内，但是，反复调整导丝始终无法通过上述狭窄（视频5-33），下一步拟采取"球囊摆渡"，辅助导丝通过该狭窄病变。

【手术过程】

1.首先在超声实时引导下，从瘘口的扩张部位用套管针顺向锐性穿刺，贯穿狭窄病变（视频5-34）。

2.套管针贯穿该处狭窄后，撤出针芯，从套管送入泥鳅导丝（图5-2-12），努力调整泥鳅导丝钻入肘部的鞘管中并将其引出体外（视频5-35），即"穿针引线"步骤。

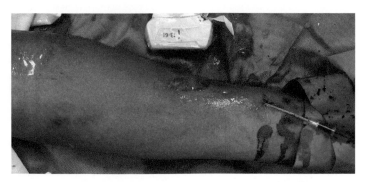

图5-2-12　瘘口部位套管针锐性穿刺贯穿狭窄后，经套管送入导丝

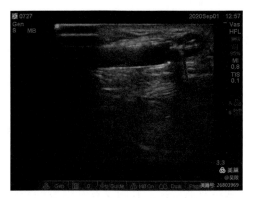

图5-2-13　球囊扩张瘘口近端狭窄过程中的腰线（红箭头）

3.经引出鞘外的导丝将球囊送入血管内，直至球囊的尖端通过狭窄病变，同时退出套管并撤出导丝（视频5-36，红色箭头即为狭窄病变）。

4.经球囊导管重新向腔内送入泥鳅导丝（此时，球囊尖端已经穿过了狭窄病变，视频5-37中红色箭头即为狭窄部位），导丝顺利通过吻合口，放置在近端动脉内，即"球囊摆渡"步骤。

5.导丝建立扩张路径后，后续操作即球囊继续跟进，跨瘘口扩张狭窄（图5-2-13）。

视频5-33

视频5-34

视频5-35

视频5-36

视频5-37

【讨论与经验分享】

1.有时看似简单的狭窄，尤其是位于血管分叉部位的瓣膜狭窄，导丝逆向通常很难通过，且持续反复地操控导丝尝试钻过狭窄也极易造成夹层，因此，在导丝确实通过困难时，应适时调整手术策略，利用一些非常规方法辅助导丝通过。"穿针引线，球囊摆渡"的方式适合入路与病变部位距离远且经鞘管推送导丝始终无法通过狭窄病变的情况，此时利用套管针对向锐性穿刺，贯穿狭窄后，导丝从套管送入（避免置鞘，减少鞘管对血管的损伤）并从鞘管引出体外，球囊经导丝送入腔内，球囊尖端通过狭窄病变后，再利用球囊导管重新输送导丝，建立扩张路径。针对上述情况除上述办法外，还可以采取"动脉穿针，静脉引线"的方式改变导丝推送方向，通常都可以使问题迎刃而解（详细操作过程见下一篇案例解析）。

2.利用套管针锐性穿刺的优势：①针芯和套管都很细，穿刺损伤小，撤针后稍微压迫便可止血；②退出针芯后，套管可以替代鞘管进行导丝推送，避免了置鞘的损伤。本案例中导丝从套管送入，又逆向从鞘管引出，术中也仅用了一副鞘管，充分利用了各器械的特点，发挥了一鞘多用的效果。

五、PTA导丝通过的特殊技巧——动脉穿针，静脉引线

【病例介绍】

患者，男性，48岁，因"内瘘功能不良1个月"入院。患者左前臂AVF建立7年，动脉穿刺点位于前臂中段，静脉穿刺点位于肘部，近1个月来透析时流量欠佳，勉强维持200ml/min。查体：瘘口区域以搏动为主，震颤弱，瘘口近端动脉穿刺点呈瘤样扩张状态，触诊质软，搏动和震颤均不强（图5-2-14B）。

【超声检查】

1.左前臂近腕部端端吻合瘘口，瘘口及其近端静脉长段狭窄。

2.动脉穿刺点呈瘤样扩张，其近端可见一隔膜伸入血管腔内，内瘘回流受限（图5-2-14A、C红圈标记）。

3.肱动脉测血流量仅277ml/min（图5-2-14D）。

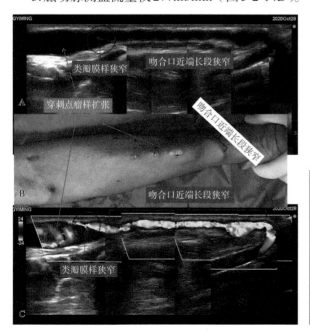
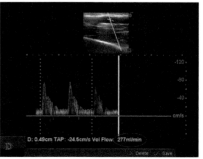

图5-2-14　术前内瘘查体及超声影像

【术前分析】

前臂AVF瘘口近端静脉狭窄，即Ⅰ型狭窄，非常常见，常规选择穿刺点入路，导丝逆向通过狭窄和吻合口，放置在动脉内，经导丝送入球囊，则瘘口区域的所有狭窄均可扩张解除，但是，超声仔细观察该病变，在狭窄与穿刺点瘤样扩张之间的"隔膜样狭窄"如同漏斗一样，导丝逆向通过是很困难的，顺向通过则相对要容易很多。

【手术过程】

1.选择穿刺点瘤样扩张处入路，多次尝试导丝逆向通过该"漏斗"样狭窄无果（视频5-38），调整方案，采取"动脉穿针，静脉引线"的方法，拟将导丝顺血流方向通过狭窄病变，建立扩张路径。

2.首先"动脉穿针"，即肘部肱动脉套管针穿刺，将套管留置在动脉内（视频5-39）。

3.经套管向动脉内送入泥鳅导丝（图5-2-15），操控导丝以顺血流方向依次通过桡动脉、吻合口和"漏斗样狭窄"，导丝很顺利地通过各处狭窄，到达穿刺点的膨大腔内，与静脉留置的鞘管汇合（视频5-40）。

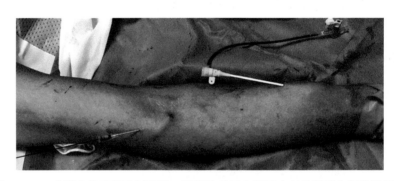

图5-2-15　前臂中段瘘管穿刺置鞘，肘部肱动脉套管针穿刺并留置套管推送导丝

4.下一步最关键的环节就是"静脉引线"，即操控导丝钻入鞘管并将其从鞘管引出至体外（视频5-41），此环节比较挑战耐心和眼力，还需要一些技巧，应尽量把鞘管和导丝调整在超声的同一平面内。

5.导丝从动脉到静脉建立了扩张路径，之后的操作相对简单，顺导丝从鞘管送入球囊依次扩张各狭窄（视频5-42）。

6.狭窄解除后还有一个环节值得注意，即肱动脉套管拔除后的安全止血，对于肱动脉一般尽可能不要经皮置鞘（拔鞘止血比较棘手），但是套管针非常纤细，穿刺动脉造成的损伤也是极小的，套管可以留置在肱动脉内进行导丝推送（开通桡动脉闭锁或者建

视频5-38　　　视频5-39　　　视频5-40　　　视频5-41　　　视频5-42

立牵张导丝），最后，拔除套管时可以利用球囊腔内压迫止血，更加安全稳妥，详细操作过程如下：将球囊送至肱动脉留置套管部位，利用球囊进行腔内压迫止血，拔出套管的同时，将球囊低压撑起，腔内压迫3分钟，肱动脉穿刺点即可有效止血（图5-2-16），当然，在进行上述操作前，应先把球囊导管放置在动脉内，撤出导丝，重新从球囊导管送入导丝，将导丝"J"端完全放在上臂肱动脉内（视频5-43）。

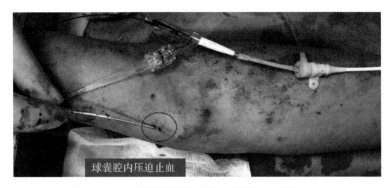

图5-2-16 肱动脉拔除套管，球囊腔内压迫止血

术后多普勒超声影像，肱动脉测血流量1198ml/min（图5-2-17）。

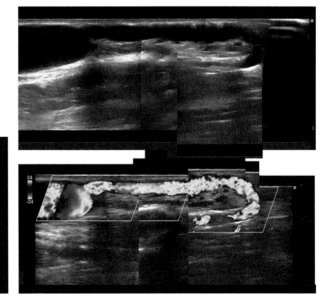

图5-2-17 术后内瘘超声影像

此外，对于AVF吻合口区域狭窄，导丝逆向无法通过瘘口时（视频5-44），也可以采取"动脉穿针，静脉引线"的方法，肱动脉穿刺留置套管，操控导丝进入桡动脉，通过瘘口及狭窄部位并将其从鞘管逆向引出体外，完成上述三个过程（视频5-45），建立扩张路径（图5-2-18）。

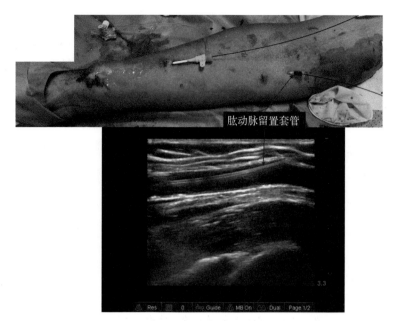

图5-2-18　肱动脉留置套管送入导丝从静脉鞘管引出体外，导丝贯穿瘘口和狭窄病变，建立扩张路径

视频5-43　　　视频5-44　　　视频5-45

【讨论与经验分享】

关于如何操控导丝逆向进入鞘管，首先应避免把鞘管放置在宽大的管腔内，必要时超声探头可以在体表适当加压以缩小管腔内径（上述病例即是如此）；其次，腔内泥鳅导丝的"J"头仅能小范围指向，可以通过体外调节鞘柄，改变鞘管在腔内的位置等方式调整鞘口指向，在超声引导下，让鞘管口尽量去凑近导丝"J"头，争取把两者调整在一个平面内（即在超声下同时显影）；最后，反复捻转操控导丝钻入鞘管即可，如果导丝因为跨瘘口过弯后呈弧形而操控性下降无法捻转，还可以使用腔内活检钳从鞘内送入，把导丝从腔内夹取出来（视频5-46）。

"动脉穿刺，静脉引线"的方法非常适合动脉长段闭锁或狭窄、瘘口极端狭窄，以及静脉流出道隔膜样狭窄等病变，静脉入路导丝逆向无法通过的情况，即"迂回战术"。

此外，在吻合口近心角锐利或伴有瘘口狭窄的情况下，由于导丝的支撑性不够，球囊通常很难推送通过瘘口至近端动脉内，以至于无法处置动脉狭窄或者跨瘘口进行扩张，此时也可以通过该方法建立牵张导丝，即在体外把导丝两端拉紧，使其呈牵张状态（图5-2-19，上臂贵要静脉置鞘，套管针穿刺桡动脉）（图5-2-20），此时再推送球囊，则可以使其更容易通过瘘口（视频5-47）。

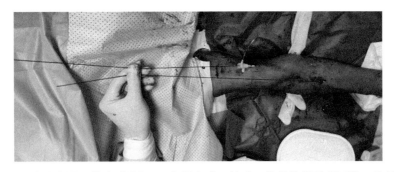

图5-2-19 "动脉穿针，静脉引线"，导丝贯穿动、静脉，体外拉紧导丝两端，导丝呈绷紧的牵张状态

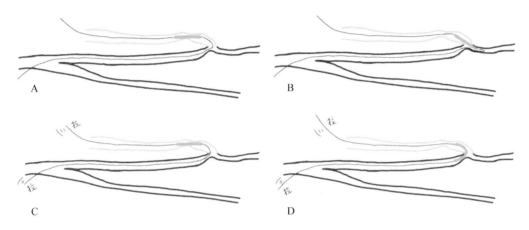

图5-2-20 导丝支撑性不够，球囊无法推送过瘘口（A，B），牵张导丝后，增加导丝张力，球囊顺利推送过瘘口（C，D）

最后，关于静脉入路导丝逆向通过瘘口的技巧策略方面，还可以采取"成袢折返，以退为进"的方式操控导丝，尤其是当端侧吻合瘘口，远端桡动脉与近端桡动脉成角平直，或者远端桡动脉与静脉成角平直时（图5-2-21），导丝逆向通过瘘口进入远端桡动脉通常非常顺利，导致无法拐入近端动脉内，此时，可以把导丝推送至远端动脉内并打折成袢，然后以退为进，调整导丝头端至近端动脉后，再推送导丝至肱动脉（视频5-48，视频5-49）。

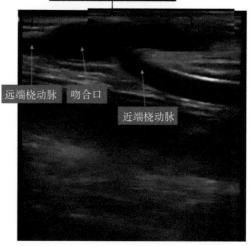

图 5-2-21　AVF端侧吻合瘘口，导丝经静脉逆向不易推送至近端桡动脉的两种超声影像

视频 5-46　　　　视频 5-47　　　　视频 5-48　　　　视频 5-49

第三节 球囊特殊使用策略

一、内瘘夹层动脉瘤修复术——球囊腔内封堵

【病例介绍】

患者，老年男性，因"上臂静脉穿刺点膨大1周"入院。患者左上臂AVF（头静脉单一流出道）建立3年余，透析动、静脉穿刺点均位于上臂头静脉。查体：①上臂头静脉透析动、静脉穿刺点均呈瘤样膨大；②肘部瘘口至上臂近肩部的静脉穿刺点之间瘘管触诊呈强烈搏动，几无震颤（图5-3-1A）。

【超声检查】

1. 肱动脉测血流量仅为377ml/min（图5-3-1B）。
2. 静脉穿刺点处的血管破口位于瘤体的侧面，破口内径约0.58cm。
3. 瘤体压迫下方的管腔，内瘘回流受限，瘤腔内血流极度淤滞，已呈云雾状（图5-3-1C、D）。

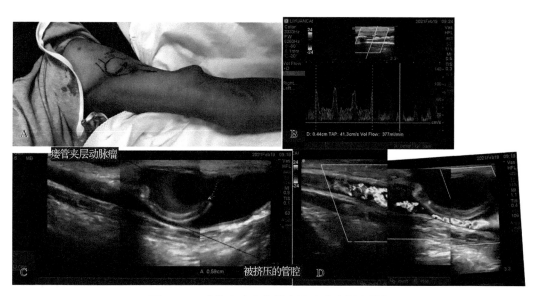

图5-3-1 术前内瘘查体及夹层动脉瘤超声影像

【术前分析】

患者上臂两处穿刺点的瘤样膨大可能被误认为与反复定点穿刺及穿刺点近端狭窄引发的瘘管扩张有关，但是这种张力性机制导致的瘘管扩张是渐变的过程，而该病例静脉穿刺点的瘤样膨大是1周前发生的，可能与穿刺损伤引发的假性动脉瘤更相关，但是根据上方的超声影像（破口位于瘤体的侧面，更像是夹层血肿），以及术中发现瘤体是存

在完整血管壁的，因此，考虑可能是瘘管夹层动脉瘤。分析其形成原因①透析穿刺针误穿至血管夹层中；②上臂AVF流入道供血充足（瘤体触诊强烈的搏动）；③静脉穿刺点区域可能已经存在严重狭窄（可能也是导致误穿至夹层的原因），内瘘回流不畅，腔内压力高，进而夹层破溃形成瘤样。

【手术过程】

1.阻断血流，寻找破口　瘘口近段顺血流方向置入鞘管，首先送入导丝穿过狭窄部位，放置在流出道下游，目的在于可以随时控制血流以方便寻找破口修复瘤体，同时也可以腔内处理狭窄病变，另外，真腔内放置的导丝和球囊，也可便于术中分辨血管破口部位（图5-3-2，瘘口近段向心方向置入鞘管；视频5-50，调整导丝通过瘤体下方的狭窄管腔）。

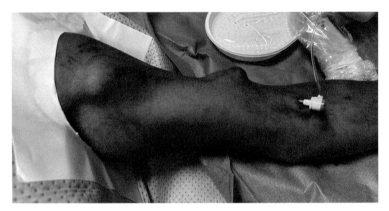

图5-3-2　首先置入鞘管，送入导丝建立扩张路径　　　　　视频5-50

2.修补破口，闭合瘤腔　切开瘤体后发现血管破口，此时已选择7mm×60mm球囊阻断血流，破口管腔内的球囊清晰可见（图5-3-3A），用6-0普灵线修补破口（图5-3-3B），球囊回撤后破口无渗血，继续用6-0普灵线闭合瘤腔（图5-3-3C）。

3.腔内治疗，解除狭窄　将球囊经导丝送至狭窄部位，处理穿刺点区域狭窄病变，此时超声下瘤腔已完全闭合（图5-3-4A），开放血流后，发现静脉穿刺点近端极其狭窄（图5-3-4B），继续用7mm×60mm高压球囊扩张此处狭窄，可见球囊明显的腰线（图5-3-4C），球囊打至爆破压20atm时，才彻底扩开（图5-3-4D）。

狭窄扩张后，球囊撤压，瘘口顿时恢复明显震颤，静脉穿刺点区域血流恢复通畅，拔出鞘管，缝合皮肤，术后肱动脉再次测血流量1572ml/min（图5-3-5）。

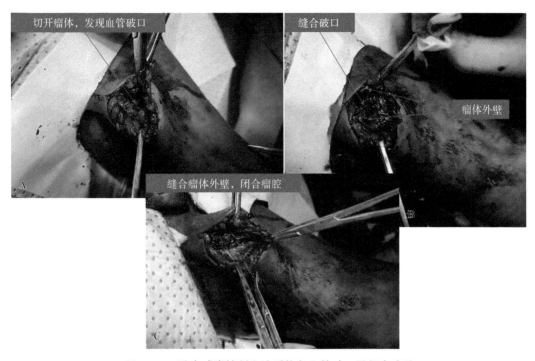

图5-3-3　腔内球囊控制血流后修复血管破口及闭合瘤腔

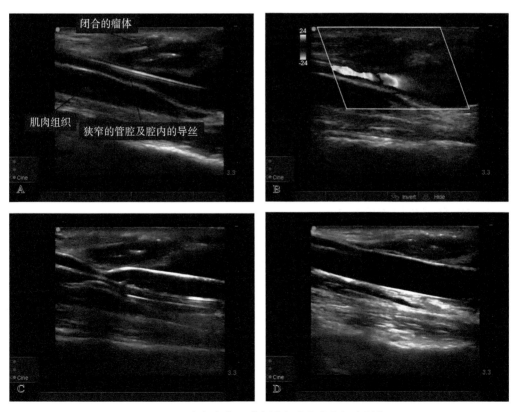

图5-3-4　腔内治疗，球囊扩张狭窄病变超声影像

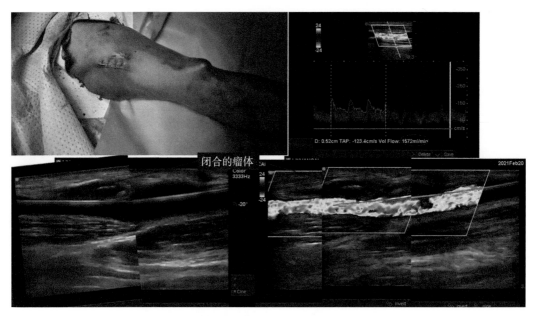

图5-3-5 术后内瘘外观及修复瘤体后的超声影像

【讨论与经验分享】

腔内治疗在于利用球囊控制血流，封堵破口并为开放手术指引病变部位，此外，还可以处理流出道下游的狭窄病变；开放治疗则在于切开瘤体，利用腔内球囊阻断血流的机会，寻找并修复破口，闭合瘤腔。腔内结合开放术，可以达到安全稳妥，彻底治疗的目的。

二、介入术中超大血肿处置——球囊腔内止血

透析通路PTA术中血肿是不可避免的并发症，轻者体表适当压迫即可，重者血管被压闭，甚至形成假性血管瘤需要开放修复处理，以下即是一例PTA术中出现超大血肿的病例。

【病例介绍及超声检查】

患者左前臂袢式AVG建立6个月，因透析静脉压升高入院，病变部位为静脉吻合口近端自体静脉（贵要静脉）狭窄，狭窄段长约4cm，最狭窄处内径1.8mm。手术过程无特殊之处，属于AVG常规PTA维护，选择人工血管入路，导丝通过静脉吻合口，放置在流出道下游，选择7mm×80mm高压球囊扩张狭窄，压力打至15atm时，狭窄完全扩张开，球囊维持1分钟后逐渐释放压力，压力释放后局部立即出现了巨大血肿，侧面看更为明显，血肿体表范围约8cm×6cm（图5-3-6A、B）。贵要静脉被血肿压迫至组织深部，管腔几乎压闭（图5-3-6C，静脉管腔内尚有球囊撑着，故超声下方可见管腔及腔内的导丝）。

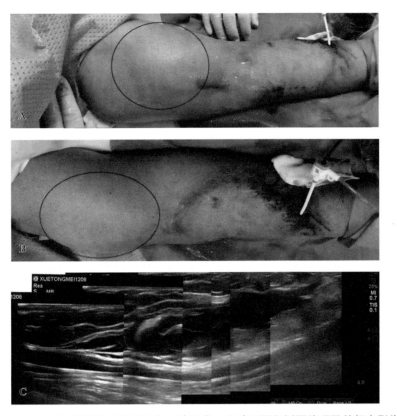

图5-3-6　AVG流出道扩张后巨大血肿形成，血肿正面和侧面外观及其超声影像

【处置过程】

1.突发血肿后立即低压撑起球囊，腔内压迫止血5分钟（视频5-51），在血肿形成，球囊尚未撑起时，超声可见血肿内的渗血涌动，此时应立即撑起球囊，堵住血管破损处，否则血肿会越发增大。

2.5分钟后缓慢撤压，血肿未再增大，管腔内亦恢复血流信号（虽然血管被血肿挤至深部，但是管腔完全没有受压，通畅没问题），超声下反复确认血肿内再无血流外渗信号，此时血肿稳定（视频5-52）。

3.由于血肿实在太大，在拔鞘撤导丝前行造影检查，DSA显示完全没有对比剂外渗，同时中心静脉也非常通畅（图5-3-7）。

视频5-51　　　　　视频5-52

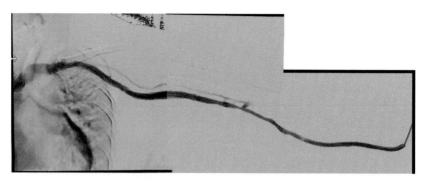

图5-3-7　经鞘管造影显示上臂及中心静脉回流通畅，无对比剂外渗

【讨论与经验分享】

球囊腔内扩张狭窄的本质是把狭窄的管腔机械性地撕裂开，因此，血肿是常见的伴随症状，由于血管外有包膜，包膜外还有组织包绕，所以血肿出现后，只要及时从腔外压迫，同时腔内撑起球囊封堵住破口，都是完全可以止血的，当然流出道也必须是通畅的，压力可以向下游释放。因此，为了避免和合理处置血管的撕裂血肿，在PTA操作中需要注意以下环节。

1. 在PTA手术结束前，导丝要始终放置在流出道下游，必要时可以立即送入球囊进行腔内封堵操作，一旦血管壁被血肿压闭，再超声引导推送导丝则十分困难。

2. 在球囊扩张狭窄病变时，坚硬的狭窄病变被球囊以弹开的方式瞬间打开（视频5-53），提示血管可能不是被均匀扩张开，而是通过管壁撕裂的方式被打开，此时血管壁的撕裂程度通常会比较严重，极易出现血肿，球囊撤压时需要格外小心。

3. 球囊在撤压时可以采取先快后慢的方式减压，甚至在保留低压（1～3）atm一段时间后再彻底释放压力，促使局部的撕裂破口自然止血，并且由于球囊的支撑，血管壁不至于被血肿压迫塌陷。

4. 球囊完全撤压时一定要在超声仔细监视下进行，一旦发现血肿立即低压撑起球囊，腔内压迫止血，其止血方式也是通过腔内少量血流"粉刷"填充撕裂的管壁，同时等待腔外的渗血凝固成血块填塞住血管破溃处。视频5-54即是球囊扩张后，撤出球囊发现管壁撕裂，并形成假性血管瘤，随即撑起球囊腔内压迫止血，静待血管瘤内渗血凝固，封闭血管撕裂的破口。

视频5-53　　　视频5-54

5. 内瘘存在多部位狭窄时，可以逆血流的顺序逐段扩张各狭窄病变，避免血管内压力对管壁撕裂处的张力作用，以减轻血肿。

6. 绝对避免血管暴露在直视下球囊扩张，此时血管外无组织包绕，一旦扩破即是长段撕裂，管壁破碎，几无可能修复。

当然，选择合适内径的球囊也是手术安全的关键，想要获取更好的术中扩张效果，必然要承担更高的血管撕裂风险，术中必须要采取合理有效的操作步骤防治血肿。该患者AVG建立6个月，如果选择6mm直径的球囊估计也会形成血肿，但是血肿程度可能不至于如此严重。

三、内瘘缩窄术之节源开流——球囊腔内定标

节源开流，即节制内瘘吻合口，控制内瘘供血流量，开放流出道通畅回流，降低内瘘回流阻力。内瘘缩窄术多费工耗时且存在风险，却又经常不得不为之，具体案例如下。

【病例介绍】

患者，男性，51岁，左上臂头静脉-肱动脉AVF建立5年，流出道为单一头静脉回流。因上臂瘘管瘤样纡曲扩张并逐渐增大入院。查体及DSA检查：①触诊瘘口震颤强烈，瘘管张力增高，上臂头静脉全段扩张，穿刺点区域呈瘤样改变，在肩部血管扩张并纡曲成"N"形（图5-3-8A）；②头静脉弓管径相对偏细，但尚不狭窄（图5-3-8B）。

【超声检查】

1.肱动脉极其粗大，内径接近1cm，测血流量5096ml/min（图5-3-8C）。

2.瘘口横向、纵向测内径分别为1.91cm和1.43cm（图5-3-8D）。

3.瘘口近端流出道开口处内径尚可，约0.6cm，其后方流出道均呈不同程度的扩张状态。

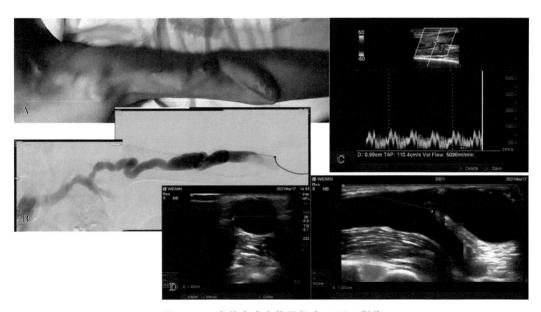

图5-3-8　术前内瘘查体及超声、DSA影像

【术前分析】

1.对于规律透析人群，极少因为尿毒症原因直接导致死亡，多数都与心血管疾病直接相关，持续如此高流量的内瘘，毋庸置疑，患者必然已经存在异常增大的心脏和心肌

劳损（ECG左心室高电压伴ST-T压低），必须进行瘘口缩窄，控制内瘘流量，不能让心脏再继续承受过大负荷，缩瘘控制内瘘流量对于提高患者生存率至关重要。

2.拟行超声引导下内瘘MILLER术，即利用缝线箍在吻合口控制其内径，限制流量，对于该患者，目标流量控制在2000 ～ 2500ml/min可能会比较合适，但是瘘口内径具体需要缩窄成多少，需要术中超声实时测量肱动脉的流量获取。

3.患者上臂头静脉虽然全段扩张，局段纡曲，但并无破溃感染倾向，所以尚不必做修复，但是内瘘流量控制后，由于流出道宽大，且肩部的瘘管纡曲，血流缓慢，容易形成血栓，因此，肩部纡曲的血管拟做适当修整，以通畅回流。

【手术过程】

1.上臂头静脉向瘘口方向置入鞘管，送入导丝通过吻合口放置在肱动脉近端，经导丝送入7mm×60mm球囊，将球囊横跨在瘘口处，其目的有三：①利用球囊定位瘘口的位置，有助于分离血管寻找瘘口；②分离血管时，如果出现血管撕裂出血，撑起球囊可以立即阻断血流止血；③撑起球囊，利用球囊直径控制MILLER术瘘口的缩窄内径（图5-3-9A）。

2.小心游离血管，分离出瘘口，两道双线分别穿过瘘口下方（图5-3-9B）。

3.此时利用瘘口的球囊控制其缩窄内径并实时监测肱动脉流量，当压力在5atm时，收紧瘘口的一组线，撤出球囊时，测得肱动脉流量为2400ml/min，此时固定线结，限定瘘口内径（图5-3-9C ～ E）。

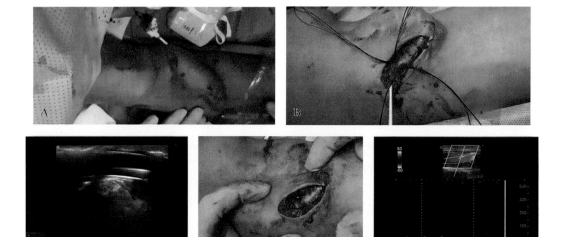

图5-3-9　以球囊定标瘘口内径，缩窄瘘口控制内瘘血流量

4.游离肩部"N"形纡曲段瘘管，在瘘管两处纡曲段侧臂做侧侧吻合，变曲折回流为直接回流（图5-3-10）。

5.由于解除了流出道下游的纡曲回流，内瘘回流更通畅，肱动脉测血流量又增加至3877ml/min，此时在瘘口用另一个方法行MILLER术，把1ml注射器内芯垫在瘘口上方（1ml注射器针管内芯直径约4mm），用线结同时固定瘘口和针芯后，再抽出针芯，此时瘘口的内径是接近4mm的，再次测量肱动脉流量为2487ml/min，如此即可（图5-3-11）。

术后缝合伤口，仍可以维持原穿刺点即时透析（图5-3-12）。

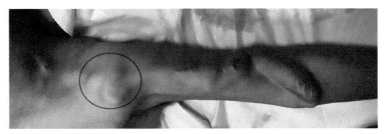

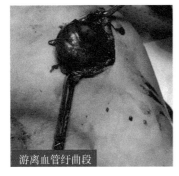
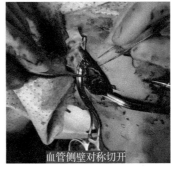
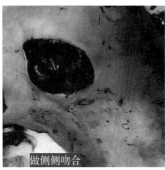

游离血管纡曲段　　　血管侧壁对称切开　　　做侧侧吻合

图5-3-10　开放术修复"N"形纡曲回流为直接回流

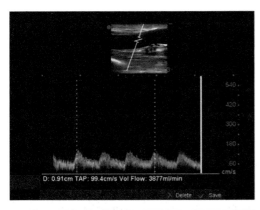
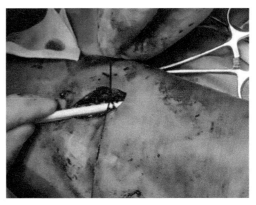

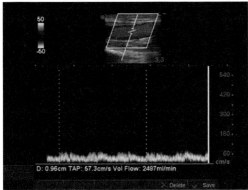

图5-3-11　利用注射器内芯辅助缩窄瘘口内径

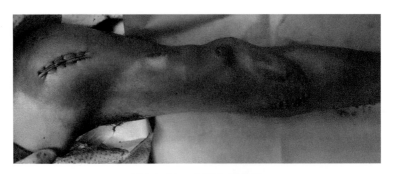

图5-3-12　术后内瘘外观

【讨论与经验分享】

患者5年前建立的左前臂高位AVF，当时通路构建的主流理论还是先AVF再AVG，最后导管的理念，而2019年更新的通路构建指南已经调整为"以人为本"，即适合患者的，才是最恰当的通路方式，并不再拘泥于自体内瘘第一的原则。因此，从该患者目前内瘘出现的状况看来，在初始建瘘时，与其建立高位AVF，不如AVG，由于人工血管恒定的管径，引发内瘘高流量的概率相对要低很多，并且AVG可穿刺部位比高位AVF要多，而高位AVF一旦建立，肱动脉阻力降低，对于中青年患者，由于动脉管壁弹性比较好，肱动脉内径会逐渐代偿增粗，流量越发增大，静脉流出道则不断被动扩张，逐渐出现纡曲瘤样扩张等外在表象，更重要的是高流量内瘘对心脏的损害确是实实在在的内在致命损伤。

本文案例在手术处置过程中，首先向腔内送入球囊放置在瘘口，通过球囊标记瘘口部位，以方便开放手术分离出瘘口，另利用球囊的直径限定瘘口缩窄后的内径，在手术过程中球囊起着腔内定标的作用（标记部位，标定内径），必要时还可以撑起球囊阻断瘘口血流以控制破溃出血。此外，还可以在超声引导下，采取微创的方式，通过介入的方法缩窄瘘口，正如下方患者：左前臂尺动脉－贵要静脉内瘘（图5-3-13A），因内瘘流量过大导致前臂肿胀，瘘口内径横向、纵向测量分别为5.5mm和5.7mm（图5-3-13B、C）。拟采取微创的方法对瘘口进行缩窄限流，手术关键在于对瘘口进行穿线（图5-3-13D为瘘口的短轴超声，红色箭头为套管针拟进针及行进方向，利用套管围绕瘘口进行穿线限流）。详细操作过程如下：

1.超声引导套管针从瘘口下方穿刺行针，视频5-55为超声引导套管针从瘘口下方穿过（进针线路的上、下方分别为静脉和动脉，因此超声引导安全进针格外关键，由于进针走向呈弧形，需要把套管针预弯成弧形）（图5-3-14A）。

2.考虑到精确利用线结控制内径，同时避免缝线拉断，利用4f鞘管的鞘芯辅助穿3根线（图5-3-14B）。

3.在缝线从皮肤引出体外的两处做小切口，方便缝线及线结固定于皮下（图5-3-14C）。

4.再从瘘口上方利用套管针辅助鞘芯穿过皮肤的两处小切口（此时并不需要超声引导，套管针紧贴皮下穿刺即可，类似于建立长期导管的皮下隧道）（图5-3-14D）。

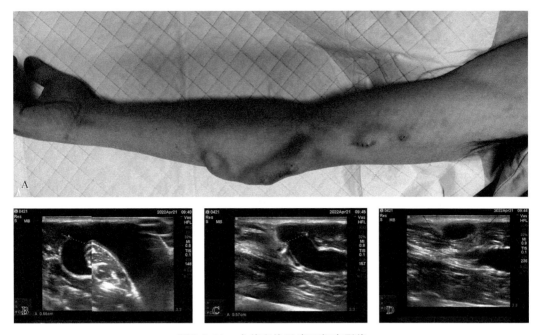

图 5-3-13 术前查体及瘘口超声影像

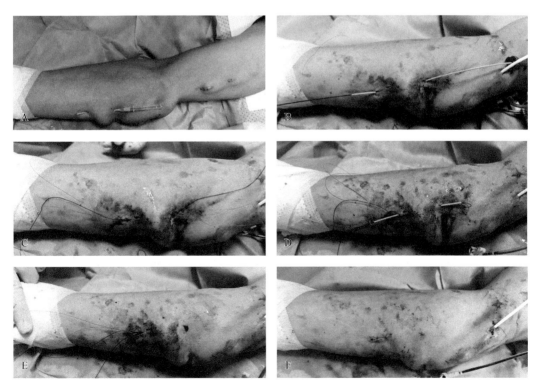

图 5-3-14 手术操作过程

5.利用鞘芯围绕瘘口辅助穿3根线（图5-3-14E）。

6.此时在对流出道狭窄进行扩张处理后，可以另利用4mm球囊横跨瘘口，控制吻合口限流内径，固定三个线结，并把线结埋于皮下（图5-3-14F）。

缩窄后的瘘口内径3.6mm（图5-3-15）。

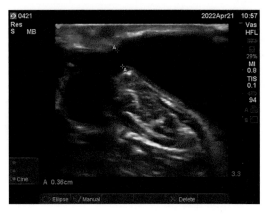

图5-3-15　瘘口缩窄后的超声影像

视频5-55

对于内瘘缩窄的处理，应尽可能在吻合口利用缝线控制瘘口内径，如果对静脉进行限流，则易造成术后吻合口的膨大，甚或呈瘤样，常规开放术需要分离出瘘口，由于瘘口部位的瘢痕组织，以及代偿增粗的动、静脉，术中需要格外小心，稍有不慎伤到血管即出现喷血，止血很麻烦，利用微创技术操作则避免了上述风险，并且套管针内径非常细，即使术中不慎穿到了血管，止血也非常方便，而且一旦损伤到血管，针芯内的回血可以立即提示，相较于开放术游离出瘘口更加方便，也安全的多。

四、AVG流出道高频次狭窄——球囊超限扩张

【病例介绍】

患者，女性，63岁，因"透析时静脉压升高1个月"入院。患者左前臂AVG（贵要静脉流出道）建立2年余，AVG使用1年后，因上臂贵要静脉中段反复狭窄，先后应用6mm、7mm、8mm高压球囊维护，再狭窄干预时间分别为95天、85天、79天，目前透析时静脉压达200mmHg以上（透析血流量240ml/min）。查体：人工血管触诊以搏动为主，上臂内侧可触及增强震颤。

【超声检查】

1.狭窄病变主要位于贵要静脉流出道中段，即狭窄1内径2.0mm，狭窄2内径1.8mm（图5-3-16），肱动脉测血流量751ml/min。

2.狭窄2的近端血管可见吸鼓现象（视频5-56）。

视频5-56

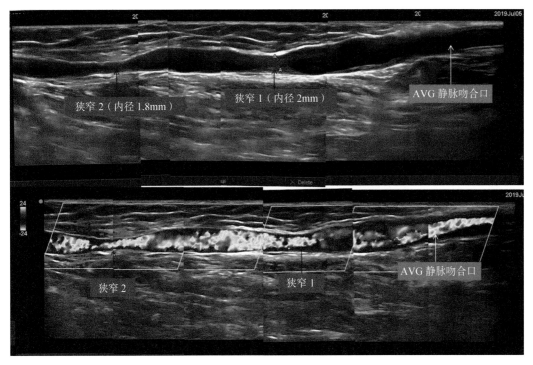

图5-3-16　术前AVG自体静脉流出道超声影像

【术前分析】

内瘘流出道一旦出现狭窄2的吸鼓现象，一般多提示管腔存在比较严重的狭窄，其形成原因与反映流体力学的"伯努利原理"有关，即高速运动的流体，其周围压力会减低（飞机之所以能够起飞，正是得益于机翼的设计，机翼上方空气流速快于下方，机翼下方空气压力大于上方，托举飞机起飞；高铁轨道两侧的黄划线目的，也是由于高速通过的高铁，轨道两侧黄划线内空气压力减低，此区域内易被高铁吸附），血管狭窄部位血液流速增快，此处腔内压力降低，血管壁被吸附内陷，而内瘘血流伴随心搏呈脉冲式加速，因此，狭窄部位下方血管表现为吸鼓现象。

内瘘外周流出道狭窄一般多用内径6mm或者7mm的球囊扩张，8mm直径的球囊已是很少应用，由于患者该部位的狭窄已经历数次PTA治疗并且维持时间都不长，因此，本次选择内径10mm的高压球囊（图5-3-17），考虑如下：①两处狭窄部位管壁表现为严重的内膜增厚，球囊扩张虽然能够撑起管腔，但是如不能撕裂增厚的内膜，球囊回撤后，管腔必然会明显弹性回缩（这可能也是数次PTA再狭窄间隔时间短的原因之一）；②对于AVG，人工血管内径是恒定的6mm，对内瘘有限流作用，自体静脉流出道超限扩张也不至于造成内瘘高血流量；③如果3个月内仍然再次发生狭窄，下一步手术方案拟人工血管间置，跨越狭窄段或者狭窄部位置入支架。

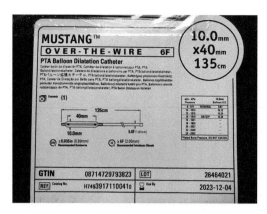

图 5-3-17　选择 10mm 内径高压球囊

【手术过程】

1.球囊首先扩张贵要静脉狭窄 2，压力增至 13atm 时，球囊才完全打开（爆破压为14atm）（视频 5-57）。

2.球囊继续扩张贵要静脉狭窄 1，压力增至 10atm 时，狭窄病变突然以弹开的方式打开（视频 5-58）。

术后超声评估，贵要静脉两处狭窄经 10mm 高压球囊扩张后，狭窄 1、狭窄 2 的内径分别为 4.6mm 和 4.5mm（回缩是必然发生的，只是不同内径球囊扩张后回缩的程度不同），狭窄 1 扩张后血管下壁可见局部血肿，腔内未受压迫（图 5-3-18），术后超声测肱动脉血流量 1715ml/min（图 5-3-19）。

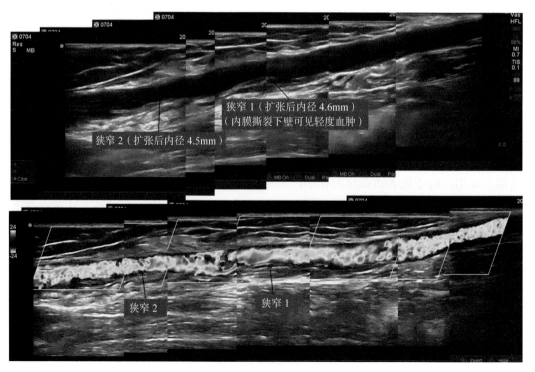

图 5-3-18　术后 AVG 自体静脉流出道超声影像

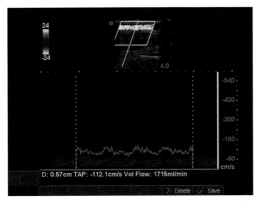

图 5-3-19　术后肱动脉血流量

视频 5-57　　　　视频 5-58

【讨论与经验分享】

对于 AVG 外周流出道狭窄，使用 10mm 内径的球囊超限扩张，是为了在术中获取更好的扩张效果，以延长再狭窄发生的时间，由于人工血管的恒定内径对内瘘有限流作用，流出道超限扩张不用担心内瘘高流量的发生，但是，对于 AVF 则应避免超限扩张。当然，对于 AVG 流出道狭窄的规律维护并不是每个病例都需要使用 10mm 内径的球囊扩张，一般来说，球囊的合理选择一定要结合上一次 PTA 维护的方案和预后情况综合考虑，如果上一次 PTA 维护的预后不理想（3 个月内再狭窄），再次 PTA 维护时可以考虑选择切割球囊或者内径大 1mm 的高压球囊，再下一次则可以考虑选择 8mm 内径的切割球囊或 10mm 内径的高压球囊，又或者两者联合使用，如果预后仍然不理想，则需要考虑改变手术方案。

血管内膜增厚通常并不是沿管壁呈均匀增厚，承受血流剪切力作用重的一侧管壁通常内膜增厚也更明显，因此，管腔常表现为偏心狭窄，高压球囊在扩张狭窄病变时，对管壁也不是均匀地扩张，狭窄经常以薄弱侧内膜突然被撕裂的方式扩张开，此时常表现为上述狭窄 1 扩张时的超声影像（视频 5-58），由于狭窄 1 非常坚硬，球囊扩张时在狭窄部位表现出非常明显的腰线，球囊持续加压，腰线突然以弹开的方式打开，球囊以该方式打开狭窄时通常提示血管撕裂明显，球囊应缓慢撤压，并且应注意血肿的发生。狭窄 1 扩张后也确实出现了明显的血肿，对于这种血肿的处置，以球囊腔内压迫止血的方式最有效，同时也避免了血肿对管腔的压迫。

此类狭窄病变如果使用切割球囊，可能也能获得更好的术中扩张效果（参考第六章第二节"切割球囊的应用策略"）。

五、经穿支扩张肱静脉狭窄——球囊跟踪特性

【病例介绍】

患者，女性，左前臂 AVF 建立 5 年，动、静脉穿刺点位于前臂中段和肘部，主诉透析静脉压异常升高（血流量 250ml/min，静脉压 200mmHg 以上），拔针后穿刺点止血时间延长。查体：瘘口可触及搏动，细微震颤，前臂动静脉穿刺区域呈瘤样扩张状态，触诊则以强烈搏动为主，震颤弱，肘部静脉穿刺点内侧可触及细微震颤（图5-3-20A）。

【超声检查】

1.左前臂端端吻合瘘口，前臂瘘管呈瘤样扩张，腔内管壁光滑无血栓。（图5-3-20B、C）

2.流出道在肘部贵要静脉方向长段闭锁并萎缩（已无开通可能）。

3.内瘘主要经穿静脉-肱静脉回流，可见穿静脉内径已代偿增粗（图5-3-20标记②处）；

4.肱静脉在肘部出现一长段狭窄（图5-3-20标记①处），正是因为该处狭窄导致内瘘回流不畅，出现前臂瘘管张力增高，透析时静脉压升高，肱动脉测血流量697ml/min（图5-3-20D）。

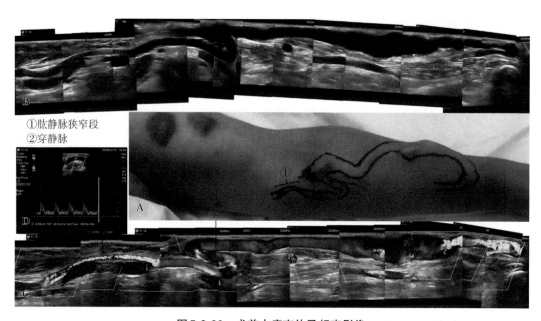

图5-3-20 术前内瘘查体及超声影像

【术前分析】

由于肘部穿静脉是浅静脉与深部动脉伴行静脉（肱静脉）的交通支，其走行纡曲，而且周围动、静脉血管各种分支又非常多，超声通常不能清晰探查，因此，手术拟在杂交手术室进行，术前先经前臂动脉穿刺点造影评估内瘘流出道的整体回流情况：①对比剂推注后，经瘘口大量反流至近端桡动脉，也提示流出道回流极其不畅（图5-3-21A）；②对比剂在肘部及前臂瘘管出现了浓聚淤滞，由于此处血管纡曲分支多，造影角度重叠，血管分辨不清；③调整机头位置，重新造影，此时肘部血管可以清晰显影血流经穿支向肱静脉回流，以及肘上肱静脉的长段狭窄（图5-3-21B）。

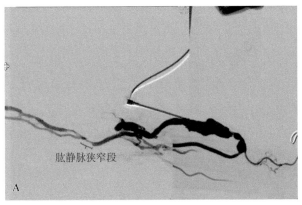
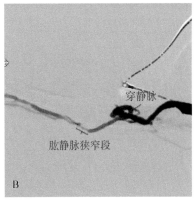

图5-3-21　内瘘DSA影像，前臂造影剂回流淤滞

【手术过程】

1.选择前臂动脉穿刺点入路，在超声引导下调整导丝经穿静脉拐入肱静脉，导丝在几经扭转后，终于推送至肱静脉狭窄远端，但是由于肘部穿静脉走行纤曲，导丝在肘部反折成袢，操控性变得很差，几乎辗转不动，无法操控调整其通过狭窄（视频5-59），透视下可见导丝在肘部呈袢，所以几乎无法辗转操控（图5-3-22）。

2.此时经导丝送入支撑导管，跟进至导丝前端，再从支撑导管重新推送导丝，则可使其顺利通过肱静脉狭窄段（视频5-60）。

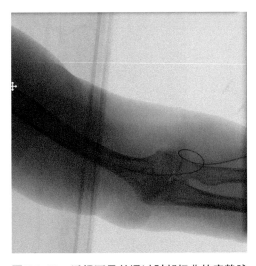

图5-3-22　透视下导丝通过肘部扭曲的穿静脉

视频5-59　　　视频5-60

3.选择6mm×40mm球囊扩张狭窄病变（图5-3-23：球囊扩张时透视和超声下对应的球囊腰线；图5-3-24：肱静脉另一处狭窄，球囊在此处打至爆破压24atm，狭窄仍有一点未彻底扩开），另外，由于球囊在腔内的反复推送，肘部扭曲的导丝已逐渐被拉直（图5-3-24B）。

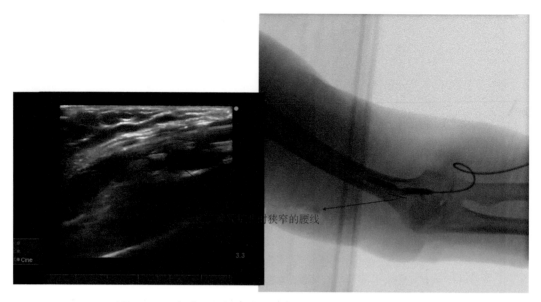

图5-3-23 超声及透视影像，球囊扩张肱静脉狭窄时的腰线

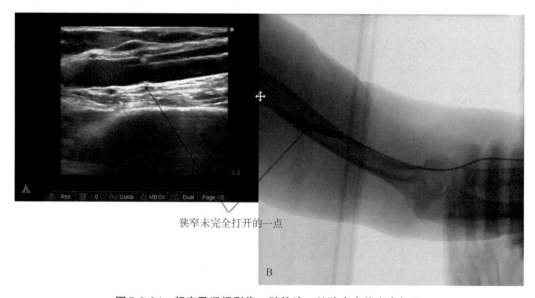

狭窄未完全打开的一点

图5-3-24 超声及透视影像，肱静脉一处狭窄未能完全打开

4.保留导丝，撤出球囊后造影，造影剂在前臂仍有大量蓄积（图5-3-25A），同时前臂瘘管触诊也以搏动为主，撤出导丝后再次造影，肘部对比剂蓄积则明显改善（图5-3-25B），肱静脉的狭窄也基本解除。

内瘘恢复通畅，再次超声逐段评估，肱动脉测血流量1178ml/min（图5-3-26）。

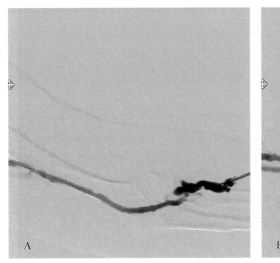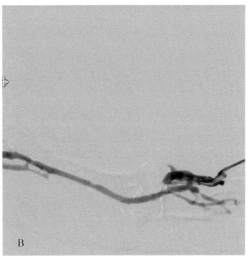

图5-3-25 导丝保留在穿静脉内和撤出腔内后的DSA影像对比

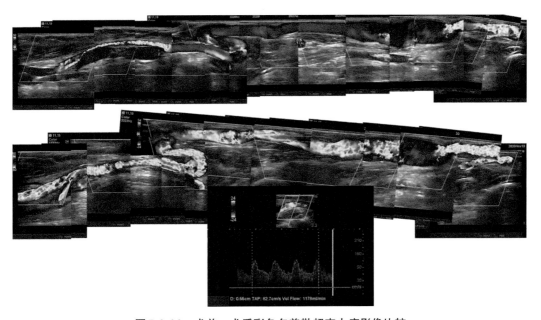

图5-3-26 术前、术后彩色多普勒超声内瘘影像比较

【讨论与经验分享】

1.该内瘘通路前臂瘘管资源其实是非常不错的,应当尽可能保留,但是流出道在肘部汇入贵要静脉方向出现了长段闭锁(头静脉方向无回流),如果能开通此段闭锁,那将是非常适宜的手术方案;在闭锁无法开通的情况下,桥接一段人工血管至贵要静脉回流也不失为一种可行方案,至少术后仍然可以维持原穿刺点穿刺透析;另外,患者内瘘目前是经穿静脉-肱静脉回流,穿静脉已经代偿增粗,只是肱静脉出现了长段狭窄,导致内瘘回流不畅,如能解除肱静脉的狭窄则也能改善回流的问题,但手术难点在于如何

操控导丝通过病变建立扩张路径（肘部穿静脉走行纡曲，局部各种血管凌乱缠绕），即使导丝通过了，球囊又是否能跟踪至狭窄部位。在支撑导管辅助下，导丝方才通过狭窄段，此后选择了6mm×40mm的高压球囊（球囊太长则相对偏软，如80mm长度的球囊，其通过性肯定比40mm的球囊要差，尤其在球囊打开过以后，再推送过狭窄通常会很困难）。

2.如此条件下，推送球囊至病变部位非常考验球囊导管推送杆的推送性和球囊的通过性，即球囊的跟踪性（球囊到达病变部位的能力）。首先，推送杆要有足够支撑性，支撑球囊的推送，双腔推送导管通常比同轴推送导管具有更强的韧性，不易出现折角，推送性更强（关于球囊推送杆的特性可以参考第六章第一节图6-1-6）；其次，若入路距离病变部位太远，推送杆长段在血管内，其支撑性也会变差，不利于球囊的推送；此外，球囊也需要足够的灵活性，既不能太坚硬，不利于过弯，也不能太过柔软，不利于过狭窄；最后，在球囊通过狭窄病变前切记不要打开球囊（球囊在开合后，其柔性增加，但支撑性会明显下降，通常会很难通过一些极端狭窄）。

3.球囊在开合过后，再次腔内推送时阻力是增加的，此时在肘部扭转成袢的导丝自然逐渐被拉直，注意，此时拉直伸展的导丝会对血管壁造成一种牵张，纡曲的血管被动牵张拉直后，人为造成了管腔狭窄，这种情况也经常见于导丝在通过桡动脉"Z"形纡曲段后，动脉供血立即呈断崖式降低，此时并不主要是由于动脉痉挛，而是严重纡曲的管腔在被导丝延展后管腔缩窄造成的，在撤出导丝后，血管呈自然走向时，狭窄通常也立即解除，血流恢复通畅（图5-3-27，视频5-61）。

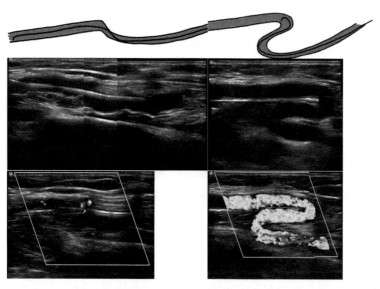

图5-3-27 导丝在动脉扭曲段内对动脉血流的影响，示意图和超声实际影像：左列为导丝在腔内对动脉牵张的影响，右列为撤出导丝后动脉恢复正常形态

视频5-61

第四节 腔内活检钳的使用策略

腔内活检钳的操作技巧

【病例介绍及超声检查】

患者，男性，43岁，因"瘘口肿痛3天"入院。患者为肘部AVF，贵要正中静脉-肱动脉侧侧吻合（近端贵要静脉结扎离断），内瘘经肘正中静脉向上臂头静脉回流。查体：瘘口区域红肿明显，震颤传导强烈。超声影像：瘘口区域肘正中静脉腔内可见两块赘生物（图5-4-1）。患者是肺部感染引发败血症，细菌定植于瘘口赘生物，继发的瘘口区域感染，经抗感染治疗后感染征象已改善，故以腔内活检钳夹取清除赘生物（视频5-62）。

视频5-62

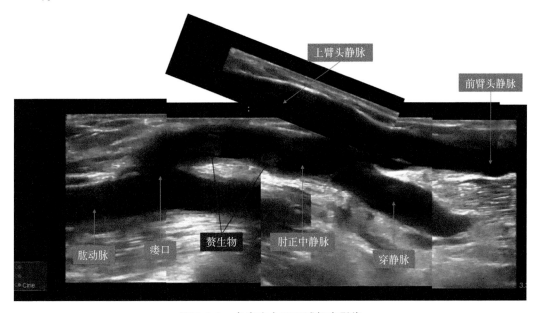

图5-4-1 内瘘吻合口区域超声影像

腔内活检钳操作的技巧：

1.选择合适的部位置鞘，尽可能让腔内异物与鞘管保持在同一直线。

2.经鞘管送入活检钳后，可以体外适当按压鞘管，改变鞘管前端在腔内的指向，以方便活检钳抓取异物。

3.超声引导下，调整活检钳与腔内异物处于同一平面（超声下两者同时清晰显影），利用活检钳夹取异物，可以旋转活检钳调整不同角度夹取，增加命中率。

4.使用活检钳抓取异物的蒂部，更有助于夹取成功。

5.对于术中清除腔内附壁血栓，目的主要在于松解血栓，使其溶入体循环，并不一定要夹取出来，选择5F鞘即可；如果需要把腔内异物夹取出来，则建议选择大一些的鞘，如本文中用的7F鞘。

6.异物夹至鞘内，一般并不能完全从鞘管内拖出来，有时也不一定能抽吸出来，可以经鞘管小心送入导丝，再退出鞘管，利用注射剂把鞘管内的异物推出来。

上述案例中夹取出来的两块赘生物，外观像脂肪，但是又特别有韧性，质地像内膜，该赘生物其实并不影响血流，只是由于肺部感染并发败血症，腔内异物定植细菌后继发局部感染而引发症状。

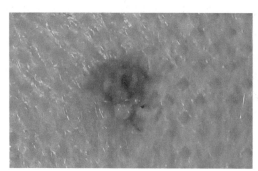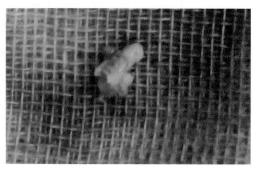

图5-4-2　活检钳从腔内夹取出的两块赘生物

第五节 策略导图

见图 5-5-1～图 5-5-3。

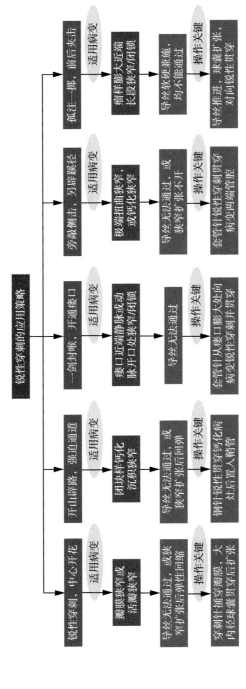

图 5-5-1 锐性穿刺技术在透析内瘘通路并发症中的应用策略

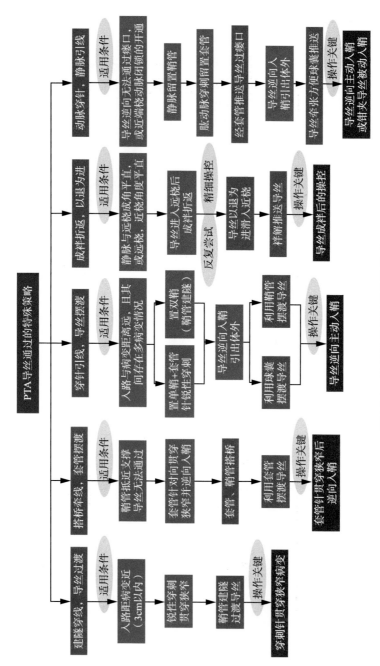

图 5-5-2 PTA导丝通过的特殊策略

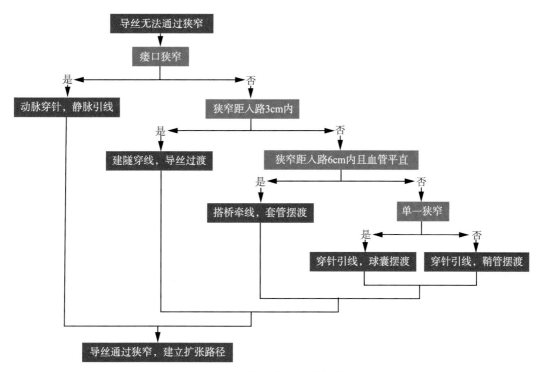

图 5-5-3 PTA 导丝通过的特殊策略操作流程

第六章

透析通路用球囊篇

第一节　超高压球囊应用策略

一、透析血管通路用各类球囊的特性——超高压球囊

在透析通路狭窄病变的PTA治疗方面，超高压球囊并不是一款通用球囊，但由于其强大的扩张力和抗爆性，在通路病变的治疗中又是不可或缺的，本节详细探讨超高压球囊的特性。

首先，超高压球囊，顾名思义其爆破压必须要大于30atm，超高爆破压与球囊特殊的复合材质直接有关，如Conquest 30球囊是由凯夫拉纤维构成，强度极高，韧性好，刚柔并济，这种纤维在军事上是防弹衣的主要材料（图6-1-1A），但也正是由于球囊的这种特殊构成材质，其回抱性欠佳，球囊在使用前切记不要把套在推送杆上的回收套环取下来，球囊扩张后退出鞘管，如果还需要再次进鞘扩张其他部位狭窄，可以利用回收套环把球囊尽可能地回抱起来，以利于二次进鞘推送（图6-1-2）。

其次，超强抗爆性，球囊由于上述的特殊构成材质，在扩张各种坚硬狭窄病变时几乎不会出现爆裂。对于球囊抗爆性的安全评估，爆裂时呈点状或条状破裂是比较理想的（图6-1-1B中a、b所示），球囊不会卡在血管腔内，仍可通过鞘管安全撤出；如果

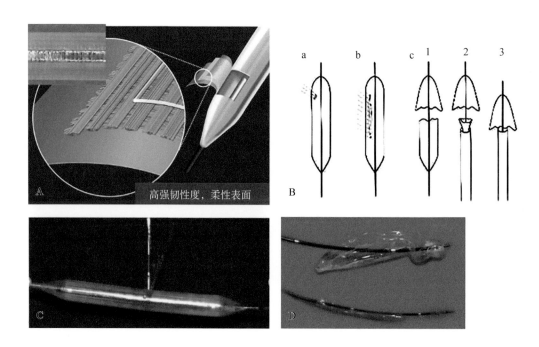

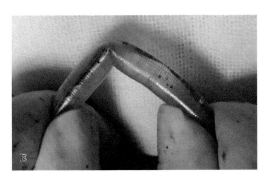
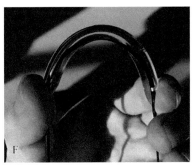

图6-1-1 超高压球囊抗爆性体现

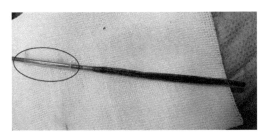
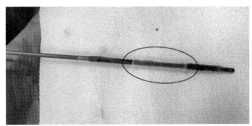
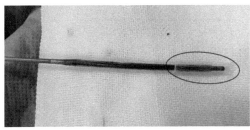

图6-1-2 球囊的回收套环（红圈标记）对球囊进行收纳回抱，以利于球囊再次进鞘推送

呈断裂式爆裂（图6-1-1B中c所示），球囊爆裂后通常会卡在狭窄病变部位或者鞘管前端，无法从鞘管撤出。超高压球囊即使爆裂也只是点状破裂（图6-1-1C），完全不会爆裂（图6-1-1D），因此，球囊在扩张各种坚硬狭窄，包括钙化样尖锐狭窄时更加安全。

再次，探讨超高压球囊无法回避"顺应性"与"非顺应性"的概念。顺应性，即球囊直径随充盈压力的变化而形变的程度，是反映球囊延展力的指标，通俗的理解，即球囊顺应压力形变的能力。任意一款球囊的包装内都会附一张球囊顺应性表（图6-1-3），如何根据这张表评估球囊的性能，主要看两个指标：①爆破压（RBP）越大越好；②球囊在爆破压下的实际内径，越接近额定内径，球囊的非顺应性越好，即球囊的形变越小。根据球囊在爆破压下的形变情况，可以把球囊具体分为顺应性球囊、半顺应性球囊、非顺应性球囊和超强非顺应性球囊（表6-1-1）。超高压球囊强大的扩张力一方面与其超高爆破压有关，更重要的是其超强的非顺应性（Conquest 40球囊形变只有1.8%）。非顺应性球囊扩张时，扩张压力集中作用于病变部位，球囊直径变化小，能够保持均匀扩张，对狭窄病变更有效；顺应性和半顺应性球囊扩张时压力分散，球囊直径随压力变化而发生较大变化，容易出现两端扩张，损伤狭窄两端的正常血管（图6-1-4，图6-1-5），因此，具有超强非顺应性的球囊对狭窄病变扩张更精准、更安全。

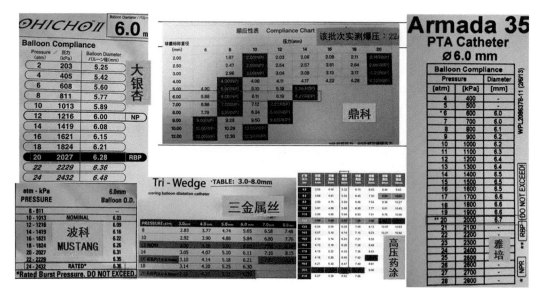

图6-1-3　各种球囊的顺应性表

表6-1-1　球囊顺应性分类

球囊分类	RBP直径变化
顺应性	＞18%
半顺应性	10%～18%
非顺应性	5%～10%
超强非顺应性	＜5%

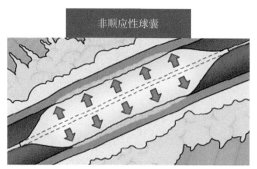

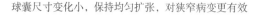

球囊尺寸变化小，保持均匀扩张，对狭窄病变更有效

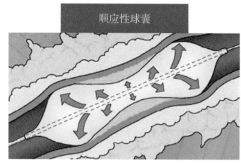

球囊尺寸随着压力的增加更容易出现两端的扩张，造成血管撕裂的出现

图6-1-4　非顺应性球囊与顺应性球囊扩张狭窄病变图示（1）

超强非顺应性

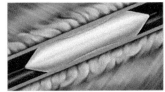 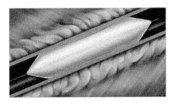 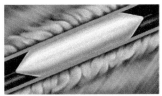

充压后，球囊达到其标称直径，球囊轴向均匀展开，压力相对均衡地分布于整个球囊

继续加压时，由于球囊的直径保持不变，增加的压力集中于模拟病变部位

因为球囊直径保持不变，压力续续集中于模拟病变部位，充分扩张病变，而不会在病变之外扩展，损伤正常血管

标称压　→　爆破压

顺应性球囊

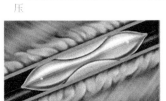 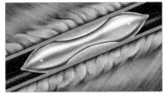 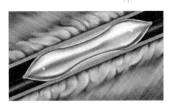

充压后，由于球囊达不到标称直径，导致在模拟病变部位的扩张压力效果减弱

继续加压时，球囊的直径增大，病变开始扩开，但"狗骨头"现象加剧，而在模拟病变外的区域扩张

因为非顺应性不够球囊两端直径持续增大，扩张压力转移到病变区域以外，不能充分扩张病变，且对周围正常血管造成损伤

图6-1-5　非顺应性球囊与顺应性球囊扩张狭窄病变图示（2）

　　最后，超高压球囊在具备超强非顺应性的同时，球囊体欠柔韧，跟踪性相对较差，对于一些吻合口或血管分叉折角可能无法通过，当然，球囊也不能呈弧形扩张（图6-1-1E、F），对于吻合口狭窄病变或折角狭窄，跨弯扩张时不够安全。此外，超高压球囊推送杆设计的是同轴推送，相较于双腔推送，同轴推送杆更软，更容易出现折角（图6-1-6，

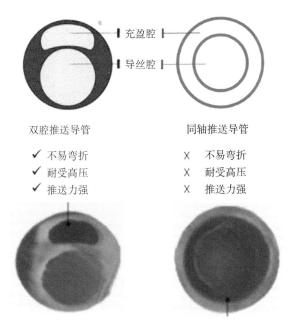

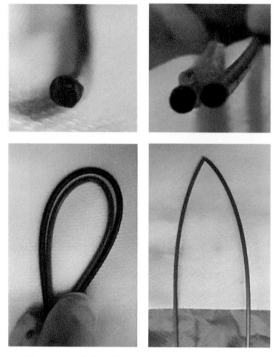

图6-1-6　球囊导管双腔推送杆与同轴推送杆

左列为双腔推送杆，右列为同轴推送杆），因此，在选择入路时，鞘管应尽量与病变在同一方向，避免转向推送球囊。综合上述原因，超高压球囊并不是一款通用球囊，也存在一些不足，但其在PTA使用中又不可或缺。

二、超高压球囊在内瘘通路PTA中的应用

在分享超高压球囊使用案例前，首先分析如下案例：

患者右前臂AVF，瘘口为端端吻合，吻合口及其近端静脉狭窄并伴有多处点状钙化（图6-1-7）。

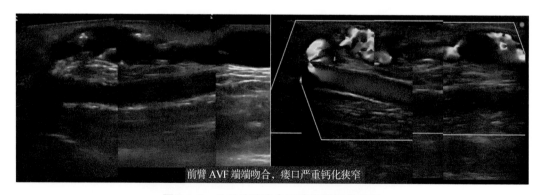

图6-1-7　AVF端端吻合口狭窄伴钙化沉积

选择高压球囊跨吻合口扩张，球囊在打开瘘口近端静脉狭窄的同时，突然爆裂（视频6-1，红色箭头部位），由于球囊是跨吻合口扩张，爆裂后囊体被瘘口的钙化牵扯卡压，无法回撤，最终只能以开放的方式把破裂的球囊从腔内夹出（视频6-2，图6-1-8）。

高压球囊爆裂通常都是点状或条状破裂（视频6-3）。对于钙化狭窄，尤其是点状的钙化，普通高压球囊扩张时，锐利的钙化病灶经常会把球囊刺破，尤其是发生在跨吻合口扩张时的爆裂，球囊同时被瘘口和钙化束缚，通常更难从鞘管撤出体外而出现上述情况，因此，对于钙化狭窄的扩张，有必要选择抗爆性能突出的超高压球囊。

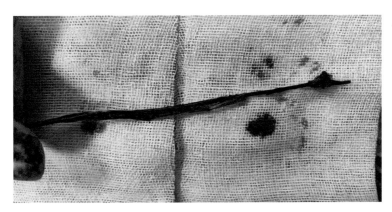

图6-1-8 开放术取出的爆裂球囊

| 视频6-1 | 视频6-2 | 视频6-3 |

◆ 病例 1

【病例介绍及手术过程】

患者左前臂AVF，吻合口及其近端静脉钙化狭窄，内瘘流量不佳，肱动脉测血流量仅324ml/min（图6-1-9）。

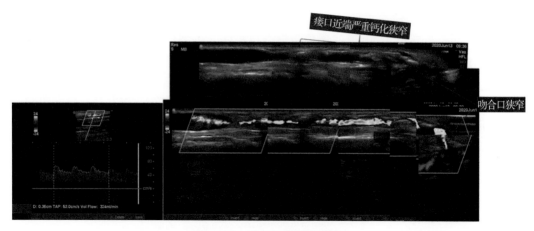

图6-1-9　术前内瘘超声影像

　　基于上述病例的教训，该病例选择超高压球囊跨吻合口扩张（视频6-4，推送超高压球囊Conquest 40通过吻合口，进行跨吻合口扩张，球囊完全打开，狭窄得到充分扩张）。

　　扩张前后的超声影像，术后肱动脉测血流量1011ml/min（图6-1-10）。

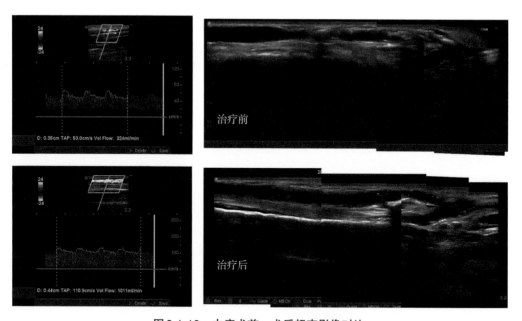

图6-1-10　内瘘术前、术后超声影像对比

吻合口扩张前后多普勒彩超影像（图6-1-11）。

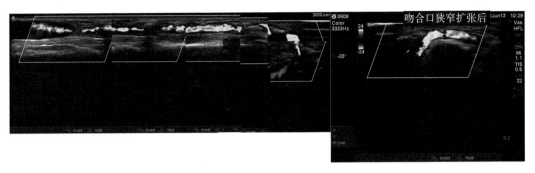

图6-1-11　吻合口术前、术后多普勒彩超影像对比

视频6-4

◆ **病例 2**

【**病例介绍**】

左前臂AVF血栓闭塞数日，瘘管在肘部经穿静脉-肱静脉回流，并且此为唯一流出道，由于穿静脉呈"Z"形，纡曲至肱静脉回流，加之交汇处存在狭窄，导致内瘘血栓闭塞，血栓位于瘘口和穿静脉之间。

【**手术过程**】

1.选择瘘口近端静脉入路，向心方向置入鞘管，先过导丝，努力调整导丝通过穿静脉至肱静脉，导丝建立扩张路径是内瘘能够开通的前提。导丝中段通过穿静脉的"Z"形扭曲时，扭曲段即被拉直（图6-1-12，红圈部位为穿静脉段，透视下导丝呈扭曲状态，超声影像导丝已呈拉直状态）。

2.前臂瘘体中段开放取栓后再缝合。

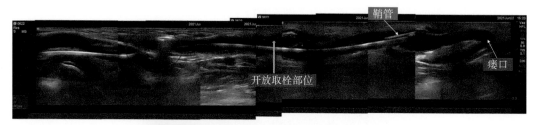

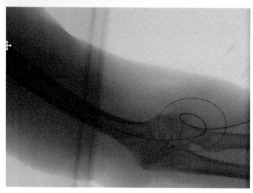

图6-1-12 导丝通过穿静脉扭曲狭窄段，建立扩张路径

3.此时，流入道血流已恢复，前壁瘘管触诊明显搏动，只剩开通穿静脉狭窄环节，先后选择了Mustang（6mm×40mm）的高压球囊和Conquest 30（6mm×40mm）超高压球囊扩张穿静脉狭窄，均未能把狭窄充分扩张开（图6-1-13，均在爆破压时留图，Conquest球囊由于其特殊的材质，球囊体对超声波反射明显比Mustang更强）。

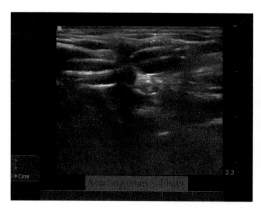
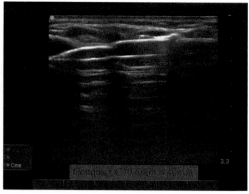

图6-1-13 高压球囊和超高压球囊（C30）先后扩张狭窄，爆破压时的超声影像

4.继续更换Conquest C40（7mm×40mm）超高压球囊（爆破压为40atm），压力打至35atm时，狭窄被彻底打开（视频6-5）。

5.撤出球囊后，由于导丝在纤曲段血管内，对血管呈有形牵拉状态，血液回流不畅（图6-1-14A，可见其上游对比剂淤滞；图6-1-14B，撤出导丝后再造影，淤滞明显改善）。彩色多普勒超声实时观察，导丝在撤出纤曲的穿静脉后，血流立即呈现增强的动态影像（视频6-6）。

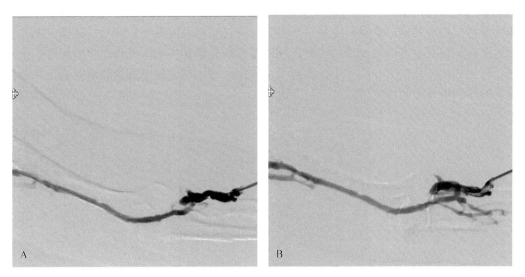

图6-1-14　导丝撤出穿静脉纡曲段前后的DSA影像

视频6-5　　　　视频6-6

【讨论与经验分享】

上述两个病例分别利用超高压球囊突出的抗爆性和强大的扩张力，安全并充分扩张了钙化狭窄和坚硬狭窄。

病例1由于需要跨瘘口扩张，因此选择了Conquest 40球囊，相较于Conquest 30球囊，前者不仅爆破压增加至40atm，更重要的是将球囊头端的设计改进呈梭形，相对更方便通过狭窄和过弯（图6-1-15）。

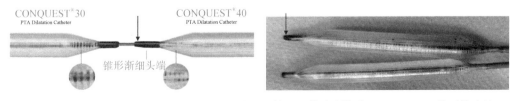

图6-1-15　Conquest 30和Conquest 40外观比较，红箭头所指为Conquest 40梭形的头端

　　病例2充分发挥了Conquest 40强大扩张力的优势，得以对狭窄彻底扩张。论球囊的扩张力，切割球囊、超高压球囊都是王者，不过笔者个人认为Conquest系列球囊扩张力要胜过切割球囊，毕竟其是依靠球囊的特殊材质以暴取胜，扩张力、抗爆性都非常强大，在扩张狭窄方面很少遭遇失败，切割球囊则是依靠切割＋钝性牵拉的特殊扩张机制，以巧胜出，获取更好的术中扩张效果，临床中切割球囊打不开的狭窄其实也并不少见，对于切割球囊的特性可参考下一节内容。

第二节　切割球囊应用策略

一、透析血管通路用各类球囊的特性——切割/刻痕球囊

在透析通路狭窄病变的PTA治疗方面，切割球囊虽然不是一款普遍使用的球囊，但是如何更合理地优化应用可能不仅仅是其具有更强的扩张力，能够打开坚硬狭窄，降低扩张时的疼痛感，改善术中体验那么简单，在讨论这个话题前，先分析切割球囊的作用机制。

切割球囊的作用机制是以"切割＋钝性牵拉"的方式扩张狭窄，其特点体现在以下几个方面。

首先，切割球囊的制作工艺关键在于球囊表面嵌入的3根（内径5mm以下球囊）或4根（内径5mm及以上球囊）作为切割用的坚硬、极细金属条，长度统一为20mm（图6-2-1），金属条越硬、越细，其切割作用越强，在切割球囊扩张过程中，金属条对内膜的切割压强是球囊表面压强的30 000倍（图6-2-2A），对各种狭窄可谓是"无坚不摧"，而且由于金属钢条直径极细，切割作用也只是划开血管壁的内膜，在血管内壁上刻出一道划痕，并不会割裂整个血管壁（图6-2-2B），切割球囊特殊扩张机制的关键正是这道划痕。

其次，无论是对于高压球囊还是超高压球囊，其扩张机制都是通过钝性牵拉的方式把狭窄的管腔强力撕扯开，但是血管壁不一定均匀增厚，狭窄的管腔也并不一定会被均匀地扩张开，经常由于血管壁薄弱一侧受不住扩张力而被过度拉伸撕裂开，如果撕裂程度严重，损伤到血管壁全层（图6-2-3A），那么血肿是在所难免的（视频6-7）；切割球囊则是通过切割＋牵拉机制扩张，在狭窄内膜上均匀刻上划痕（图6-2-3B），此时钝性牵拉作用则是从这四道划痕处把狭窄管壁相对均匀地扩张开，降低了内膜撕裂的出血风险。

视频6-7

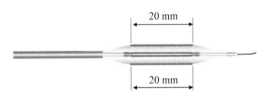

图6-2-1　切割球囊外观示意图

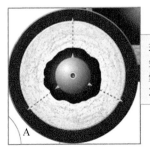

球囊扩张时，切割片尖端产生的力度是球囊表面扩张压力的30 000倍以上

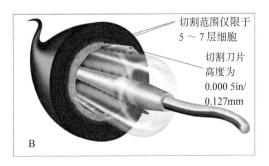

切割范围仅限于5～7层细胞

切割刀片高度为0.000 5in/0.127mm

图6-2-2　切割球囊扩张示意图

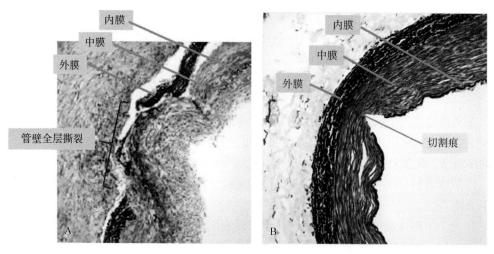

图6-2-3 狭窄管壁扩张后的显微影像：内膜全层撕裂与部分切割断裂

再次，对于反复经球囊扩张过的狭窄，其内膜通常异常增厚，血管壁如同橡皮一样坚韧，高压球囊打开狭窄多不存在问题，关键在于术中球囊回收后，狭窄病变弹性回缩非常明显，想要减少这种弹性回缩，只能选择内径更大的球囊，以期破坏血管壁的弹性纤维，但这样会增加血管壁撕裂出血的风险，而切割球囊可通过切割作用，部分离断弹性纤维（图6-2-3B），破坏其连续性，减少扩张后的弹性回缩，提高术中的即时扩张效果，也避免了选择大内径球囊扩张带来的出血风险。

最后，由于血管平滑肌对于牵拉和温度刺激极其敏感，而对于针刺和切割则是无感的，切割球囊的切割＋牵拉扩张机制，减少了对血管壁单纯强力牵拉的刺激，患者术中的疼痛感也是明显减轻的。

综上所述，切割球囊的特点：扩张力强，均匀扩张，回缩减少，疼痛感低。能够均匀扩张狭窄，减少血管壁撕裂血肿，术中安全性高；同时由于切割划痕的作用，在形成强大扩张力的同时，破坏弹性纤维的连续性，减少弹性回缩，术中扩张效果更好。

但是，凡事都存在两面性，切割球囊也有其局限性，嵌入球囊表面刚硬的金属条给球囊带来强大扩张力的同时，也正由于金属的刚性，柔韧性则显不足，球囊的跟踪性降低，只能通过小于45°的弧度（图6-2-4A），球囊更不可能呈弧形扩张（图6-2-4B），且切割球囊的推送杆偏软，因此，切割球囊一般不能通过吻合口，也更不能呈弧形扩张病变。此外，为了尽可能提高球囊的通过性，切割球囊的长度统一为20mm（球囊越短，通过性相对更好，以抵消其通过性差的负面影响），这样短的球囊在处理长段、多段狭窄病变时还是颇费时的。另外，切割球囊强大的扩张力并不是依靠球囊高强度的材质形成的，因此，其爆破压并不高，为10atm（图6-2-5），抗爆性一般，对于扩张坚硬狭窄，或者钙化狭窄还是需要谨慎的，避免球囊爆裂（视频6-8，切割球囊扩张头静脉弓狭窄时出现爆裂，视频中红色箭头为球囊爆裂后喷出的生理盐水影像；视频6-9，体外显示切割球囊为点状破裂）。

本中心对于切割球囊的使用指征：

1.常规球囊无法充分扩张开的狭窄，最常见于以下部位：

（1）近吻合口的动脉开口处，即端侧吻合"足跟"狭窄。

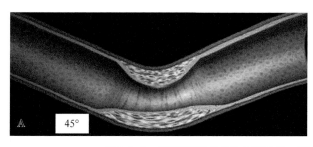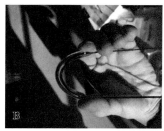

图6-2-4　切割球囊过弯存在局限性，不能呈弧形扩张

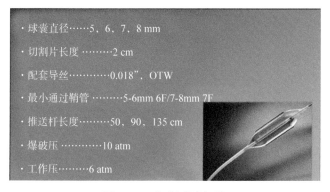

- 球囊直径……5，6，7，8 mm
- 切割片长度………2 cm
- 配套导丝………0.018"，OTW
- 最小通过鞘管……5-6mm 6F/7-8mm 7F
- 推送杆长度………50，90，135 cm
- 爆破压………10 atm
- 工作压………6 atm

图6-2-5　切割球囊规格

视频6-8　　　视频6-9

（2）近吻合口静脉狭窄（通常存在瘘口皮肤瘢痕束缚）。

（3）AVG静脉吻合口狭窄。

（4）头静脉弓狭窄。

2.扩张后易回缩的狭窄：反复球囊扩张过的狭窄，通常内膜明显增厚，普通球囊扩张弹性回缩明显。

3.扩张后容易撕裂血肿的狭窄

（1）AVF促成熟治疗。

（2）供血动脉狭窄，包括"足跟"狭窄（动脉撕裂血肿通常后果严重）。

（3）头静脉弓狭窄。

关于切割球囊在透析通路PTA中如何优化应用，可以参考本章相关内容。

切割球囊使用过程中的一些注意事项：

1.扩张坚硬狭窄未能完全打开时，球囊在爆破压（10atm）状态下坚持1分钟以上，或者扭转球囊改变切割部位，充分利用切割球囊"切割＋钝性牵拉"的扩张机制，通常会有意想不到的惊喜。

2.对于端侧吻合口"足跟"部位的坚硬狭窄，可以选择远端桡动脉入路（视频6-10为远端桡动脉入路，扩张"足跟"处狭窄，图6-2-6为该狭窄治疗前后的超声影像），或者从瘘口扩张处入路（图6-2-7，红色箭头为进针角度），避免球囊过弯扩张，以扬长避短，化繁为简。

3.联合高压球囊使用，对于多段、长段狭窄，可以利用切割球囊重

视频6-10

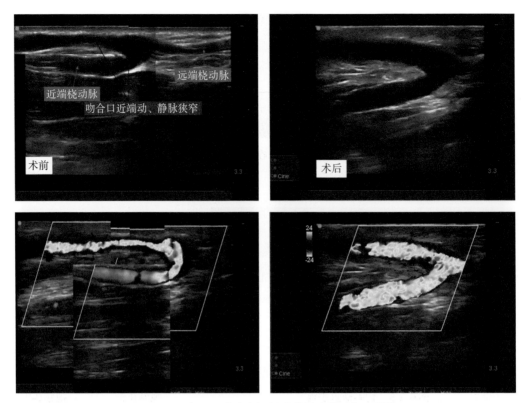

图6-2-6 瘘口区域狭窄切割球囊扩张前后超声影像

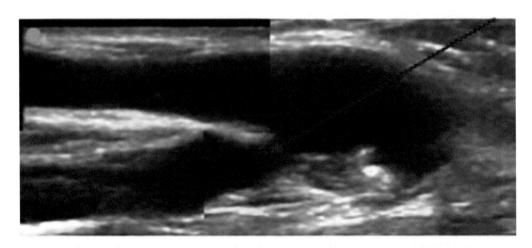

图6-2-7 选择扩张的瘘口部位入路，处置"足跟"狭窄（红色箭头为鞘管置入方向）

点扩张，高压球囊全段覆盖，以取长补短，优势互补。

4.在应对极细狭窄时，切割球囊应缓慢加压（1atm/5s），充分发挥切割＋钝性牵拉的扩张机制，避免球囊打开过快，引发撕裂血肿。

5.谨慎扩张钙化狭窄。

此外，切割球囊在撤压回收入鞘时，也应缓慢减压，待球囊完全回抱后再撤入鞘管，防止切割划裂鞘管（图6-2-8：切割球囊回收不当，撤出时撕裂鞘管）。

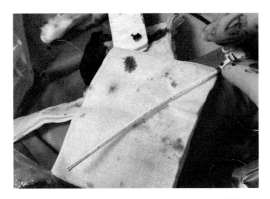

图6-2-8　切割球囊撤出体外时撕裂鞘管

　　最后，再简要介绍一款亟待上市的刻痕球囊，该球囊与切割球囊的扩张机制类似，都是以划痕＋钝性扩张的方式打开狭窄，两者区别在于以下几个方面。

　　首先，刻痕球囊表面嵌入的"刻痕丝"相对切割球囊表面的"切割丝"更加柔韧（图6-2-9），刻痕球囊的过弯性更好，其跟踪性要明显优于切割球囊，并且能够呈弧形状态扩张（图6-2-10）。

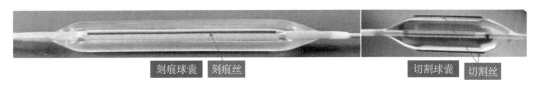

刻痕球囊　刻痕丝　　　　　　　　切割球囊　切割丝

图6-2-9　刻痕球囊与切割球囊外观对比

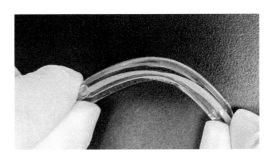

图6-2-10　刻痕球囊弧形扩张状态

　　其次，由于刻痕球囊并不存在通过性的问题，其规格更全，不仅限于20mm的长度。

　　再次，刻痕球囊的爆破压一般在20atm以上，其抗爆性更好。

　　最后，在扩张力方面，则切割球囊更强。

　　因此，综合比较，刻痕球囊和切割球囊两者的扩张机制类似，均以更强的扩张力和均匀扩张为特点，但两者之间并不是竞争对手，而是一种互补关系。切割球囊的切割丝"刚直不阿"，韧性不够，扩张力更强，通过性受限；刻痕球囊的刻痕丝"柔韧有余"，刚猛略欠，推送性和跟踪性更佳。在临床使用中，应针对各类狭窄的特点合理选择应用，充分发挥其各自优势。

二、切割球囊主动出击（1）——AVG静脉吻合口狭窄

【病例介绍】

患者，男性，69岁，左前臂AVG建立3年，静脉吻合口狭窄反复PTA维护3次，最近一次为2020年11月19日（7个月前），选择的是7mm直径高压球囊，现再次因"透析时静脉压升高1周"入院，透析血流量250ml/min，静脉压达180mmHg以上。

【超声检查】

1.人工血管与静脉为端侧吻合，吻合口近端狭窄处内径0.22cm，内膜明显增厚，狭窄段长约0.84cm，局部可见内膜增厚分层。

2.肱动脉测血流量767ml/min。

3.狭窄下游流出道正常管径约0.6cm（图6-2-11）。

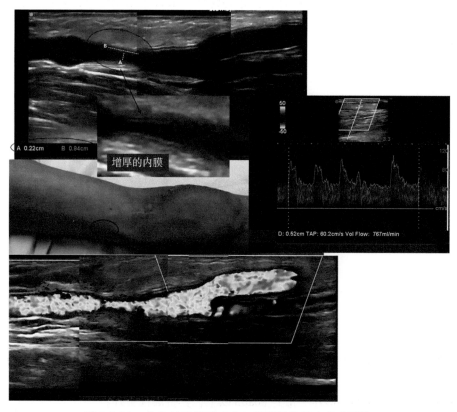

图6-2-11　术前AVG静脉吻合口近端静脉狭窄超声影像

【术前分析】

对于AVG静脉吻合口区域的狭窄，尤其是反复扩张过的狭窄，笔者认为选择切割球囊可能更为适合，原因如下所述。

首先，AVG建立后，由于血流动力学原因，静脉吻合口区域为其固有狭窄（图6-2-12，吻合口"足趾"部位由于持续血流冲击，血管内膜逐渐增厚狭窄），需要规律PTA治疗（本中心数据一般是4～5个月）以维系AVG的通畅，经反复球囊扩张后，内膜增厚必然越发明显，用切割球囊更有利于对狭窄病变充分扩张、均匀扩张。

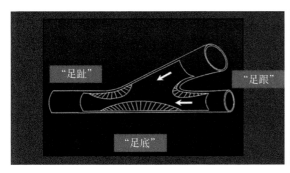
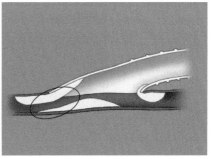

图6-2-12 AVG静脉吻合口狭窄示意图

其次，AVG静脉吻合口区域狭窄扩张后出现血肿甚至大血肿的情况亦不少见，可以参考第五章第三节之二"介入术中超大血肿处置"，切割球囊可以更加安全地扩张狭窄病变，降低因管壁撕裂发生血肿的风险。

最后，AVG静脉吻合口区域血管相对比较平直，且病变也比较单一，一般为短段或者点狭窄，选择人工血管入路，切割球囊可以很容易推送至病变部位。

【手术过程】

1. 人工血管置鞘，需要送入0.018in（1in=25.4mm）导丝（切割球囊配属0.018in导丝推送），选择V18导丝，由于V18导丝头端初始是直的，无法操控指向，故无法调整行进方向，头端反复钻入狭窄管腔增厚的内膜下，有夹层风险（视频6-11）。

2. 需要把V18导丝头端塑形成"J"状（图6-2-13），此时就很容易将其调整通过狭窄病变（视频6-12）。

3. 经V18导丝送入7mm直径切割球囊，扩张静脉吻合口区域狭窄，压力增至6atm时，球囊完全扩张开（视频6-13）。

4. 球囊旋转角度再次扩张，球囊压力释放后内膜几乎无血肿（视频6-14）。

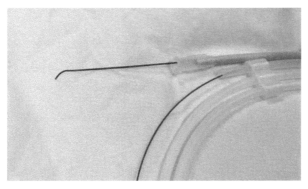

图6-2-13 V18将导丝头端塑形，以方便操控通过狭窄

视频6-11　　　　视频6-12　　　　视频6-13　　　　视频6-14

术后测量狭窄处内径为0.51cm，已经非常理想，肱动脉测血流量恢复至1496ml/min，明显为低阻波形（图6-2-14）。

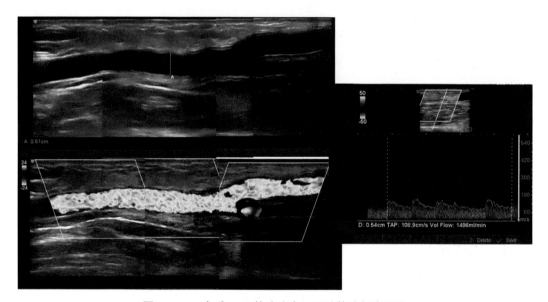

图6-2-14　术后AVG静脉吻合口近端静脉超声影像

【讨论与经验分享】

1.使用切割球囊，入路距离狭窄病变部位应尽量近些并且应尽可能避免过弯，当然也不是绝对的，主要基于以下考虑：①切割球囊推送杆相对更软，推送性较差；②对于狭窄病变，切割球囊尽可能尽切，即旋转球囊以不同角度反复切割扩张，达到效果最大化，入路距离病变越近越有利于通过扭转推送杆旋转球囊，如果推送杆过弯便无法扭转了。

2.对于单一的点狭窄，或者短段狭窄，可以选择一副切割球囊治疗，对于多段或长段狭窄，可以采取切割球囊重点扩张，联合高压球囊全面扩张的方式处理（选择的高压长球囊内径可以比切割球囊大1mm），以获取更好的术中扩张效果。正如本文病例，选择一副7mm直径的切割球囊即可使患者获得最优的效价比；如果该患者同时存在人工血管穿刺点的多段狭窄，则可联合应用高压球囊处理，注意一定是先使用切割球囊，再行高压球囊的序贯扩张。

3.当然，对于AVG静脉吻合口的狭窄，应用切割球囊和药涂球囊序贯治疗，理论上可以获得更好的术中及术后远期疗效，切割球囊对狭窄均匀扩张，彻底扩张后，药涂球囊对内膜均匀涂药,充分涂药,延缓内膜增殖。

4.切割球囊配套的V18导丝,其前端黑色部分为可塑形段,可根据需要自行塑成需要的弧度,但是其质地极软,遇到阻力经常会在腔内扭成麻花状而无法复原,因此,导丝头端应在超声实时监控下缓慢推进,由于黑色可塑形段比较长,如果头端出现了扭曲,也可以剪除扭曲段,剩余部分仍可继续塑形使用。

三、切割球囊主动出击(2)——8mm直径扩张AVG静脉流出道狭窄

切割球囊由于其强大的扩张力,以往经常都是被动应用,即在高压球囊打不开狭窄的情况下再选择切割球囊,本案例则利用了切割球囊的特性,采取主动出击,选择8mm直径的切割球囊扩张AVG静脉流出道狭窄(注:8mm直径已是最大规格的切割球囊)。

【病例介绍】

患者左前臂AVG建立2年,静脉吻合的血管为肱静脉,肱静脉为其唯一流出道,由于肱静脉伴行并反复缠绕肱动脉,易受动脉压迫,并且肱静脉的细小侧支非常多,因此,以肱静脉作为流出道的AVG,其预后远差于贵要静脉。该患者AVG建立后,先后经历了6次PTA,其中两次是因为AVG血栓闭塞,根本病变均位于静脉吻合口下游的一处长段狭窄(长约5cm),先后选用了6mm、7mm直径的高压球囊进行扩张,每次必然经历狭窄钝性扩张,内膜撕裂,局部血肿,球囊压迫止血等过程,目前3个月内必定需要再次PTA干预维护。

【超声检查】

AVG静脉吻合口近端约10cm处(上臂中段)肱静脉狭窄,最狭窄处内径约0.14cm,肱动脉测血流量仅531ml/min(图6-2-15)。

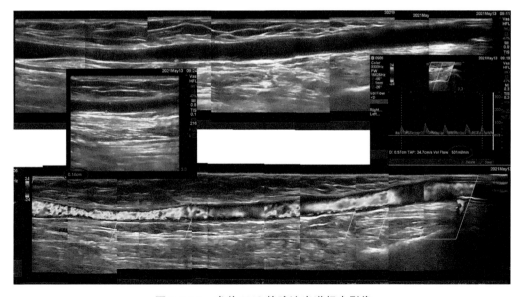

图6-2-15 术前AVG静脉流出道超声影像

【术前分析】

对于该AVG静脉流出道狭窄的处理，在不考虑放支架或应用药涂球囊的情况下，只能寄希望于用尽可能大内径的球囊把狭窄最大程度地扩张开，以延缓其再狭窄时间，由于狭窄的管腔内径过于纤细，使用过大的球囊扩张有可能造成管腔撕裂血肿，期望和治疗总存在着矛盾。鉴于切割球囊独特的扩张机制——刻痕结合钝性扩张，狭窄管腔可以更加均匀地被扩张并且降低撕裂出血风险，同时增厚的内膜被刻痕后也有助于减少其弹性回缩，因此，拟选择单用切割球囊处理，且选择8mm直径最大规格的切割球囊（图6-2-16）。

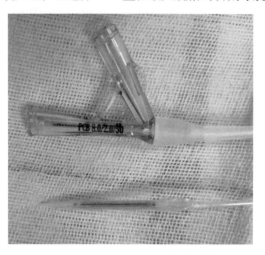

图6-2-16　8mm×20mm切割球囊

【手术过程】

1.由于病变部位是长段狭窄，而切割球囊长度仅20mm，因此，以逆血流的方向，从下游向上游分四次逐段扩张，超声监视下整个扩张过程未见血肿撕裂的情况（视频6-15，剪辑为4倍加速，实际扩张过程是非常缓慢的）。

2.为了更有效、更均匀地扩张狭窄，对于每段狭窄，均采取旋切的方式扩张，即球囊扩张，压力回撤后，旋转球囊，再次扩张，利用其切割的特性在狭窄的血管内膜上反复刻痕扩张，由于球囊长度短，整个扩张过程耗时达20分钟，必须缓缓图之，欲速则不达（视频6-16），图6-2-17示完全打开的切割球囊。

术后最狭窄处内径恢复至4mm，肱动脉测血流量增加至1238ml/min，扩张效果较好，而且血管壁未见明显撕裂血肿（图6-2-18）。

视频6-15　　　视频6-16

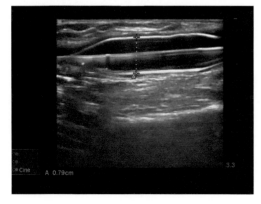

图6-2-17　切割球囊腔内充分扩张状态

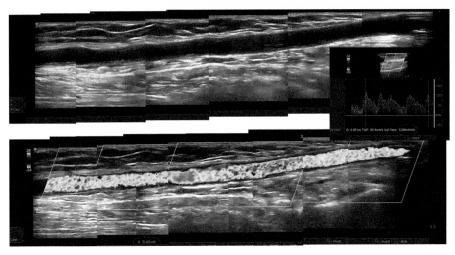

图6-2-18 术后超声影像及肱动脉血流量

【讨论与经验分享】

1.内瘘血管狭窄管腔的内膜通常并不是均匀增厚的，高压球囊钝性扩张时，内膜最厚的部分并不能扩张开，而内膜相对薄弱的部分多被撕裂开，管腔被扩张的同时，也会出现局部血肿，应用切割球囊以合理的操作方式扩张狭窄病变更有利于减少出血、血肿的发生。

2.对于AVG，静脉流出道可用8mm直径，甚至10mm直径的球囊扩张，不用担心内瘘出现高流量情况，毕竟人工血管6mm直径的管腔是恒定的，可以起到限流的作用（AVF，尤其高位AVF则应避免如此操作）。但是，对于本文中AVG的病变，应当把静脉流出道的狭窄尽最大可能扩张开，至于动脉吻合口，或者人工血管穿刺点上一些不太严重的狭窄可以不予处理，目的是通过对流入道，或者人工血管而不是流出道适当地限制，把内瘘的流量控制在合理的范围，避免其过大，以尽可能延长流出道再狭窄的发生时间，当然，用药涂球囊或者覆膜支架对治疗的预后可能更有帮助，但是综合考虑效价比，应用切割球囊规律维护也不失为一种适合的方式。

3.单一切割球囊的应用，适合简单狭窄病变，尤其是经反复扩张后内膜增厚明显的病变，短段狭窄扩张起来更方便，在操作过程中一定要多角度旋转扩张，以获得最大化效果；对于复杂或者长段狭窄的通路病变，可以联合高压球囊应用，不过切记，对于重点病变一定要先使用切割球囊，再行高压球囊的序贯处置方式，若顺序颠倒就失去了切割球囊的独特优势。

四、切割球囊主动出击（3）——AVF吻合口狭窄

切割球囊由于切割丝的刚性，理论上是不能通过吻合口这类血管弧度的，更不可能呈弧形状态扩张瘘口，但是，在某些情况下，采取一些措施也可以打破常规，充分发挥切割球囊独特的扩张机制，案例如下。

【病例介绍】

患者，右前臂AVF建立16年，3年前曾因吻合口区域狭窄行PTA治疗，现再次因内瘘功能不良入院。查体：瘘口触诊呈明显搏动感，其近端可以触及细微震颤。

【超声检查】

1. 内瘘为端端吻合瘘口。

2. 近吻合口静脉狭窄，近乎闭锁，病变长度约1cm。

3. 瘘口也存在严重狭窄，近端桡动脉血管壁全层钙化明显，桡动脉测血流量288ml/min（图6-2-19）。

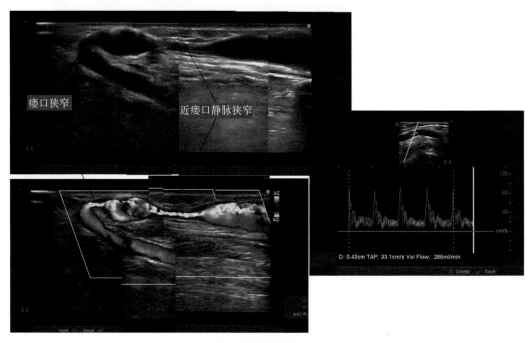

图6-2-19 术前瘘口区域超声影像

【术前分析】

AVF吻合口区域的狭窄最常见，处理起来其实也很简单，即逆向置鞘，经高压球囊扩张即可，如果选择药涂球囊，则预后应该会更好。该患者的病变特点是狭窄管腔非常纤细，导丝通过和球囊推送可能都会存在一些困难，尤其是呈弧形的吻合口狭窄，切割球囊更是很难通过，另外，过于狭窄的病变，在扩张过程中也极有可能出现撕裂血肿，因此，尝试用一副6mm直径的切割球囊处理该内瘘的两处狭窄病变，充分发挥切割球囊均匀扩张、血肿发生率低的优势。

【手术过程】

1.选择肘部静脉穿刺点入路，置入6F鞘管（图6-2-20）。

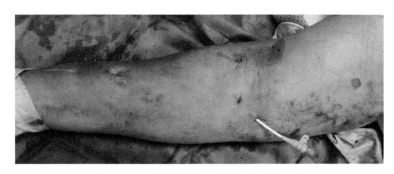

图6-2-20 选择肘部内侧静脉穿刺点入路

2.导丝通过吻合口建立扩张路径后，选择6mm×20mm切割球囊首先扩张近吻合口静脉狭窄，狭窄的确非常坚硬，直到爆破压，球囊才完全打开（视频6-17）。

3.切割球囊继续扩张吻合口狭窄，该狭窄位于端端吻合瘘口的"U"形顶点，此处狭窄一般很难用切割球囊扩张，首先在体外手法的辅助下，将球囊完全推送至动脉内（如果"足跟"有狭窄，此时可以用切割球囊扩张），再适当回撤球囊至跨吻合口部位，由于是点狭窄（吻合口顶点部位），球囊缓慢加压过程中不会滑动，此处狭窄更是异常坚硬，压力打至12atm并维持1分钟以上，狭窄才打开（视频6-18中红色箭头标记处）。

视频6-17　视频6-18

扩张的效果必然是理想的，术中超声影像几乎没有出现撕裂血肿，桡动脉再次测血流量1331ml/min（图6-2-21）。

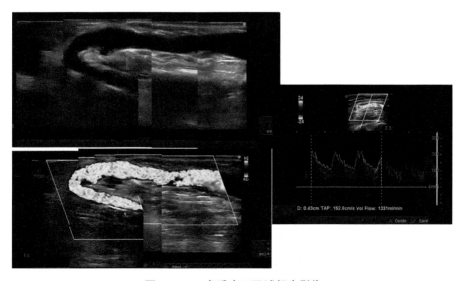

图6-2-21 术后瘘口区域超声影像

【讨论与经验分享】

1.切割球囊在初始未开合时，球囊整体欠柔韧，不易过弯，但是在开合过以后，球囊硬度变软，可以弯成弧形（图6-2-22），此时球囊弧度可以通过吻合口，但是需要V18导丝给予足够的支撑（导丝头端一定要放置在肱动脉，以导丝中段支撑球囊通过弧度），并且需要体外手法辅助球囊过弯。

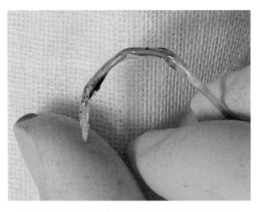

图6-2-22 切割球囊在开合后可以弯成弧形

2.切割球囊在低压扩张时，也是可以成角扩张的，只是不能形成弧度（图6-2-23A），一旦压力增至工作压以上，球囊硬度增加，会把血管的弧度绷直，不过切割球囊都是2cm的长度，球囊两端又有导丝悬吊着血管，即使血管被绷直一般也不会造成严重损害，尤其是端端吻合的瘘口弧度比较大的情况（图6-2-23B）。

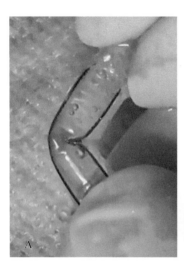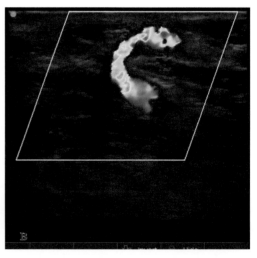

图6-2-23 切割球囊在低压状态下可以呈折角扩张；端端吻合口的弧度

3.需要注意的是，对于端端吻合的瘘口，其角度比较圆滑，开合后的切割球囊通过问题不大，但是对于端侧吻合的瘘口，近心角极小时，若球囊通过必然要过于弯折，还是很难通过的，另外，若切割球囊过度弯折，切割丝很容易损伤球囊体，所以也只是在某些情况下，切割球囊才可以小心扩张弧形狭窄。

对于切割球囊无法通过的吻合口狭窄，又该如何扩张呢，如下方病例（图6-2-24），吻合口呈瘤样膨大，瘘口近端动脉狭窄（"足跟"处），选择静脉入路，切割球囊肯定无法扩张该处病变，当然吻合口近段静脉也存在狭窄，这也是造成吻合口呈瘤样扩张的原因，不过不是本部分讨论的重点。

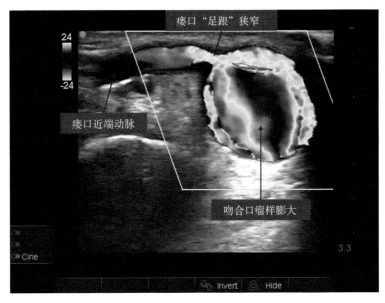

图6-2-24　呈瘤样扩张的吻合口及近端动脉狭窄的多普勒彩超影像

对于瘘口"足跟"部位狭窄的处置，可以选择远端桡动脉入路，或者吻合口入路，套管针穿刺"一剑封喉"，变被动为主动，充分发挥切割球囊的优势。该内瘘没有远端桡动脉，可以直接选择吻合口瘤样扩张部位穿刺置鞘，超声引导套管针穿刺至近段桡动脉内（视频6-19）并置入鞘管（图6-2-25）。

选择5mm×20mm的切割球囊充分扩张该处狭窄，一方面，切割球囊特殊的扩张机制，降低了狭窄病变撕裂出血的风险，另一方面，20mm的短球囊仅针对狭窄定点扩张，也尽可能避免了狭窄近段动脉的损伤（视频6-20）。

狭窄扩张后彩超影像见图6-2-26。

需要注意的是，对于选择吻合口瘤样扩张处入路，拔鞘时一定要做荷包缝合，以安全快捷止血（图6-2-27）。

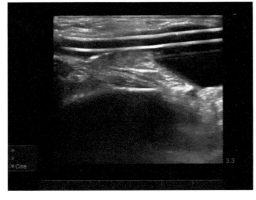

图6-2-25　选择瘤样扩张的瘘口入路，鞘管放置于近端动脉内

视频6-19

视频6-20

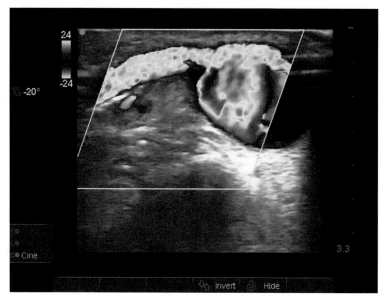

图6-2-26 瘘口近端动脉狭窄扩张后的多普勒彩超影像

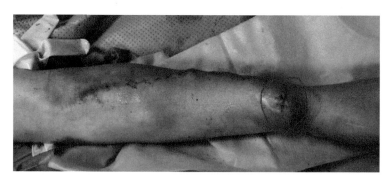

图6-2-27 术后荷包缝合拔鞘止血

五、切割球囊主动出击（4）——切割重点扩张，高压全面覆盖

【病例介绍】

患者，男性，53岁，因"右上肢AVF建立3年，内瘘震颤消失3天"入院。查体：肘部瘘口及其近端2cm处瘘管仍可触及明显搏动，上臂头静脉下游流出道已无法触及震颤或搏动（图6-2-28）。

患者为右上肢头静脉单通道AVF，头静脉弓已闭锁，经侧支自然改道向颈外静脉回流，因改道的侧支反复狭窄，已于2021年1月7日和3月25日分别行PTA治疗（图6-2-29为既往DSA影像）。

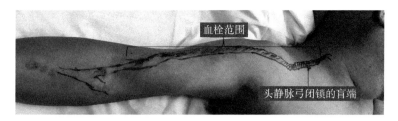

图6-2-28　术前内瘘查体

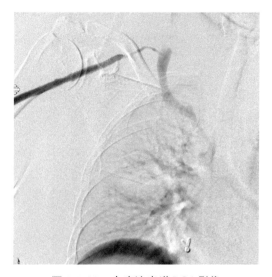

图6-2-29　内瘘流出道DSA影像

【超声检查】

内瘘血栓范围广，位于穿刺点和下游狭窄之间，吻合口区域尚无血栓，头静脉弓闭锁的盲端在超声下仍依稀可见，流出道在汇入颈外静脉处存在严重狭窄（图6-2-30）。

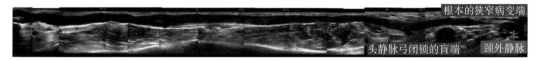

图6-2-30　术前内瘘超声影像

【术前分析】

鉴于反复扩张的狭窄病变，以及长段腔内血栓形成，手术拟选择切割球囊＋高压球囊腔内碎栓方式，手术需要在超声和DSA联合引导下进行，因为需要DSA引导V18导丝充分放置在上腔静脉内，以方便切割球囊推送至狭窄病变。

【手术过程】

1.选择尚未形成血栓的吻合口膨大处向流出道下游置入6F鞘管（图6-2-31）。

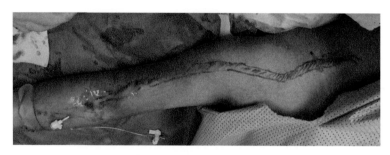

图6-2-31 选择瘘口近端尚未形成血栓部位入路

2.V18导丝头端塑形为"J"状，操控导丝通过狭窄段并在DSA引导下放置在上腔静脉内（图6-2-32，视频6-21）。

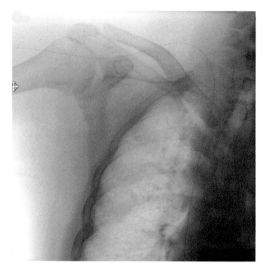

图6-2-32 将V18导丝通过狭窄，放置在上腔静脉内

视频6-21

3.经鞘管向血栓堵塞的腔内推注肝素和尿激酶，为腔内球囊碎栓做准备。

4.选用7mm×60mm的高压球囊进行腔内挤压碎栓，需要强调的是，此时球囊治疗的目的仅在于挤压碎栓，并不一定要把狭窄扩张开，球囊扩张压力不要超过10atm，也是为了减少撕裂血肿，另外，对于关键性狭窄一定要先使用切割球囊，再使用高压球囊的顺序进行扩张治疗，其目的在于尽可能均匀地扩张狭窄，减少术中回缩，降低血管撕裂或血肿的风险（视频6-22，可见球囊在扩张碎栓过程中，因为狭窄反复滑动，不过不影响碎栓的过程）。

5.腔内血栓经高压球囊充分碎化后，全段瘘管都能触摸到明显搏动，此时更换为6mm直径的切割球囊扩张最下游的狭窄和一些关键性狭窄病变，切割球囊只有2cm的长度，扩张过程中极易滑动，应逐点扩张（视频6-23为剪辑后的4倍速播放，扩张全程几乎无血肿）。

视频6-22

视频6-23

6.切割球囊打开狭窄后，内瘘即恢复通畅，因为只是用6mm切割球囊扩张了一些关键性狭窄，尚未充分扩张开，所以流出道还是存在多段狭窄的（图6-2-33为此时DSA影像）。

7.最后再用7mm×60mm的高压球囊把整个流出道彻底扩张一遍，此时，球囊应尽可能把所有狭窄充分打开（扩张过程略），扩张后再次造影，流出道通畅了许多，但是还存在一些附壁血栓（图6-2-34），继续腔内清除残余病变，直至内瘘恢复通畅，肱动脉测血流量1308ml/min（图6-2-35）。

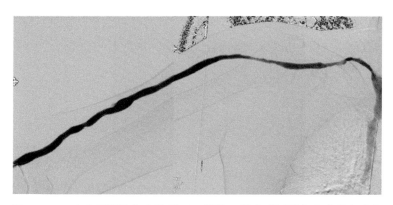

图6-2-33　内瘘开通恢复血流后DSA影像，流出道下游仍存在多段狭窄

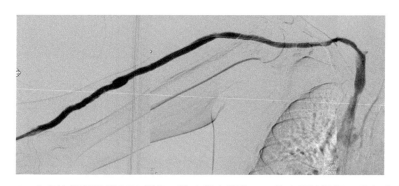

图6-2-34　内瘘恢复通畅后DSA影像，狭窄基本解除，一些充盈缺损提示残余附壁血栓

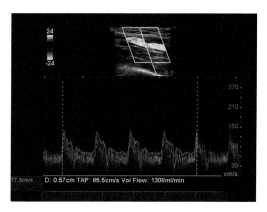

图6-2-35　术后肱动脉测血流量

【讨论与经验分享】

1.切割球囊的推送杆比较软，推送性差，一定要导丝充分的支撑才能推送，因此，V18导丝应充分放置在狭窄病变下游，才能更利于支撑切割球囊的推送，对于头静脉弓这类高位狭窄，导丝应充分放置在上腔静脉内，或者下腔静脉内。

2.切割球囊规格只有20mm长度，更适合对点狭窄的扩张，并且在扩张狭窄过程中极易滑动，因此，需要超声对狭窄准确定位，同时体外拉住推送杆控制住球囊，减少其滑动，进行逐点扩张，但是在扩张长段或者多段狭窄病变时会比较棘手，此时不妨联合高压球囊序贯扩张，利用切割球囊对关键性狭窄进行重点预扩，再结合高压球囊全面总扩，选择的高压球囊一般比切割球囊内径大1mm，如此既可以充分扩张狭窄病变，也尽可能提高了术中的扩张效果和安全性。

第三节　药涂球囊应用策略

一、透析血管通路用各类球囊的特性——药涂球囊

关于药涂球囊在血管通路狭窄病变中的应用，目前临床资料尚不多，一部分仍处在验证中，但完全不影响我们对其做出合理的分析评价，首先还是从作用机制分析开始。

药涂球囊一方面可以通过机械的方式扩张狭窄病变，另一方面，在扩张狭窄的同时可将球囊表面均匀涂有的抗增殖药物（一般为紫杉醇）输送到血管狭窄部位，通过球囊扩张与血管壁紧密贴合，将药物释放进入管壁内膜组织中，从而抑制血管内皮细胞增殖并防止新生内膜增生。其治疗叠加了两个环节，即球囊机械性物理扩张打开狭窄病变和输送药物贴合至血管内壁行化学药物局部抗增殖治疗（图6-3-1）。

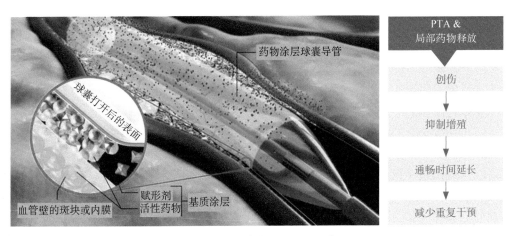

图6-3-1　药涂球囊作用机制示意图

目前主要有三种类型的药涂球囊：①普通药涂球囊，需要对狭窄病变进行预先扩张，狭窄完全打开后，再利用药涂球囊把药物输送至靶病变处；②高压药涂球囊，具有高压球囊的扩张力，一般不需要对狭窄进行预先扩张，球囊在扩张狭窄的同时，即可把药物输送至靶病变处；③刻痕药涂球囊，以刻痕球囊为基础，利用刻痕球囊扩张的特性，在充分扩张狭窄病变的同时，局部释放药物（图6-3-2：球囊表面白色为药物涂层，以及药物释放后的球囊外观）。后两者减少了对狭窄病变预扩的环节，简化了操作流程；但是，由于前者需要对狭窄预扩，在狭窄得到充分扩张的基础上，再使用药涂球囊输送药物作用于血管内膜，其治疗效果则更确切稳妥。

深入探究药涂球囊应该如何使用才能充

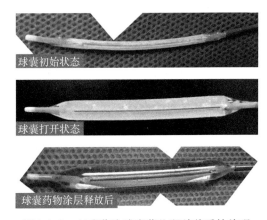

图6-3-2　刻痕药涂球囊药物释放前后的外观

分发挥其改善预后的特点，关键在于药涂球囊如何才能最有效地给血管内膜涂药。首先，狭窄必须完全打开，这是涂药的前提；其次，狭窄均匀扩张，药物才能均匀涂层，才能更有效地抑制增殖；最后，应尽可能避免撕裂血肿，得以最大化发挥涂药效果（管壁扩张后撕裂血肿，涂层药物必然会有流失）。鉴于此，均匀、充分、彻底扩张狭窄，并且尽可能减少内膜撕裂血肿的风险，联合切割球囊预扩可能会是比较理想的一种序贯治疗方式（关于切割球囊的特点可以参考本章第二节"切割球囊应用策略"），刻痕药涂球囊可能也是相对比较理想的方式，能够比较充分地扩张狭窄病变，同时释放药物，但是，单独应用药物涂层球囊并不能确保充分扩张狭窄病变，而结合非药物涂层球囊进行预扩处理则是更稳妥的治疗方式。

药涂球囊应谨慎应用于以下情况：

1.钙化狭窄 首先，若使用药涂球囊扩张钙化狭窄，万一球囊爆裂，就得不偿失了；其次，对于钙化灶引发的管腔狭窄，并不主要是内膜增厚所致，因此不是药涂球囊的最佳适应证。

2.坚硬狭窄 多好发于吻合口"足跟"处、吻合口瘢痕下方的瘘管，以及一些血管分叉部位等，这些坚硬狭窄如果药涂球囊扩张不开，也就比较棘手了，采取预扩的方式处置更稳妥。

3.瘢痕狭窄 对于穿刺点的狭窄，如果是反复穿刺的瘢痕组织增生造成，药涂球囊也不太适用，毕竟其主要针对的是内膜增殖狭窄。

根据药涂球囊的作用机制，理论上用于以下病变可能更加适合。

（1）初次狭窄的病变：此时血管内膜增厚不至于太过严重，药涂球囊可以更有效均匀地扩张狭窄，并且内膜得以充分涂药，获取最大化的抗增殖效果。

（2）流出道下游狭窄：多见于以下几种情况。①肱静脉流出道的AVG，肱静脉侧支最多，并且缠绕伴行于肱动脉，因此，肱静脉吻合的AVG预后多比较差，容易反复在血管分叉部位及动脉压迫处形成狭窄，而且这些狭窄多为流出道必经之路，唯有PTA治疗最有效也最方便，药涂球囊能改善其PTA的预后，不过需要注意的是，高压球囊也无法打开的肱静脉狭窄亦不少见；②AVG静脉吻合口狭窄，静脉吻合口是AVG最好发狭窄的部位，多与内膜增殖有关，而且增殖的内膜通常是从自体静脉长入人工血管内，理论上是非常适合药涂球囊的；③头静脉弓狭窄，固然与其解剖特点密切相关，但是其狭窄本质也是内膜增殖，而且位于一夫当关，万夫莫开的"战略要地"，药涂球囊如果能延长其PTA后再狭窄的时间也是非常理想的。

（3）内瘘供血动脉的狭窄：一方面对于透析通路动脉狭窄的处理相对麻烦，另一方面供血动脉又非常关键，不仅负责内瘘供血，而且也关系到肢体远端血供。

对于药涂球囊的优化应用，可以采用切割球囊预扩处理，尤其对于反复PTA内膜明显增厚的病变，利用切割球囊均匀扩张，充分打开狭窄既可以避免血肿，又可以使药涂球囊得以均匀涂药，充分发挥其抗增殖的效果。

二、高压药涂球囊使用体验

【病例介绍】

患者，女性，因"规律透析10年，左手麻木并内瘘震颤减弱3个月"入院。患者原发病考虑为"糖尿病肾病"，双上肢先后反复修建AVF，以及长期导管置入术，一年前因导管感染并流量不佳在我院初始建立左前臂AVG（肱动脉-贵要静脉吻合）。查体：人工血管动脉吻合口、静脉吻合口震颤减弱，尺动脉，桡动脉搏动也极弱（图6-3-3）。

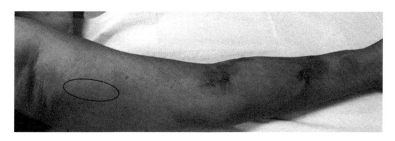

图6-3-3　术前内瘘查体

【超声检查】

1.左前臂"U"形AVG，肱动脉-贵要静脉吻合。

2.肱动脉近端内膜增厚狭窄并伴有钙化，狭窄呈串珠样（图6-3-3，红圈标记处为肱动脉狭窄部位）。

3.肱动脉狭窄近端内径5.5mm，血流淤滞明显，流速仅54.8cm/s，最狭窄处内径约2.1mm，流速最高达526.5cm/s，狭窄近端肱动脉测血流量665ml/min（图6-3-4，图6-3-5）。

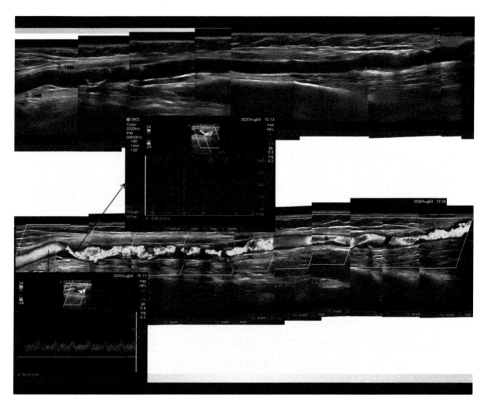

图6-3-4　术前肱动脉超声影像

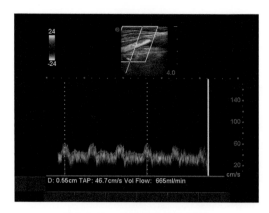

图6-3-5　术前肱动脉血流量

此外，患者CTA检查也证实了上述肱动脉串珠样狭窄（图6-3-6红圈标记部位），同时也可见左上肢远端动脉明显比右上肢纤细，人工血管的内置环在CTA下也清晰可见（图6-3-6）。

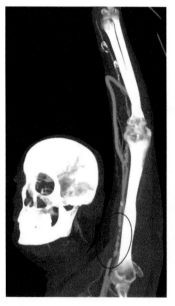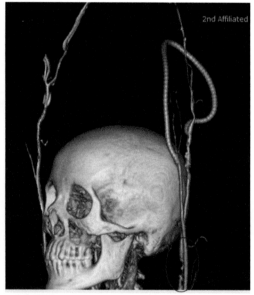

图6-3-6　左上肢CTA影像

【术前分析】

对于肱动脉的狭窄病变，必须行PTA治疗，不仅要提高人工血管血流量，避免血栓形成，更需要改善远端肢体供血，减轻患者肢体麻木症状，对于肱动脉近端狭窄导致的人工血管血流量降低及远端肢体窃血，经PTA治疗后置入支架，可能对于改善预后更有帮助，但是若采用药涂球囊治疗，球囊表面的紫杉醇涂层，在扩张狭窄同时可以抑制狭窄部位内皮细胞增殖，减少或延缓再狭窄发生，而且术后也不需要长期服用抗血小板药物，避免出血风险，理论上也可以获取一举多得的效果，值得尝试。

【手术过程】

1. 手术选择在杂交手术室进行，DSA 和超声双重引导，选择人工血管动脉侧入路（图6-3-7），调整超滑导丝逆向进入肱动脉（视频6-24）并钻过狭窄病灶，从腋动脉DSA造影，显示肱动脉近端多段狭窄（图6-3-8）。

视频6-24

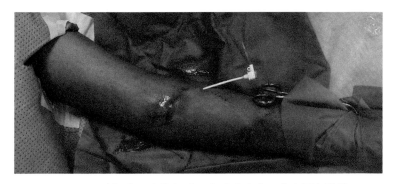

图6-3-7　选择人工血管入路，向动脉吻合口方向置入鞘管

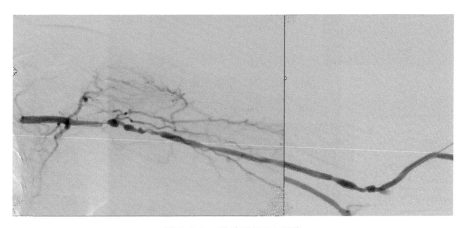

图6-3-8　肱动脉DSA影像

2. 选择5mm×60mm药涂球囊，迅速送达最严重病灶并快速扩张狭窄病变（药物涂层为一次性释放贴合血管内膜），释放药物后的球囊仍可作为高压球囊使用，可以继续处理其余病变（视频6-25）。

术中球囊压力释放后，患者左手麻木感立即消退。术后对比术前相同部位超声数据：狭窄近端肱动脉流速173.1cm/s，原狭窄处流速216.4cm/s，肱动脉测血流量1783ml/min（图6-3-9，图6-3-10）。

视频6-25

再次DSA造影前后对比（图6-3-11）。

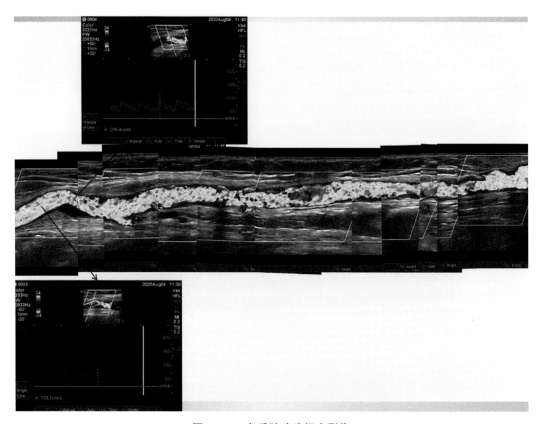

图6-3-9　术后肱动脉超声影像

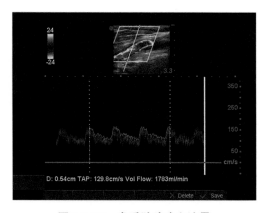

图6-3-10　术后肱动脉血流量

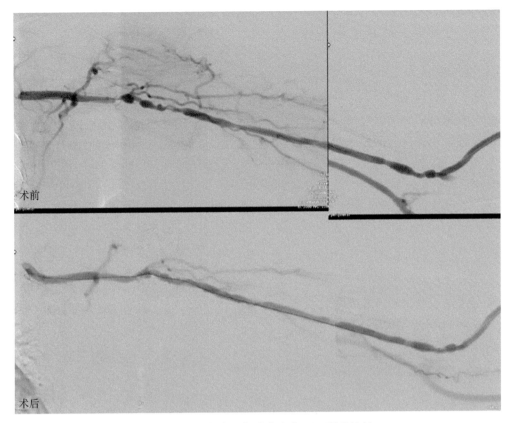

图6-3-11 术前、术后肱动脉DSA影像比较

【讨论与经验分享】

1.高压药涂球囊和普通高压球囊对内瘘狭窄的治疗在术中都可以获得相似的即刻治疗效果，但药涂球囊主推PTA治疗的预后，对于内瘘血管通路的吻合口区域狭窄，如果PTA疗效不理想，通过近端重建瘘口也可获得不错的疗效，而对于流出道下游的狭窄，或者供血动脉的狭窄，瘘口重建则并不能从根本上解决问题，应用药涂球囊在解除病变的同时改善预后可能更加适合。

2.球囊扩张后，涂层药物一次性释放，因此首先应针对最关键狭窄，球囊初始扩张一定要定位准确，有条件的尽可能选择长球囊。高爆破压的药涂球囊（20atm）经初始扩张将药物释放后，仍可继续作为高压球囊使用，扩张其余狭窄。

3.对于一些潜在的坚硬狭窄，如头静脉弓部位、AVF吻合口区域，又或者一些血管分叉瓣膜部位的狭窄，高压药涂球囊并不一定能完全打开狭窄，此时以预扩的方式采用序贯治疗可能会更加稳妥。

三、药涂球囊优化应用

【病例介绍】

患者，男性，69岁，因"规律透析2年余，内瘘流量欠佳2周"入院。患者因"尿毒症"于2020年10月建立左前臂AVF，2021年5月因内瘘功能不良行PTA治疗（使用6mm高压球囊），2021年10月同一病变再狭窄继续行PTA治疗（使用7mm切割球囊），两次PTA治疗球囊均完全打开狭窄病变，仅3个多月，仍然是同一部位再狭窄，内瘘又出现透析流量不佳，勉强维持200ml/min。查体：左前臂AVF，瘘口触诊明显搏动，其近端2cm处瘘管震颤增强。DSA检查：瘘口近端静脉狭窄，狭窄段长约4cm（图6-3-12）。

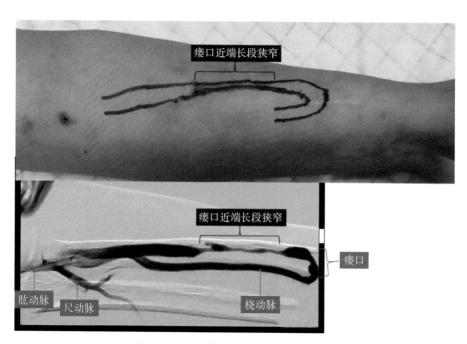

图6-3-12 术前内瘘查体及DSA影像

【超声检查】

1.左前臂端端吻合瘘口，近端狭窄（瘘口与动脉穿刺点之间），狭窄段下游流出道通畅（图6-3-13）。

2.肱动脉测血流量510ml/min（图6-3-14）。

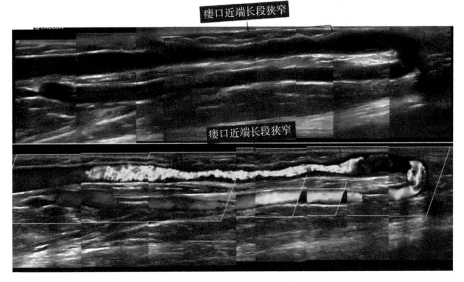

图6-3-13　术前内瘘超声影像

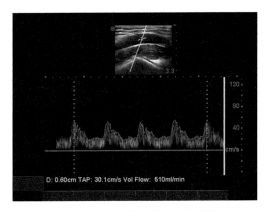

图6-3-14　术前肱动脉测血流量

【术前分析】

患者左前臂AVF建立时间不长，前臂瘘管同一部位反复狭窄，即Ⅰ型狭窄，多与内瘘建立后局部血流动力学因素导致内膜反复增生狭窄有关。对于前臂瘘管反复再狭窄的处置，通常采取球囊渐进递增的原则，即球囊内径的选择较上次PTA治疗增加1mm，或者递进选择球囊，即改变高压球囊为切割球囊，以获取更好的术中扩张效果，尽可能延缓再狭窄时间，但是该患者3个月前PTA治疗已经选择了7mm的切割球囊，通畅也仅维持了3个多月，预后也不甚理想，这次PTA治疗拟选择切割球囊＋药涂球囊的组合方式序贯扩张。

【手术过程】

1.肘部静脉穿刺点入路，置入6F鞘管，向腔内送入V18导丝，通过瘘口放置于肱动脉（图6-3-15）。

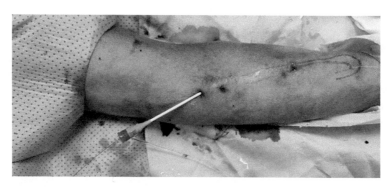

图6-3-15 肘部静脉穿刺点入路，置入6F鞘管

2.首先选择6mm切割球囊，由远及近逐段扩张（对于40mm长度的狭窄，20mm长度的切割球囊需要分四次进行扩张，每次移动10mm逐段进行），视频6-26为5倍速播放，实际扩张时间漫长，需要酌情增加肝素用量。

视频6-26　　　　视频6-27

3.经切割球囊充分扩张后，内瘘已经恢复通畅，再送入7mm×80mm药涂球囊，对扩张后的狭窄病变完全覆盖并维持3分钟（视频6-27）。

药涂球囊使用前后外观对比，使用前球囊表面附有白色药物（紫杉醇）涂层，使用后球囊外观恢复为透明状，药物涂层已完全释放（图6-3-16）。

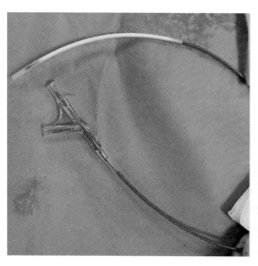 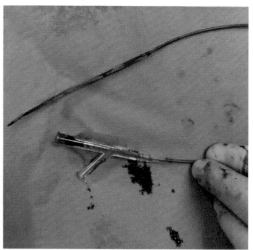

图6-3-16 药涂球囊使用前后外观

术后内瘘超声影像，肱动脉复测流量1973ml/min（图6-3-17，图6-3-18），术中扩张效果必然是良好的，更期待预后的情况。

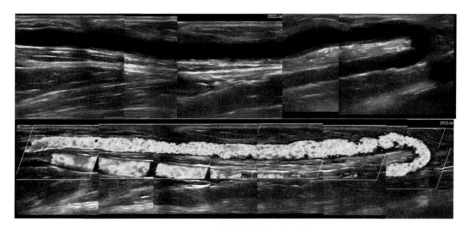

图6-3-17 术后内瘘超声影像

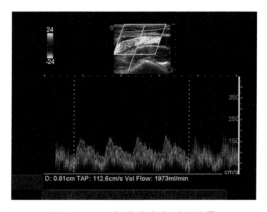

图6-3-18 术后肱动脉测血流量

【讨论与经验分享】

药涂球囊最优化应用需考虑以下方面：首先，狭窄必须要能完全扩张开，这是药涂球囊应用的前提；其次，狭窄病变尽可能地均匀扩张，药物才能均匀涂层，药涂球囊才能更有效抑制内膜增殖，提高预后效果；最后，术中应尽可能避免撕裂血肿，以最大化发挥涂药效果（管壁扩张后撕裂血肿，涂层药物必然会有流失）。鉴于此，均匀、充分、彻底预扩狭窄，并且尽可能减少内膜撕裂血肿的风险——联合切割球囊预扩可能会是比较理想的一种方式，理论上可以获得除外支架置入最好的预后效果，因此该患者选择了切割球囊＋药涂球囊的序贯治疗方式（药涂球囊内径比切割球囊大1mm），以获取更好的术中扩张效果和远期预后。

第四节 策略导图

见表6-4-1，图6-4-1。

表6-4-1 透析通路用各类球囊特性

	高压球囊	超高压球囊	切割球囊	药涂球囊
特点	通用款球囊，适合各部位狭窄的处置 球囊的跟踪性、回抱性，以及推送杆的推送性相对更好	超强扩张力，抗爆性最强	扩张力强，特殊的扩张机制以巧取胜，获取更优的术中扩张效果和疼痛体验	更好的预后
适用情况	可以跨瘘口呈弧形扩张，更适合用于AVF/AVG血栓闭塞的腔内开通	非常适合各种坚硬伴钙化狭窄的处置	更适合以内膜增厚为主的短段狭窄病变	针对内膜增生狭窄病变，狭窄预扩处理后药涂球囊治疗相对更稳妥
弱点或不足	扩张力及抗爆性相对不足	球囊跟踪性略欠，需要建立牵张导丝辅助球囊过瘘口，不能呈弧形扩张，推送杆亦偏软	球囊跟踪性差，推送杆软，规格单一	不太适合多部位、多段病变的处置

注：高压球囊以波科公司Mustang球囊为参考，超高压球囊以BD公司Conquest系列球囊为参考

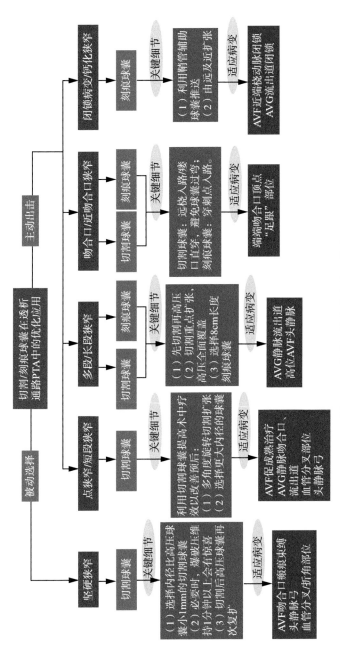

图6-4-1 切割/刻痕球囊应用策略

腹膜透析通路的建立——超声、透视序贯引导经腹直肌前鞘穿刺腹透导管置入术

术前描记定位，脐中线右侧旁开2cm，耻骨联合向上9～13cm，但是需考虑到经腹直肌是斜角穿刺进针，腹腔入口的位置会偏下，因此皮肤切口略向上延伸2cm（附图1）。

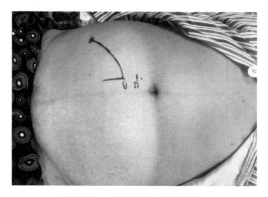

附图1　术前体表定位描记

术前超声探查腹壁、腹膜和腹腔的情况，超声腹部探头能清晰定位腹直肌前鞘、腹直肌和腹膜（附图2）。

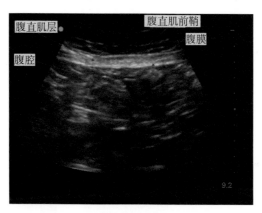

附图2　拟插管部位腹部超声影像

超声下可见腹腔内脏器组织伴随呼吸运动的影像（视频附-1）

腹腔穿刺用的气腹针是由针套和针芯两部分构成的，与常规穿刺用套管针相比主要有两处不同：①针芯是钝头，针套反而是锐性的；②套芯结合后，针柄处有一弹簧机关，单手可以随时调节针芯的收放，以控制针芯的推送，改变尖端呈锐性或钝性（附图

3, 视频附-2)。

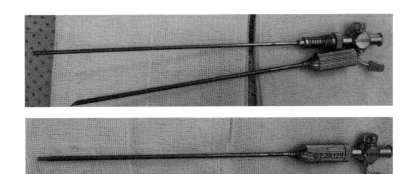

附图3 穿刺用气腹针

　　手术仅需要小切口, 分离皮下脂肪至腹直肌前鞘即可(附图4), 并不需要显露腹直肌及其下方组织, 在超声引导下, 气腹针即从该处穿刺进入腹腔, 进针过程有两处明显的突破感, 分别是突破腹直肌后鞘和腹膜层, 注意, 气腹针尖端必须调整为锐性突破上述两层, 其余时候均保持钝头进针, 尤其是在突破腹膜后(以明显的突破感和实时超声影像判断), 应立即弹出针芯钝

视频附-1　　　　视频附-2

头, 避免损伤腹部脏器(视频附-3, 超声引导气腹针穿刺突破至腹腔的全过程)。

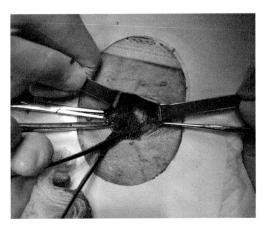

附图4 开放术分离皮下组织至腹直肌前鞘

视频附-3

　　气腹针进入腹腔后, 有明显的落空感, 推送完全没有阻力, 之后在腹腔内的操作, 就由C臂机透视接续引导了。气腹针进入腹腔后, 推入少量对比剂, 可见对比剂呈弥散分布(附图5A), 如果呈浓聚分布, 则提示气腹针未进入腹腔; 经气腹针向腹腔内送入导丝并经导丝置入撕脱鞘(附图5B、C), 患者此时会有明显的尿急感或便意; 拔出鞘芯后, 将撕脱鞘放置到位(附图5D); 经撕脱鞘置入腹透导管, 导管一侧附有显影标记

线（附图5E），如果仍然显影不清，可以经腹透导管推注少量对比剂以清晰显示导管在腹腔内的走向（附图5F）。

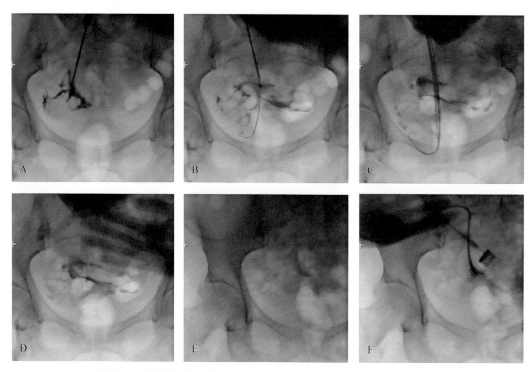

附图5　透视引导腹腔内送入导丝、撕脱鞘及腹透导管置入操作过程

附图6为撕脱鞘经导丝从腹直肌前鞘送入腹腔内。

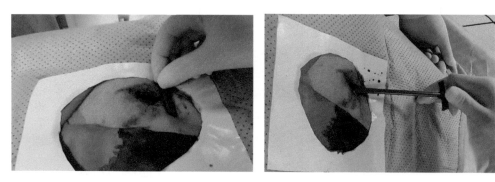

附图6　撕脱鞘送入腹腔

导管置入腹腔后，必须要确保腹腔试水出入通畅，另还有一关键步骤，即用血管钳把前卡夫塞入腹直肌前鞘（附图7），然后把导管经隧道针从皮下引出体外（附图8）。

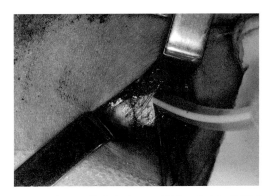

附图7　腹透导管前卡夫必须放置于腹直肌前鞘内

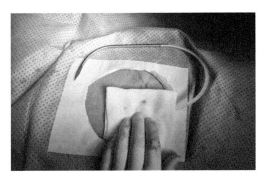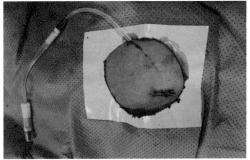

附图8　导管经皮下隧道引出体外

【讨论与经验分享】

　　腹透三种置管方式：①完全开放手术，术中分离至腹膜层，切开腹膜，直视下置入腹透导管，这是最经典也是业内采用最多的一种方式；②经腹腔镜置入导管，优点是微创，而且可以在腔内把导管固定于腹膜，避免了漂管，但是需要专业外科医师全程实施手术；③超声引导经腹直肌穿刺置管，虽然也需开放手术，但是手术仅需要小切口，分离脂肪至腹直肌前鞘即可，避免腹膜切开再缝合的繁琐操作，术中再结合透视下定位，即超声引导穿刺针进入腹腔，透视接续引导腹透管放置到位，手术损伤小，暴露少，耗时短，定位准，疼痛轻，且内科医师完全可以独立操作。